食感をめぐるサイエンス

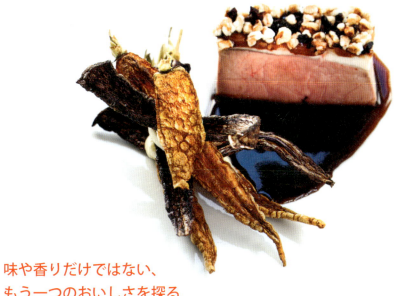

味や香りだけではない、
もう一つのおいしさを探る

オーレ・G・モウリットセン／クラフス・ストルベク◆著
石川伸一・萱島知子・島田良子・冨永美穂子・山下絵美・湯浅正洋◆訳

MOUTHFEEL—How Texture Makes Taste
By Ole G. Mouritsen and Klavs Styrbæk
Copyright © 2017 Columbia University Press

This Japanese edition is a complete translation of the U.S. edition,
specially authorized by the original publisher, Columbia University Press, New York
through Tuttle-Mori Agency, Inc., Tokyo

目 次

まえがき　vii
謝辞　x

1　味と風味の複雑な世界　　1

口と鼻：それがすべてのはじまり　1
食感：風味経験の中心的な構成要素　6
収斂性とこく味：食感とはちょっと違うが、似ているもの　13
感覚の混同　15
食感と他の感覚の相互作用　17
ニューロガストロノミー：風味はすべて脳でつくられている　20

2　食べ物は何からできている？　　29

生命の樹からの食べ物：植物や菌類, 藻類, 動物　30
食べ物の分子　49
生物のソフトマター　53
水：安定的で多彩なもの　54
加工食品　59
合成食品：単音料理法　60

3　食品の物理的特性　〜形態・構造・テクスチャー〜　　63

構造とテクスチャー　63
固体，液体，気体の食品　65
より複雑な状態　66
食品の形・構造・テクスチャーが変わるとき　82

4　テクスチャーと食感（口当たり，舌触り，歯ごたえ，質感など）　　85

咀嚼時には「味覚筋肉」を使う　85
テクスチャーとは何か？　88
テクスチャーをどのように言い表すか？　94
テクスチャーの変化　102

5　食感を楽しもう　　105

- 生の食材の変化　106
- 加熱と温度　107
- 瓶詰と缶詰のテクスチャー　113
- デンプン：とても特殊な増粘剤　113
- エマルションと乳化剤　117
- ゲルとゲル化　120
- ガム　133
- テクスチャーにおける酵素の影響　136
- 食品中の糖類　138
- 食品中の脂質　140
- 驚くほど多様な牛乳のテクスチャー　148
- 素晴らしい卵　157
- ガラス状でつやのある食品　161
- 食品の粒子　170
- 食品中の気泡　180
- 軟らかい食品を硬くすることと再び軟らかく戻すこと　188

6　テクスチャーの世界へさらに進む　　197

- 豆類，大豆，スプラウト　197
- 野菜をちょっとひと口　202
- マルチなテクスチャーをもつ穀類と種子　209
- ソースの秘密　219
- スープの食感　225
- コシの強い生地をパリッとしたパンに変える　227
- パリパリした皮とカリカリした骨　233
- 腐敗のテクスチャー　250
- 味の挑戦：特別なシーフード　257
- フローズンデザート：粒状からクリーム状まで　268
- 味が弾けるテクスチャー　272

7　なぜ私たちは食べ物を好きなのか？　　287

- 楽しみと快楽主義　287
- 食と味覚の冒険　288
- テクスチャー，食品の選択，テクスチャーの許容　290
- 完璧な食事　291

エピローグ：人生における食感と味　　295

訳者あとがき　　298

用語解説　　300

参考文献　　316

索引　　320

レシピ

干しマッシュルームとエンダイブ，燻製凍結卵黄とロックフォールチーズを
　　すり下ろしたうま味クリーム添え　　34

牛の心臓肉のグリル　　38

アップルファッジ　　79

クリスピーポテトフライ　　83

野菜，フルーツ，水の6種のゼリー　　91

3層のコーヒーショット，セロリアーク添え　　97

ステーキ用牛肉のアントルコート　　111

牛バラ肉の真空調理　　112

＜日本語版レシピ　その1＞　麺つゆキャビア　　132

＜日本語版レシピ　その2＞　漬物シート　　136

ほんとにカリカリした伝統的なクルーラー　　145

エイミーのアップルパイ　　146

発酵バター　　151

即席攪拌バター　　152

スモーク風味のパルメザンチーズ，ドライラディッシュを添えて　　154

コショウをきかせたチョコレートキャラメルチューイ　　162

カラメルポテト　　163

砂糖漬の海藻　　165

昔ながらのサクサクスパイスクッキー　　167

サクサクに揚げた雄牛の睾丸，
　　スプラウトとパースニップエマルション添え　　169

ある実験：2種のケチャップ　　172

ペースト　　173

レーズン入りサゴスープ　　174

ホテル，アークティック風　テクスチャー，北極の食感　　178

インゲン豆とカリカリ野菜のサラダ　　199

カモの舌，ウズラ豆とアーティチョーク添え　　200

ジューシーな大根　　206

子供たちが喜ぶ野菜料理　　207

v

コールラビの漬物　210

キュウリの和風サラダ　211

ひと味違うミューズリー　212

キノコ類，ソラ豆，ムール貝パウダーを添えた，
　　カリカリリゾットボール　215

セビチェ（魚介のマリネ），チリペッパー，ニュートリショナルイーストを振り
　　かけたポップコーン添え　220

表面をパリッとさせた昔ながらのサワーブレッド　228

プレッツェル　230

チョリソーとタマネギをのせたタルトフランベ　234

クルトン　236

完璧なカモの胸肉料理のための森本の22段階レシピ　241

豚のしっぽのカリカリコンフィ　245

グリルしたタラの皮のスナック　246

乾燥，パリパリウナギの皮　246

タラの浮き袋から作るスナック　247

パリパリニシン　249

カリカリに揚げたエイのヒレ　251

エイのヒレのグリル，スイスチャード添え　252

熟成豚ロースのロースト，
　　アスパラガスとベアルネーズソースを添えて　254

魚のスープ，揚げたイカとヒトデの魚卵を添えて　258

クラゲの脱水（乾燥）　263

ミズクラゲのサラダ，海藻，コールラビ，ホースラディッシュの絞り汁，
　　黒ニンニクを添えて　264

アイスキャンデー風のクラゲ：甘草はどこで海と出会うのか　265

アイスクリーム，ダルスの糖蜜漬を添えて　270

噛むアーモンドミルクアイスクリーム　271

本文中に＊で示した注は訳者注である．

まえがき

　なぜ文字通り舌の上でとろけるチョコレートを食べていると，至福の喜びを感じるのでしょう？　なぜでき立てのホットドッグと，ミキサーでどろどろにしたホットドッグはまったく違う味なのでしょう？　なぜ多くの人は卵にカリカリになるまで焼いたベーコンを合わせるのが好きなのでしょう？　そして，なぜ炭酸飲料水の泡立ちが消えたり，ビールの気が抜けると，そんなに魅力的ではなくなるのでしょうか？

　これらをはじめとした「味の知覚」についての多くの疑問，とくに口の中での食べ物の感じ方によって受ける影響は，私たちの好奇心を刺激します．その好奇心は，研究者や経験豊かなシェフが，食品の「化学組成」まで掘り下げて見て，それがもたらす「物理的現象」について真剣に考えるきっかけとなりました．私たちは，科学的な批判的思考と創造的直感および調理に関する深い知識を結びつける実験室としてキッチンを使い，共同作業でこの問題に取り組んできました．

　味覚は，私たちの最も重要な感覚の一つです．私たちは，有害または有毒であるかもしれない成分を避け，味がよく栄養のあるものを食べるために，味覚に頼ります．私たちは簡単に説明できる五つの基本味（酸味，甘味，塩味，苦味，うま味）におもに頼っていると考えるかもしれません．しかし，料理や食事全体の感覚的な印象を覚えておくのはもちろん，はっきりと味を説明するのはかなり難しいです．これは，味覚と嗅覚との相互作用が問題を複雑にしていることもあります．食品中の物質には，真の味物質だけではなく，唾液や粘膜と反応する特定の味物質も存在します．たとえば，赤ワインに含まれるタンニンは，口中での乾燥感を誘発する可能性があり，また唐辛子中のカプサイシンは刺激的で，痛みを引き起こすことさえあります．私たちがしばしば理解していないことは，口に入れたものの「物理的特性」が果たす役割と，その物理的特性に私たちがどのように反応しているかということです．食べ物を好きになったり，拒んだりするのは無意識のうちに起こりますが，これは味や香りがどのように感じられるかではなく，口の中で食べ物がどのように感じられるかによって大きく左右されます．こ

＊原著でmouthfeelと書かれている部分は本書では食感と訳し，textureはテクスチャーと訳す．ただし，日本では「食感」と「テクスチャー」がほぼ同じ意味に使われることも多い．文脈によっては，「食感」を「口当たり，舌触り，歯ごたえ」などに言い換えている．

の感覚は「食感 (mouthfeel)」と呼ばれ，食べ物の「テクスチャー (texture)」に関係します．

　味の仕組みや食感の役割について充分に理解できていないことは，とくに料理スキルの欠如と間違いなく結びついており，私たちがたくさん食べすぎて太ってしまう傾向にも影響する一因です．

　加えて，砂糖，塩，脂肪の摂取量がますます増えています．そのすべてが，過去1世紀に流行してきた肥満などの深刻な食事性の疾患に関連しています．味覚は食欲，消化，満腹感と密接に関連していて，そのすべてが食物摂取の自然な調節につながっています．逆に，これは二つの相反する効果に関わっているといえます．一つは，健康でない人々の多くは食事が貧しく，食べ物がおいしくなくて満足感が得られないので食べすぎてしまうことです．もう一つは，食べ物がおいしく感じられないときは食欲が落ちるので，病人や高齢者の多くは充分に食べないことです．これは，おいしい食べ物が「よりよい生活」につながることを連想させます．

　一方で，スーパーマーケットで販売されている商品には，辛い，軟らかいといったわかりやすい味やテクスチャー以外の表現は，ほとんどないと考えられます．また一方では，製品には，通常，原産地，栄養成分，カロリー摂取量などの詳細が正確に表示されていて，ほとんどは政府の規制に準拠して販売されています．そして，多くの場合，味覚の印象は，ファストフード，スナック類，炭酸飲料，お菓子類から得られ，これらはすべて私たちの健康に影響します．私たちはそれらの味覚の印象の変化を見ていきたいと思いますし，この本が食べ物の味，とくにテクスチャーや口当たりなどを説明するために，より正確な語彙が使われ広まることに役立てればと願っています．

　食感が健康的な食事に非常に密接に結びついている理由に対する答えは，生鮮食品を下ごしらえし，日々しっかり摂取できる料理を作るために何をする必要があるだろう，という新たな疑問へと直接結びつきます．スープやソースを最も濃くするにはどうすればいいだろう？　豚肉をカリカリに焼くにはどうしたらいいだろう？　自家製マヨネーズの秘訣は何だろう？　野菜を完璧に調理するにはどのように準備すればよいのだろう？

　この本では，これらをはじめ他の多くの疑問にも答えようと，いくつかのゴールを念頭に置いて執筆しています．一つ目は，食感が味の受容にどのように調和しているかを概観することです．二つ目は，味覚，食感，テクスチャーの基礎となる科学へのポピュラーな入門書を提供するとともに，それらの構造，成分，食感を理解するために原材料の特性についての系統的レビューも提供することです．三つ目は，食感を変える多くの方法を示すことです．科学を深く掘り下げて考える心構えができていない人たちのために，豊富な用語集と詳細な索引を準備しました．より深く科学的に理解することが，経験豊かなシェフ，栄養と健康の専門家，食のエンターテイナー，食の愛好家の人々のためのインスピレーション

の源泉として役立つことを願っています．より深く科学的に理解すること，そして，私たちが日常的に経験するように，彼らが食文化を日々改善するという私たちの目標につながることを願っています．

　私たちの好奇心を満たすための食感の探求は，私たちの自宅のキッチンや実験室をはるかに越えて，食感の世界の核心に迫ろうとしています．私たちは，味と食感をさまざまな形で追跡するための冒険と経験を分かち合うことと，生の食材が，軟らかさ，みずみずしさ，クリーミーさ，弾力性，粘性，および他のテクスチャーをつくり出すためにどのようにすればいいのか説明できる機会が得られたことをうれしく思います．

　ベーシックからエキゾチックに至るまで，多岐にわたる実例とレシピを用いて，読者を味の世界へとナビゲートし，その物理的次元，すなわち食感をより深く理解する方法を手に入れるのをお手伝いします．

謝　辞

次にあげる多くの方に感謝いたします．

ノルデア銀行財団によって支援されている学際的プロジェクト「人生における味わい」にインスピレーションを得て，私たちを啓発し，そして味の世界の多くの側面を感じるために多くの同僚が参加しています．ペル・リングス・ハンセン氏には，食品と科学について多くの洞察力のある話と有意義な議論をしてもらいました．マティアス・ポースモス・クローゼン氏，ジンソー・イ氏，およびモーテン・クリステンセン氏には，さまざまな食品の顕微鏡検査とそれについての議論や食品の顕微鏡的世界の解釈について力を貸してもらいました．モーテン氏には，さらに牛乳と乳製品に関する図と情報ももらいました．ペア・マーラー氏とマイケル・ボム・フロースト氏には，感覚科学に関する話と情報を提供してもらいました．カスペル・ストルベク シェフとペル・リングス・ハンセン氏には，トマトの石灰化の新しい方法について説明してもらいました．カレン・ウィストフト氏には，子供の味覚と食べ物の好みについて感動的な話をしてもらいました．マイケル・シュナイダー氏と4人のお嬢さん，ミル，ティルダ，サリー，ベガには，ゼリービーンテストのデモンストレーションと写真撮影に協力してもらいました．カスペル・ストルベク シェフには，ストルベクキッチンでの素晴らしい料理をつくり出してもらい，その撮影に協力してもらいました．クリストファー・フス氏とゼニア・レアケ・ラルセン氏には撮影をしてもらいました．

ゴードン・M・シェファード氏と彼の著書，『ニューロガストロノミー：においが味わいを決めている』は，食感とうま味の相互作用について，インスピレーションの源となりました．イェンス・リスボ氏からは冷たさを感じさせる甘味料に関する情報をもらいました．エイミー・ロワット氏からはパイとチョコレートのガストロフィジックスについて，そして完璧なアップルパイのレシピを提供してもらいました．小野寺 盛浩シェフと田牧ファームスには，素晴らしい寿司米について教えてもらい，さらに写真まで提供いただきました．

ジュリー・ドロトナー・モーリトソン氏には心理的な概念とトピックについて啓発してもらいました．インニェル・マリー・モーリトソン シェフには，伝統的なクルーラー（ねじれた揚げ菓子）とサクサクしたスパイスクッキーのレシピを提供してもらいました．ニューヨークのレストラン，鳥心の河野 睦シェフには焼き鳥の仕込み方について教えてもらい，グリーンランドのイルリサットにあるホテル，アークティックのレストラン，ウーロのイェッペ・アイヴァン・ニールセン シェフとはグリーンランド特有の食材の食感について話し，冷たいデザートのレシピを提供していただきました．牡蠣に海水ジュレをのせた料理写真は，東京に

あるレストラン，エディション・コウジ シモムラの下村浩司シェフの料理を撮影したものです．ダニエル・バーンズ シェフとフローレント・レイデーン シェフは，巧妙な砂糖漬の昆布のレシピを 2014 年 1 月にグリーンランド北部のイルリサットで行われたワークショップ「北極圏ですべきこと！」において披露してくれました．デンプンのゲル化に関する試料はリズ・ロス-ジョンソン氏に，「豆と蜂」のレシピはノルディック・フード・ラボのジョシュ・エヴァンズ シェフとロベルト・フロー シェフに，海藻ペーストのレシピと写真はアニタ・ディーツ シェフに提供してもらいました．イェンス・ムォラー・プロダクトはキャビ・アート（海藻でできたキャビア）の写真を，アレクサンドル・オノマレンコ氏とエマニュエル・ヴィロット氏はポップコーンが形成される様子の写真の使用許諾をしてもらいました．韓国から乾燥クラゲをもってきてくれたジンソー・イ氏，海中での海藻の写真を撮影してくれたペーター・ボンド・クリステンセン氏，チョコレートを寄付してくれたオーデンセ チョコレート ハウスのトゥーマー・トゥルバーグソン氏，キノコを提供し，施設見学もさせてくれたエッグハイ・キノコのケント・ステンヴァング氏，会社の写真コレクションの閲覧と使用の許諾をくださったパルスギャーアド A／S，特別な燻製されたフレッシュチーズの型を提供してくれたロギスモセのスティーン・オーランド氏，ヒトデなど，海から良質なものを迅速に届けてくれたポール・ラスムッセン氏，写真と写真撮影について助言してくれたクリストフ・ストルベク氏に感謝いたします．

ジョナス・ドロトナー・モーリトセン氏には写真とイラストを担当していただき，テキストとグラフィックデザインのバランスも整えてもらいました．ホアキン・マルケス・ニールセン氏にはテクニカルイラストレーションを担当してもらいました．

この本は，もともと著者の母国語であるデンマーク語で書かれて出版されました．この版は，デンマーク語の著書を最新のものに更新・改訂し，さらに英語に翻訳され，マルエラ・ヨハンセン氏によってより広い読者向けに編集されたものです．マルエラはとても意欲的で，膨大な量の学際的な資料を基に，科学的に正確で辻褄の合うように，そしてとても読みやすい本にするといった仕事を請け負ってくれました．彼女は単に翻訳するだけでなく，事実を確認し，一貫性を保ちつつ，新しい資料の追加や貴重な改訂を提案してくれました．著者は，このプロジェクトでの彼女の献身的な仕事に大変感謝しています．また，編集者であるジェニファー・クルー氏がこのプロジェクトにとても興味をもってくれたこと，コロンビア大学出版局が原稿を専門的かつ迅速に取り扱ってくれたことにも感謝します．

最後になりましたが，著者が数年間，食感の世界を旅している間我慢してきた家族，とくにピーアとクリスティーンに心から感謝します．彼らは，何度も私たちの話に耳を傾け，味わいについて語ってくれました．絶え間ない支援と愛をありがとう．

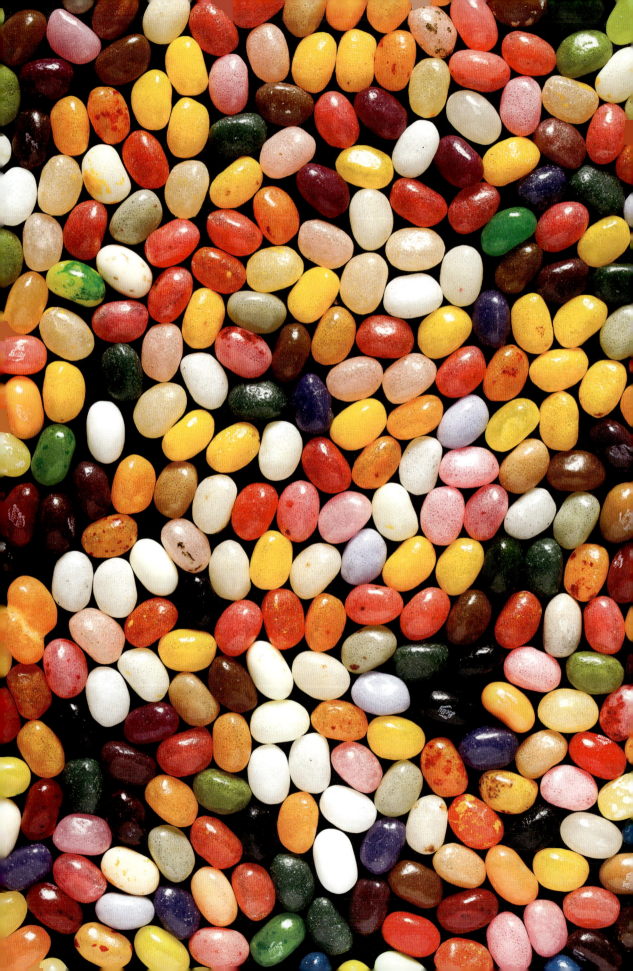

味と風味の複雑な世界

　味と風味の世界は関連する感覚だけではなく，それを表現する言葉も驚くほど複雑です．私たちは「味」や「風味」の正確な意味をあまり考えず，とても大まかに言い換えて使ってしまいます．チーズの「味」はクリーミーである，オリーブ油の「風味」は軽いといっているかもしれません．おそらくこれらの直感的な意味は理解されますが，食べ物から連想される漠然とした感覚を正確には表現していません．この章は，味と風味の複雑な世界を探求し，より正確な味と風味の概念を定義することを目的としています．

　科学的に述べると，味は味蕾（みらい）によって認識される味覚成分のことを指します．一方で，風味は多様で，多少なりとも五感すべてが関与しています．味，香り，触感は風味を印象づける主要な要素であり，見た目や音，口内での化学反応も含まれます．それらすべての要素からもたらされる情報は，食べ物や飲み物の印象として脳で一つに統合されます．これについては後の章でより詳細に見ていきましょう．

　私たちは，味や香りが互いに増強もしくは作用し合うことを経験的に知っています．風味には，触覚（いわゆる食感を指します）も関わっていますが，見落とされがちです．この本では，私たちが食べ物を楽しむことが身体へどのように影響するのか，また，それを応用して，より栄養価が高く風味豊かな食べ物を作るにはどうすればよいのかを理解する一助となることを述べています．まず，「風味の科学」の科学的基礎について学ぶことが実際の料理へ取り入れる際に役立つでしょう．

口と鼻：それがすべてのはじまり

　口と鼻は，物質界と私たちの身体の内部を繋ぐ主要な入り口であり，私たちが生命活動を維持するために必要な物の入り口でもあります．食べ物と飲み物は口を通して，空気や多数の浮遊微小粒子，香気成分は鼻を通して入ってきます．口や鼻は，それらの物質が最大限入ってくるように，また，有害な物質を飲み込んだり吸い込んだりする可能性を最小限に抑えるようつくられています．

　私たちは安全からほど遠い環境に住んでいます．生命を脅かす莫大な量の人工的な物質や天然由来の物質，微生物に取り囲まれています．身体の外側は，バリ

アー機能をもつ厚い皮膚層や角質層に守られています．

　口腔や鼻腔，気管，消化管は体の内側ですが，外側とも通じているため，とても傷つきやすい部分です．これらは上皮細胞からなる粘膜に覆われ，特定の物質に対しては障壁となり，その他の物質は通す役割をしています．たとえば，肺は酸素と二酸化炭素を交換し，腸は食べ物からの栄養素の吸収を行うといった機能を果たしています．しかし，残念ながら粘膜は毒物や有毒ガス，微生物や植物の毒素といった有害物質も通してしまい，それらは血中や組織に取り込まれてしまいます．

　なぜ口や鼻といった入り口は，たくさんのセンサーによってガードされているのでしょうか．ヒトは必要な栄養素などを通す一方で，危険で毒性のある物質を体内に入れないように選択する能力を身につけて進化してきました．これらのセンサーの化学的反応の情報は，視覚や聴覚，口や鼻においては味覚や嗅覚からの情報と統合され，食感として脳へ伝達されます．これらの感覚的な印象は，身体にダメージを与えないために体内に入れてよいものかどうかを判断することに役立ち，食感はこれを決定づける重要な部分です．

　風味の印象は驚くほど複雑で多次元的です．味蕾での味覚物質の認識や，鼻での香気成分の認識，口での食感，粘膜での化学的影響によって風味は印象づけられます．

　これらの異なる感覚はすべて神経系に基づいています．運動器系のような神経系は，脳と脳幹どちらとも接続し，12対の脳神経は神経節と呼ばれる神経系に接続しています．触覚から脳へ送られる印象も，脳から筋肉や器官へシグナル伝達される運動もどちらも感覚です．

　12対の脳神経系のいくつかは食べ物を評価し，味覚成分や香気成分の認識に関与しています．風味の構成要素はすべて脳神経を介して脳へ伝達されています．これは，ヒトが生きていく上で風味がいかに重要であるかを示唆しています．嗅神経は12対の脳神経の最初の神経であり，視神経は2番目，三叉神経は5番目です．これら三つの神経が風味の印象を認識するのに大きく関わっています．嗅覚は中枢神経の主要部分であり，脳へ直接つながっているため認知レベルが最も高いという特徴があります．対照的に，味覚や触覚は，鼓動や呼吸といった生命維持にかかる機能を司る脳幹を介して脳へ伝わります．

　嗅覚は，五感のなかで最も識別しやすく，風味の識別に最も関与しています．嗅覚の刺激には二通りあります．一つ目に「オルソネーザル嗅覚（前鼻腔性嗅覚）」と呼ばれるものがあり，口へ入れる前に食べ物の香気成分が空気を介して鼻腔を通ることで直接感じられる嗅覚です．二つ目に「レトロネーザル嗅覚（後鼻腔性嗅覚）」があります．これは，食べ物を噛んだときに放たれた香気成分が鼻腔へ上がる経路で感じられる嗅覚を指します．ヒトは後鼻腔が発達していて，においはおもに後鼻腔で感知されますが，イヌは前鼻腔で直接感じ取ります．ど

実験：ゼリービーンテスト

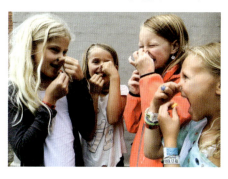

風邪のため鼻がつまっているとき，「食べ物の味が違う」と感じたことはありませんか？でも，味は変わっていません．鼻をつまむと，嗅覚は一時的に感じにくくなります．これを体験することで，風味を感じるときの香りの役割の大きさがわかります．指で鼻をつまんで，ワインガムやゼリービーン，フルーツキャンディ，シナモン，アニスフレーバーなどのキャンディを口に入れて，吐き出さずに噛んで下さい．あなたは，砂糖や他の甘味料からの甘味だけを感じるでしょう．鼻をつまむのをやめて，息を吐き出してみてください．すると，香気成分が口から鼻へ抜け，脳へシグナルが送られます．その瞬間，キャンディが突然まったく別の味になったことに驚くでしょう．

ちらの場合も，香気成分は100個もの嗅覚受容体をもつ鼻腔に到達します．次に，脳神経を介して脳（嗅球，眼窩前頭皮質，前頭葉領域）の嗅覚野へ直接，電気的信号として伝わります．低分子タンパク質によるシグナルは，脳における記憶や感覚，善悪の意思決定を司る大脳辺縁系（旧哺乳類脳）へ伝えられます．嗅覚に関する遺伝子はヒトゲノムの50遺伝子あたりに一つ発現しており，嗅覚には長い進化の歴史があります．嗅覚は，私たちが生きていく上できわめて重要で，潜在意識と強い結びつきがあります．当たり前ですが，香りは多くの嗅覚受容体を活性化させます．ヒトは，1兆個もの香りの違いを検出できるといわれています．最近の研究では，ヒトはもののイメージを形成するのとほぼ同じ方法で「嗅覚のイメージ」を形成し，嗅球において香りを空間的なパターンとして概念化しているといわれています．ヒトの嗅覚受容体ニューロンは密集していないため，クマなど他の種よりも嗅覚は敏感ではありませんが，鼻からのシグナル伝達を処理する脳領域は，とても大きく，洗練されています．この結果，ヒトの嗅覚は，以前に考えられていたより高度に発達しており，脳では，特有の香りによる「嗅覚のイメージ」と，経験したことのある視覚的なイメージとを比較しているのかもしれません．これは，香りと記憶がなぜリンクするかの説明の一つとなっています．

「におい」の英語表現の違い（smell, odor, aroma）

smell（におい），odor（臭い），aroma（匂い）は使い分けられています．私たちが嗅覚を介して知覚するsmell（におい）が一番使われており，感覚について述べるときに使われます．smell（におい）とodor（臭い）は，その単語自体はよくも悪くもありませんが，形容詞の"bad"と一緒に使われることが多いため，ややマイナスな意味合いに捉えられています．aroma（匂い）もにおいですが，焼き立てのパンや温かいシチューといった心地よいものを表すのによく使われています．

味は舌の上や口腔で直接，物理化学的物質や生理学的物質を味わう感覚です．舌には9000個もの味蕾があります．味蕾はニンニクの球根が分かれたような蕾の形をしており，味細胞が密集してできた特別な型の神経細胞です．味覚成分は，唾液で溶解された後，味孔を通り抜けて多数の味細胞に受け取られます．五味（酸味，甘味，塩味，苦味，うま味）を感じ取るさまざまな受容体が存在し，その受容体は神経細胞の細胞膜に局在しています．味覚成分が受容体に結合したとき，電気的信号は一連の生化学的プロセスを経て脳幹から脳へ伝達されます．それぞれの味細胞はおもに基本味の一つを感じます．それぞれの細胞から神経線維を介し統合シグナルとして三つの脳神経〔顔面神経（VII），舌咽神経（IX），迷走神経（X）〕を経由し，視床を通って，脳内の味覚中枢（島皮質，前頭弁蓋部）へ送られ，基本味として感じられます．嗅覚とは対照的に，大脳皮質における味覚が嗅覚や視覚のように「味覚のイメージ」となるのかどうかはまだ明らかになっていません．

刺激物

刺激物質とは，カプサイシンやイソチオシアネート，ピペリンといった三叉神経への刺激作用のある物質です．それらは，ニンニクや唐辛子，黒コショウ，マスタード，ワサビ，ホースラディッシュ，ショウガ，クレソン，ルッコラ，大根などさまざまな食材に含まれています．

食感は，この章の後の方で出てきますが，体性感覚の一部として知られています．体性感覚は口だけでなく，骨格筋，関節，内臓，循環器など身体の至るところで発現しています．痛み，温度，圧，接触，伸縮，振動といった物理的な刺激は，触覚を含む体性感覚として感じ取られ，全身または身体の一部の位置感覚や運動感覚（筋肉運動感覚）にも影響します．それらは，食べ物を口に入れたときの大きさや形，舌の動きを通して感じた口当たりをテクスチャーへと繋いでいます．硬さや歯触り，弾力性，粒子サイズといった食べ物の構造に関する付加的な情報は，歯の神経末端から感じ取られます．味覚と同様に，食感に関する神経シグナルは脳幹（視床）を介して脳（体性感覚中枢）へ伝わっています．

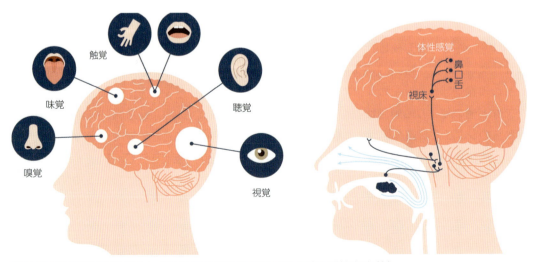

脳内の五つの感覚領域配置（左）と，口と鼻での食物知覚を脳幹と脳に伝達する神経経路（右）．

化学感覚は皮膚や粘膜の化学的刺激によって誘発され，刺激や痛みとは、細胞や組織の損傷に対する感受性のことをいいます．私たちが，カプサイシンを含む唐辛子やピペリンを含む黒コショウ，イソチオシアネートを含むホースラディッシュやマスタードを食べると，口では辛味として認識されます．これは三叉神経（脳神経のⅤ）終末が影響するため，化学感覚は三叉神経の一部とみなされる場合もあります．温覚は，特定の化学物質と相互に作用できるという点において化学感覚とも関連するため，食感に関連する温覚や痛覚はある意味騙されます．実際の食べ物の温度に直接関係しない，熱いや冷たいといった誤った知覚を生じさせる場合があります．たとえば，口の中でカプサイシンは熱く感じられ，メンソール，ペパーミント，樟脳は冷たく感じられるといったことがあげられます．

　味覚は，他の感覚よりもとくに微妙な変化や違いに気づきやすく，これは，ヒトが生存していく上で重要な生理的機能であり，危険を察知するために必要な能力です．食べ物のタイプや風味の違いの識別能力を高めることは，私たちの好奇心や食欲を刺激し，食べることの楽しさをもたらします．とくに，味覚体験は，強さ，一致，適応の三つの相に当てはめられます．

　味の「強さ」と「味覚閾値」を区別することは重要です．強さは味覚強度であり，味覚閾値は物質の検出される最小値のことで，物質の濃度です．味覚強度も味覚閾値も個人差があり，年齢，その他の要因によって異なります．さまざまな味覚物質による相乗効果や嗅覚との相互作用が生じるため，味覚強度と閾値を明確に区別して示すことは難しいですが，この関係は調理師や美食家の間で活用され，加工食品やスナックの製造などにも利用されています．

冷たい感覚

　メンソールやペパーミント，樟脳は口腔内の温度は変化していないのに，温度感覚神経に影響し，口内で冷たいという誤った感覚を誘発する物質です．この効果とは対照的に，本当の化学的・物理的意味において，口内の温度を実際に低下させる物質もあります．その物質は唾液によって分解され，唾液から熱を奪うことでエネルギーをつくり出し（吸熱反応），その結果，口内の温度が低下したと感じられます．甘味料のキシリトールやエリスリトールがこれに当たります．両者は糖アルコールと呼ばれ，砂糖と同様に甘味がありますが，砂糖よりもカロリーがそれぞれ33％，95％少ないです．舌の上でキシリトールとエリスリトールの結晶は吸熱反応を引き起こすため，これらを甘いお菓子に使うと驚くほど冷たく感じるでしょう．温度の低下は物質が融解する過程で生じるため，もしこれらの甘味料がすでに液体に溶けていたら温度の低下を感じられません．しかし，冷たさの誤った印象を引き起こす物質（メントールなど）は，液体に溶解していても影響します．

それぞれの味覚物質は，調和し補足し合うことで相乗効果を得ることができます．単独で食べるよりも複数を混ぜ合わせた方がより低い濃度でも感じ取ることができるため，閾値は低下します．たとえば，ダークチョコレートやビターチョコレートにほんのちょっと塩を加えるとより甘味を強く感じます．味覚と嗅覚にも相互作用があり，低い濃度でも感じ取れるようになります．食材を調理すると，知覚の強調と調和が起こり，より風味豊かに感じるため，料理すべてにこの相乗効果は利用されています

反対に，不快に感じたり，食用に適さなかったり，毒のある食べ物に似た味わいなど，あらゆる種類の食べ物をヒトは覚えています．スパイシーなカレーを食べると涙が出ることや冷たいデザートが歯にしみること，辛いものを食べたとき，苦いエスプレッソを飲んだときを思い出してください．このような食べ物を食べ続けると，しだいに慣れていきます．これらは味覚順応と呼ばれる現象であり，味覚や食感から出されている潜在的な危険信号にあまり注意を払わなくなります．これは嗅覚にも当てはまります．私たちは自分の家のにおいを認識することはめったにありませんが，隣人の家に入ったとき，においが違うことにすぐに気がつきます．

味が「結婚」するとき

イタリア人は，味が調和しているというときに面白い言い回しをします．味が補い合っているときや，味の相乗効果が見られたとき，彼らは *Si sposa ben*（よい相手と結婚している）や，*Si sposa magnificamente！*（素晴らしい結婚だ！）といいます．

ヒトが風味についての経験を話すと，しだいに理解しにくくなります．風味をつくり上げる感覚すべてが各々の生理学的な問題をもっており，単純ではありません．それは，社会的，生理的，精神的そして文化的な範囲も含み，規範，教養，ライフスタイル，価値観，アイデンティティにも関連しています．実際，脳では過去の経験や記憶，社会的状況と融合し，複雑なものとなっています．私たちは毎日食べ物を食べているのに，その風味の概念を自分で理解したりすることや他人へ伝えたりすることはとても難しいのです．

ヒトが進化していく過程で，自分自身が毎日食べている成分の化学的・物理的特性とともに，たくさんの異なる食感を含む風味成分を理解するようになりました．続いて，私たちがどのように，食材や料理の化学的・生理学的特性を調べたり，たくさんの味覚物質を識別したりしているのかを見ていきましょう．

食感：風味経験の中心的な構成要素

さまざまな風味を経験する中で，食感は最も軽視されていると思われます．食感は触覚から派生していますが，何かを食べるとき，咀嚼といった機械的な面にはほとんど注意を払いません．予想した食べ物の印象とかけ離れていない限り，食べ物を口に入れて飲み込むまで（咀嚼し，舌を動かし，食べ物がどのようなものかを確かめたり呼吸したりすることを含む）の動作は無意識のうちに機械的に進みます．食感の大部分は，視覚，嗅覚，触覚のインプットをベースとして感じ

実験：食感が予想していたものと異なったとき

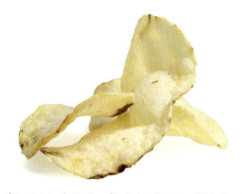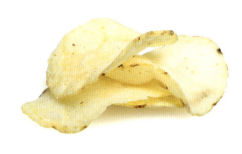

パリッとしたポテトチップス（左）と軟らかいポテトチップス（右）．
これらは見た目も味も同じだが，食感がまったく異なる．

　これはポテトチップス，クラッカー，クッキーを使った実験です．それぞれを二つの食感の異なるもの，一つはパリパリしたものやサクサクしたもの，もう一つは軟らかいものを準備します．二つの見た目はできるだけ同じとし，どちらを食べているのかわからないようにします．まず一方を食べてもらい，口の中での味わいや感じ方を評価してもらいます．次にもう一方を食べ，予想した通りであったか，味の感じ方へ影響したかどうかを評価してもらいます．
　同様の実験は，見た目が似ているリンゴを用いてもできます．一方はシャキシャキしていてジューシーなリンゴ，もう一方は乾燥していて軟らかく粗い食感のリンゴでも実験ができます．

られる感覚です．おそらく，リンゴは歯切れがよい，湯気が上がっているスープは熱い，チリソースは辛い，ライ麦パンの食感は粗い，といったことを考えるでしょう．こういった予想と食感が異なったときは，その感覚に驚くでしょう．
　この章のはじめに述べましたが，感覚はヒトの身体の弱点を保護するために機能しているようです．まさに，何かを食べたり飲んだりしようするときはいつでもこのシステムが働きます．まず，私たちは物を視覚的に認識し，嗅覚をはたらかせにおいを感じ，その食べ物や飲み物を口に近づけてよいかどうか判断します．それらの感覚の印象や指でつかんだとき，ナイフ，フォーク，スプーンを使ったときの感覚も一つに統合され，脳へ伝達されます．この段階で，これ以上進めてよいかどうかの判断をするために，予想，経験，記憶，他の精神的要因と一体化されます．
　脳で進めてよいと判断されれば，次に唇への物理的接触が起こり，温度やきめの粗さといった特徴を感じ取り，さらに次の判断がなされ，やっと食べ物を口に入れます．口に食べ物を入れ，舌や口の中で連続して起こる機械的な一連の動作を通して，食感は感じ取られます．この一連の流れは，好ましくない食べ物（たとえば極度に高温や低温なもの，有毒なもの，硬すぎて噛んだり飲み込んだりで

感覚機能と味覚のメカニズムにおける
ガストロノミーの父

　ジャン・アンテルム・ブリア＝サヴァランは「ガストロノミーの父」と呼ばれています．彼の記した" The Physiology of Taste "（1825年）（邦訳『美味礼讃』，白水社）は，初版後絶えず出版され続けた不朽の名作です．彼は感覚機能と味覚の機械的な側面について次のように述べています．

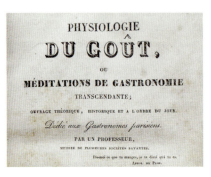

　全体的な感覚のシステムをザッと見てみましょう．・・・・視覚はヒトを取り囲む外部のものを知覚します．・・・・聴覚は音を聞き，迫りくる危機のサインを感じ取るかもしれません．・・・・触覚は傷を痛みとして感じさせ，私たちに注意するよう警告します．・・・・嗅覚は獲得した食材が不快臭を発する有害物でないかを調べます．その次に味覚で判定します．歯で噛み砕き，舌と口蓋は連動して食べ物を味わい，胃に送られるとすぐに消化・吸収が始まります．

　味覚器を構成するものを正確に判断することはかなり困難で，複雑です．舌は確かに味を感じる上で重要な部分を担っていますが，それだけではなく，強い筋力があるため食べ物を混合，回転，圧縮し，それを飲み込むといった役割も担っています．加えて，舌の上に散布する多数の小さな孔は食べ物に含まれる水溶性粒子（味覚成分）と接触すると，孔の中へ粒子が浸透していきます．しかし，これが味覚器のすべてではありません．味覚の認識をするには口の近くの組織（頬，口蓋，とくに鼻腔）と組み合わされなければなりませんが，このことに生理学者は注目していませんでした．

　それどころか，テクスチャーやそれを取り囲むさまざまな膜の繊細さによって，ヒトの舌は動物の舌とは異なり，明らかに高尚につくられています．さらに，動物にはない特徴的な機能をもち，少なくとも三つの動作が見出されています．一つ目は穂状運動（spication）と呼ばれ，すぼめた唇の間から舌を穂状に出す動作です．二つ目は，回転運動（rotation）と呼ばれる舌が頬と口蓋の間の空間を円形に運動する動作です．三つ目は，掃徐運動（verrition）と呼ばれる動作です．舌が上または下に曲がり，歯と唇の間の半円形の溝の中に挟まったものを拾うときに行われます．

　食べ物が口に入るとすぐに，ガス，ジュースなどは元に戻る気配もなく消えていきます．唇は食べ物が外に出るのを阻止し，歯は食べ物を固定し，噛み砕き，唾液で濡らし，舌で何度も混ぜ合わせ，空気で喉の方へ送り，舌を上げて滑り込ませます．嗅覚は喉を通りすぎるときに感じられ，食べ物はさらに胃へと落ちていき，さらに変化していきます．この工程は止まることなく評価もされずに過ぎていきます．

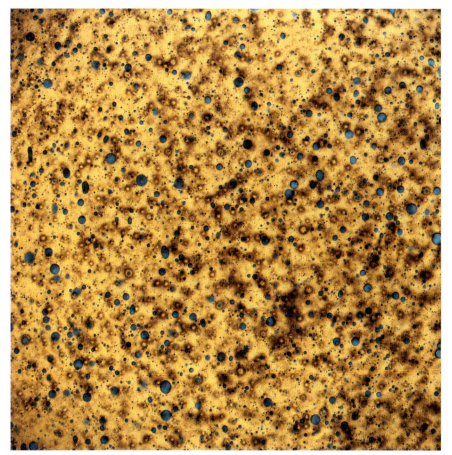

バターの微細構造：黄色の固体部分は脂肪で，青い小滴は水である．
水滴の大きさは，0.1〜10 μm．

きないもの）を避けるのに役立っています．食べ物の温度や大きさ，鋭さ，性質もそのときに評価されます．液体の場合，温度や粘度が判断材料になります．食べ物が口に入るとすぐに，香気成分は後鼻腔性経路から鼻へ到達し，前鼻腔性経路で感じた香りの印象よりもさらに強く印象づけられます．この時点では，食べ物や飲み物を吐き出すのにまだ間に合います．食べ物の危険性は飲み込んでいなければ回避できる可能性があります．しかし，ピザの焦げや熱すぎるポテトによって引き起こされる痛みなどを経験した人が多いように，危険回避を失敗する場合もあります．

　食べ物が口の中に入ると，機械的な動作が起こるのと同時に唾液が分泌されます．液状の食品であれば，嚥下する前に口の中で何度か回転させます．固形物であれば，顎や歯を動かし，噛み砕き，小さい破片にしてから，混合物を舌でアクロバティックに動かして送っていきます．その際，多くの味覚物質が放出され，唾液に溶解することで口腔内へ広がり，味蕾へ結合します．その間，とくに息を吐くときに，揮発性物質は鼻腔へ抜けて嗅覚受容体を刺激し，より味を強く感じるようになります．舌や顎の動きによる振動は，頬骨や頭蓋骨へ伝わり，音を生

風味の現代理論

ブリア＝サヴァランの代表作を英語へ翻訳したときのタイトルは次のようになっています．

味覚の生理学，あるいは，
超越的ガストロノミーをめぐる瞑想録
文科学の会員である一教授により
パリの食通たちに捧げられる
理論的，歴史的，時事的著述

　ブリア＝サヴァランは単なる料理本ではなく食べ物の理論的要素に重点を置き，食べ物を食べることの意味に関する多くの本を著しています．19世紀初頭においては，学問的な視点から食べ物や料理法へアプローチすることは大胆であり，議論を巻き起こしました．彼は，美食と美食家の特権領域を侵害してしまいました．しかし，この学問的かつ哲学的な論文は，客観的な観察と定量的な解釈の観点から食べ物や風味を説明するという具体的な目的を明確化しました．彼はこの分野の礎を構築したことから，彼の死後，ガストロノミーの父として評されるようになりました．

　この2世紀の間にたくさんの変化が起きました．味と風味は，今では主要な科学的研究や調査の対象となっています．生理学，心理学，哲学，人類学，教育学，食品科学，栄養学，知覚科学，化学，物理学といったあらゆる種類の分野と同様に，調理科学，分子ガストロノミー，ニューロガストロノミー，ガストロフィジックスといった新しくより総合的な分野は，食べ物や飲み物の重要な性質についての知識を深めてくれます．

　リチャード・スティーブンソンの著書，『風味の生理学』ではこの主題についてこれまでに知られていることをまとめ，生理学に関する観察や実験結果の要約について包括的な説明を示しています．彼は，風味に関する研究のバックグラウンドとして生物学と神経系組織の関連性について示しました．スティーブンソンの理論とブリア＝サヴァランの著書における観測結果や理論的考察を比較すると，ブリア＝サヴァランは200年も前からスティーブンソンの理論を予見していたことになります．

　スティーブンソンは風味に関する統合モデルを構築しました．これに基づき，彼は五つの機能に関して風味の学説を提示しました．次の五つの機能は，食べ物を探すことからはじめ，同じポイントで終わるという環状鎖の出来事を構成します．展開するにつれて，この理論において食感が重要な役割を担っていることが明らかとなりました．

機能1：食べ物の発見，識別，選択

　この一つ目の機能は，食べ物を見つけるためのモチベーションがあることを大前提

としています．たとえば，空腹や口渇，食べることができるものの見た目や香りの刺激，食経験のあるとりわけ魅力的な食品を食べたいという記憶があげられます．食べ物を見つけ，識別し，選択することは，最終的に何かを食べる前の三つのステップです．視覚も嗅覚〔オルソネーザル嗅覚（前鼻腔性嗅覚）〕も三つのステップすべてに関わります．リンゴを例に説明しましょう．私たちは，木になっているリンゴを以前の経験から，青すぎて噛み砕きにくくないか，熟しすぎて腐っていないか，味がよく，エネルギーとなるように充分に熟れているかどうかを瞬時に判断しています．このメカニズムは昔の狩猟採取民も現代人も同じです．意味としての記憶（リンゴといった物の一般的知識）と感情や快楽の記憶（リンゴが好きかどうか）は，どちらもそのメカニズムに依存しています．嗅覚は，過去の経験，おもに一時的な認知（知覚）記憶（においが食用に適するものか）として利用します．リンゴを一口かじるかどうかの判断基準をつくるために，視覚と嗅覚は互いに補い合っています．

機能2：口での悪影響の検出

　この機能は，食感（体知覚系）の一部や舌での多くの異なる味を検出する能力と，すでに知っている味や食感の違いを識別できる能力に依存しています．たとえば，この機能は甘味（カロリー），塩味（電解質平衡），脂質（カロリー），うま味（たんぱく質）の知覚に影響し，重要な栄養を選択するのを助けます．有害で潜在的に有毒な食品や飲み物を検出し，体内に入れることを阻止します．たとえば，苦味や酸味は毒の存在を警告しています．具体的には，強烈な熱さや冷感は痛みを引き起こし，とげとげしていてとがっているものは口の中を傷つけ，硬く粘着性があるものは窒息する危険性を警告しています．過去の経験と比較することで，食べてもよいかを判断し，味や食感を解釈する能力ももっています．私たちの食べ物の予想は当たるときもあれば，はずれるときもあります．コーヒーマグから一口飲んだときに，それがコーヒーではないことに気づいたり，甘味料が入っていないレモネードであることに気づいたりします．

機能3：風味の経験のコード化と蓄積

　スティーブンソンいわく，この機能には二つの側面があります．一つ目は，経験を元にして特徴づける意識的プロセスです．たとえば，ある味が「リンゴ」という言葉やリンゴの見た目とリンクされています．経験は直接的であっても間接的であっても，何かを学ぶごとに蓄積されていきます．二つ目は，必ずしも実物と味とがリンクしない潜在意識のコード化や学習プロセスです．その時々によって，その味を好むか（もしくは特定の味を避けるか）どうかは感情的要素によって影響されます．

機能4：食べ物の摂取の調整

　機能1と同じメカニズムですが，食べ物がすでに口内にあるときに味，香り〔レトロ

ネーザル嗅覚（後鼻腔性嗅覚）］，食感すべてが連動しています．当然ながら，食欲や空腹，口渇は重要な役割を果たしますが，他の因子も重要です．一方では，味と食感は潜在的な関連性があり，他方ではカロリーのある食品（砂糖，脂質）とその一貫性（重さ，固体）についての知識と満腹感を得ることにも関連性があります．ある味の印象は，なかなか満腹感を感じさせません．たとえば，胃の中でうま味であるグルタミン酸が検出されることと満腹感の遅延には関連性があります．味だけでなく食べ物の複雑さや変化，成分の対比と満腹度に関する味覚特有の信号が関連しています．機能1の段階では，おいしいものや高カロリーの食品を求めていましたが，満腹になると食べることに興味を失います．また，満腹感に関する生理学的信号が脳に達する直前でさえ，どの食品が満たされているかという記憶は摂取量に影響を与え，満腹感に影響します．

機能5：前述の四つの機能から学習し，利益を得ること

先に述べた四つの機能は，すべて学習と記憶が味にとって重要な側面であることを示しています．私たちが四つの機能から学び，学んだことを覚えていない限り，経験は役に立ちません．私たち一人ひとりの生活だけでなく，人類全体としての生存・繁殖能力はこの重要な機能に依存しています．特定の食事の全体的な記憶や食べ物の味の記憶は一般に短期的なものです．心地よい感覚（満足感，胃の満腹感）や不快な感覚〔不快感や食品中の特定の生理活性物質（アルコールやアレルギーを引き起こす物質など）の影響〕は，私たちが意識して感じる味の印象よりも，記憶に対して多大な影響を及ぼします．食事に関する快・不快の印象が非常に強い場合を除くと，短期記憶は次の食事の前に消去され，機能1の開始時点へ戻ります．

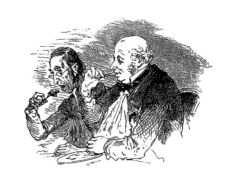

じさせます．

これらすべての化学的・物理的過程では，脳はフル稼働しています．意識的・無意識的な生理的・心理的なメカニズムは，総合的な風味の印象やその食べ物が食べられるのか，栄養となるのか，食欲を満たすのか，どのように食べるべきなのかといった複雑な判断に関与しています．それぞれの食べ物の特徴について過去に経験し記憶したことは，この判断結果に影響します．

ガストロノミーの分野で最も有名なものに，1825年パリにおいて匿名で刊行された"The Physiology of Taste"（p.10参照）があります．著者は弁護士で政治家のブリア＝サヴァラン（1755〜1826）であり，彼が死ぬ直前に書かれま

した．彼自身が食べ物や味について観察したことを記し，味の物理的次元は「The mechanics of taste（味覚の仕組み）」と言い表しました．その本は，その時代における典型的なスナップショットや個人的な話が書かれているものですが，サヴァランの『超越的ガストロノミーをめぐる瞑想録』は，味覚研究の基礎となることがはじめて記された本です．サヴァランの著書には，味覚研究の一端となるいくつかの例が示され，リチャード・スティーブンソンの『風味の心理学』に示されているように，その当時，味覚と味覚に関する神経学的な基礎を理論的に言及したことは注目すべきことです．

食感は口腔内上皮細胞に存在する4種の体性感覚神経終末の受容体によって知覚され，それぞれ温覚，痛覚，触覚，圧覚を感じ取ります．それらの受容体は，皮膚や筋肉といった身体の体性感覚系の他の部分と同じですが，受容体は他の部位よりも口腔内に非常に多く存在しています．これは，食感をどれだけ細かく感じ取ることができるかを示しており，食感はヒトが生きていく上でいかに重要であるかを特徴づけています．

アンモニアのような臭気を発する揮発性の化学物質は，粘膜を刺激することで嗅覚として知覚され，風味の印象に影響するだけでなく，体性感覚神経とも関連しています．同様に，スパークリングワインやソーダ水の泡から放出される炭酸は，穿痛感を引き起こします．身体感覚の知覚は，嗅覚も伴い，息を吸ったり吐いたりすることによって生じる鼻腔圧の変化とともに引き起こされます．

収斂性とこく味：食感とはちょっと違うが，似ているもの

収斂性はかつて，基本味の一つと考えられていました．高濃度のタンニンによって生じる収斂性は食感と非常に似ていて，機械的な感覚ともとられます．口の中の水分が奪われ，引き締まる（口の中がキューとなる）感覚が収斂性です．収斂性の例はあまりありませんが，熟成されていない赤ワインや煮出しすぎた紅茶を飲んだとき，熟していない柿やグリーンバナナを食べたときに感じられます．

収斂性の感覚は食べ物や飲み物に含まれるタンニンと唾液，舌の表面との化学反応によって引き起こされます．タンニンは唾液中のタンパク質と結合し，凝集タンパク質となります．この凝集タンパク質は小さな粒子のように感じられ，より粘性のある唾液を分泌させます．その唾液によって舌上を滑りにくくし，口腔の側面も通過しにくくします．収斂性は，上皮膜のタンパク質が互いに結合し，触覚センサーチャネルの作動により緊張が生じ，粘膜が収縮することに起因しています．このことは収斂性が触覚であることを示唆しています．

大事なことを言い忘れていましたが，こく味という別の概念も取り入れるべきです．こく味は現在，研究対象として注目されており，基本味とは独立し，はっきりと異なる受容体があるかどうかが議論されています．はっきりしているのは，食感との関連を現象学上の言葉で言い表しているということだけです．「こく味（kokumi）」という表現は日本語で，ほかの言語への翻訳は困難です．こく

食感の物理学的基礎：体性感覚系

温覚，痛覚，触覚，および感覚神経末端およびそれらに関連する受容体については，"Neurogastronomy: How the Brain Creates Flavor and Why It Matters"（邦訳『美味しさの脳科学：においが味わいを決めている』，インターシフト）の中で詳しく述べられています．この本は，アメリカの神経生物学者，ゴードン・シェファードによって書かれた本で，次のように著されています．

温覚
　温覚の神経終末は，一般にナトリウム，カリウムおよびマグネシウムイオンを透過する一過性受容器電位（TRP）チャネルと呼ばれる特別な受容体を介して，比較的ゆっくりとシグナル伝達をする神経線維に結合しています．TRPチャネルは熱さ，寒さ，痛みなどさまざまな感覚的な印象に関与しています．これはお茶が熱いのかジェラートが冷たいのかを教えてくれるシステムです．

痛覚
　痛覚の神経終末も侵害受容器と呼ばれる特定のTRPチャネルを有し，機械的・化学的刺激や温度による刺激に反応します．これらはすべて，細胞および組織に有害であるかもしれないものを検出したという警告ともなり得ます．感覚神経は，マスタードや大根由来のイソチオシアネートによる辛味や唐辛子のカプサイシンや黒コショウのピペリンのような辛味，魚の骨やパンくずが刺さったときの痛みなど，さまざまな痛覚を区別することができます．15℃以下や52℃以上の温度は痛みとして感じられます．温度と痛みを感知するチャネルは密接に関連しており，実際の温度は変化していないのに，冷感メントール，ペパーミント，樟脳を食べたときは冷たく，唐辛子のカプサイシンやピペリンを食べたときは熱く感じるといった経験をします．痛覚の神経終末は電気的刺激やpHの変化にも反応します．炭酸飲料および発泡飲料に由来するシュワシュワした感

味は，① 厚み：濃厚で，すべての味の印象による複雑な相互作用，② 持続性：時間とともに大きくなり，ゆっくり減少していく長期的な感覚の影響，③ 広がり：口の中にある間の調和した感覚の補強の三つの要素からできています．そのため，こく味は味の増強や食べ物の本当のおいしさと関連し，うま味の特徴と重複している部分があるため，独立した味ではないかもしれません．

　近年，レバーやホタテ貝，魚醬（ぎょしょう），ニンニク，タマネギ，酵母エキスといった食べ物に含まれるグルタチオンのような小さなトリペプチドが，舌上のカルシウム感受性チャネルを刺激することによってこく味が引き起こされると報告されています．グルタチオン自体に味はありませんが，苦味を抑え，塩味，甘味，うま味を増強します．なお，酸味への影響は明らかにされていません．しかし，わずか2〜200 ppmといった微量でもこく味を感じさせる効力があります．

覚を酸味として感じるのは，pH感受性受容体と体性感覚神経終末の両方の組合せによるものと考えられています．

触覚

　触覚の神経終末は神経細胞膜内の特別なタイプの受容体（触覚受容体としても知られている機械感受性ナトリウムチャネル）によって制御され，温覚や痛覚よりも早く伝達されます．それらは細胞膜の機械的変形に反応し，粘膜に小さな変形や伸張・収縮ならびに固体の大きさ，形状，粗さに関する信号を送ることができます．触覚神経は食べ物が嚙まれたときだけでなく，舌が固有受容覚を使って食べ物を調べているときにも活性化されます．固有受容覚とは舌の位置や動きのパターンを感知できる特別なタイプの固有受容体であり，これは運動感覚に分類されます．

圧覚

　圧覚の神経終末は非常に迅速に反応し，とくに舌や顎の急速な動きによって引き起こされる振動に鋭敏です．私たちの口内には指先に匹敵する神経終末があり，テクスチャーは1/5ミリメートルの違い，振動は250サイクル/秒まで検出できます．

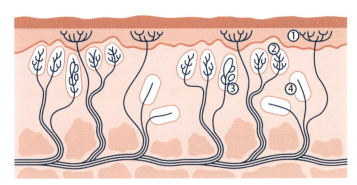

熱さ，冷たさ，圧力，痛みを感じ取る皮膚の感覚系．① 痛覚，② 温覚，③ 触覚または軽い圧覚，④ 圧覚．

感覚の混同

　さまざまな要素によって形成される味の印象は，独立しているわけではありません．味は単に化学成分が累積されたものではなく，非常に相乗的で，互いに影響されます．調和された印象は，単体を積み重ねたよりも大きくなります．いつも生じている味覚と後鼻腔性嗅覚の混同はその典型的な例です．後鼻腔性嗅覚における知覚は，鼻よりむしろ口で感じていると思ってしまいがちですが，それは誤りです．ふだん，私たちは香りと味を結びつけており，まったく異なるものであるのに一つの感覚の印象と誤って認識しています．

　私たちが味覚と後鼻腔性嗅覚の二つを混同してしまうのは，単純ではなく識別し難いからです．これらの神経系は，完全に分離している感覚を一つの印象として統合し，一つの記憶とするため，味覚や後鼻腔性嗅覚などの混同が生じ，脳で

ニンニク，黒ニンニクとこく味

　新鮮なニンニクの特徴的な味と香りは，ニンニクの球根が傷ついたときに大量の酵素によって形成される硫黄含有物質によるものです．ニンニクは長時間加熱されると，これらの味や香りのほとんどがなくなってしまいます．

　黒ニンニクは，普通のニンニクを数週間，湿度70～80％，温度60～80℃下で保存することで製造されます．ニンニクは完全に黒くなり，辛味はマイルドになり，少しの酸味と甘味があり，バルサミコ酢とタマリンドのように香りが豊かになります．黒ニンニクは，ニンニクが発酵したものといわれていますが，これは誤りです．この変化は発酵によるものではなく，褐変や黒化をもたらす低温メイラード反応に起因しています．なお，ニンニクのテクスチャーは変化し，軟らかくクリーミーで少しもちっとしており，「こく味」が強調されます．

錯覚が起こります．

　脳が異なる感覚の印象を結びつける方法とこれまでの経験や記憶に依存する方法は，「バインディング」として感覚生理学者の間では知られています．脳ではいくつかの異なる感覚の印象が束ねられています．たとえば，特定の味や香りを感じたとき，過去にあった出来事も同時に感じられます．過去とは異なる状況で同じ香りにさらされたとき，脳は最初の出来事を関連づけさせ，その香りはその出来事と関連していると判断します．結果として，特定の味を最初に感じたときの記憶とリンクさせます．何かの香りが，甘い，しょっぱい，油っぽいとよくいいますが，これらの感覚は味覚であり，舌で感じるものです．たとえば，赤いリンゴは甘い香りをもっていると表現するのかもしれません．甘いという感じ方は知覚経験に影響され，嗅覚の能力に比例します．甘い香りが甘く感じるように，酸味を抑制する効果があるのはこのような理由です．

　同じような感覚の統合過程に，香りや味を感じることで長い間忘れていた記憶を呼び起こすことがあります．多くの料理は幼少時のような幸せな時間の記憶を呼び起こし，料理を作るための嗅覚や味覚を使ってこの出来事を感じさせます．そのため，私たちは生活している至るところで，母や祖母の料理によって染みついた懐かしさを感じます．

　感覚統合に関連する知覚混同には共感覚もあります．共感覚とは一つの感覚系伝導路の刺激が無意識にまったく異なるものへ導かれる神経学的現象のことです．まれな事例では，色は味の印象を引き起こすことができます．熟した赤いリンゴは，甘い味の印象を与えます．それにもかかわらず，これを想像した味だと認識することは困難であり，どの程度までそれら二つの感覚印象がリンクしている状況かを自覚できるのかどうかは定かではありません．

　食感はその特性と他の感覚との相互作用で表現することができます．たとえば，刺激物は食品の粘性と香りで抑制することができ，味の印象にも影響します．そ

噛むことによって判断する

　ホットドッグの食感を念入りに評価することは，短時間でできます．まず，ソーセージはどのように調理されているのか，焼かれて表面がパリッとなっているのか…．ソーセージの品質は，ソーセージを噛んだとき，実際に噛んだときの音が聞こえればよりよく評価されます．ホットドッグのバンズは，表面が薄くてカリッとして，中は軟らかいのが理想的です．さらに，炒めたタマネギ，スライスしたピクルスやザウアークラウトが入っているかもしれません．ケチャップまたはマスタードは，濃厚で粘性がなければなりません．薬味として，歯ごたえのあるガーキン（ピクルス用の小きゅうり）が少量入っていなければなりませんが，マヨネーズは粘性があり，軟らかくクリーム状でなければなりません．

して，香りは食べ物がクリーム状かどうかやその温度にも影響を受けます．

食感と他の感覚の相互作用

　さまざまな感覚は脳に集中しています．後述しますが，嗅覚や味覚の場合，真の多感覚統合は単にペアリングするという問題ではありません．その答えを探す前に，食感がどのように他の感覚へ影響するのか少し見てみましょう．このような相互作用はガストロノミーや料理法を確立するための基礎となります．

　視覚，聴覚，体性感覚の印象がいかにして統合されるのか，多くのことがわかってきています．しかしながら，化学的知覚と食感の相互作用についてわかっていることは限られています．神経学的基礎はまだ解明されていませんが，現象として味覚や食感は相互作用を高めたり弱めたりします．これを応用すると，思わず鍋へ唐辛子を入れすぎてしまったときや，料理が塩辛いときにも役に立つでしょう．

　経験的に五つの基本味を強めるとき，甘味は砂糖（スクロース），塩味は食塩（NaCl），苦味はキニーネやカフェイン，酸味はクエン酸，うま味はグルタミン酸ナトリウム（MSG）といった調味料を用います．刺激や痛みは，一般的にカプサイシンやピペリンによって引き起こされます．口の中で舌が動くことによって食べ物が直接舌に接触し，食べ物の粘性の変化に伴い，食感も変化していきます．

　「味」は化学的な味を指します．すなわち，「味」は味蕾によって感じるもの，「触覚」は機械的な刺激と体性感覚，「刺激」は化学物質が特定の受容体に結合し知覚することを指します．ジャスタス・V・バーヘーゲンとリーナ・インジェレンの調査結果を編集したものを次に記載します．いろいろな場面で関連のある二つの感覚について議論されていますが，調査結果は一致していません．

　味 → 触覚：味は食べ物の粘性に影響を及ぼすことが確認されています．甘味は粘性を強め，酸味は弱め，苦味は影響を与えません．塩味は影響を与えるのかどうかはわかっていません．

触覚 → 味：粘性の高い食べ物は味覚の閾値を上昇させ，酸味，甘味，塩味，苦味の順に強さを減少させます．この影響は味覚物質が分散している媒体の粘性に依存します．たとえば，油は味覚物質の分散を抑制します．他の味とは対照的に，うま味は舌の動きによってより強く感じるようになります．しかし，この影響は味覚物質自体によるものではなく，うま味を感知しやすい部分が舌の後ろに分布しているためです．

温度 → 味：スクロースをはじめとする味の味覚閾値は，22～37℃の温度帯で最も低下するため，食べ物を最も味わえます．この温度帯は，食べ物の温度ではなく舌の温度によるものだと考えられています．さらに，ある実験では，舌の一部分の温度変化は，味覚の変化を生じさせることが示されています．個人差はありますが，温かい舌の一部が冷たくなると甘味は引き出され，舌が10～15℃まで冷やされると酸味や塩味を感じます．舌の先の温かさはスクロースの甘味の感じ方を増強させますが，他の味には影響しません．温かさによる甘味の感じ方は，他の味の影響を受けにくくなることを示しています．

味 → 刺激：甘味（スクロース）は，ピペリンやカプサイシンによる燃えるような感覚を軽減させますが，酸味（クエン酸）や水はその感覚を強め，塩味（NaCl）や苦味（キニーネ）は影響しません．ただし，高濃度の食塩やキニーネはそれら自身が刺激を誘発できます．

刺激 → 味：刺激と痛みはカプサイシンによって引き起こされ，甘味，苦味，うま味によって緩和されますが，酸味や塩味は少し影響するかしないかの程度です．ピペリンによって刺激が生じる場合，酸味，甘味，塩味，苦味の感じ方は抑制されます．うま味の影響はまだ研究されていないようです．特殊な刺激やチクチクした感覚は苦味を減少させ，炭酸飲料では酸味を強めるように感じられます．カプサイシン（強烈な苦味と感じる）と CO_2 が溶け込んでいる炭酸水（酸味として感じる）を飲んだとき，非常に複雑なものとなります．

香り → 触覚：嗅覚は食べ物のクリーム状，粘度，融解の質といったテクスチャー感覚に影響される可能性があります．たとえば，香りのよいバニラはクリーム状にするとより香り高くなり，バニラプディングのクリーミーさを強めます．

触覚 → 香り：食べ物の粘性の増加は，嗅覚の感じ方を弱くします．実験では，粘性に依存しないよう食べ物からの香気成分の放出は制御されています．

香り → 温度：ある香気成分は温度と関係し，知覚統合をする際に相互作用しています．たとえば，多くのスパイスによってもたらされる香りは，加熱することと関係しています．

温度 → 香り：一般的に，温度の上昇に伴って香りの強さは増大します．これはおそらく物理化学的な作用です．より高い温度は蒸気とともに香気成分をより多く揮発させます．また，食べ物の粘度を低下させても揮発成分の放出は促進されます．この感覚の増強は神経系とは無関係に生じます．

香り → 刺激：香りは刺激の感じ方を抑制します．また香りの多くはそれ自体が刺激を引き起こしています．

刺激 → 香り：カプサイシンによって引き起こされる刺激は，バニラやオレンジといった香りの強さを抑制します．これらは鼻の嗅覚における収斂性に関係しています．

触覚 → 温度：唇に触れる振動は，温かさの閾値を上昇させ，温度の感じ方を弱めるという実験結果が示されています．脂肪濃度の増加に伴う粘度の上昇は，温度が一定でも温度の感じ方を変化させます．これは油の断熱性による影響です．具体的には，温度が低いと，脂肪の多い食べ物は脂肪の少ない食べ物よりも冷たく感じにくく，反対に温度が高いと，脂肪の多い食べ物は脂肪の少ない食べ物よりも温かさを感じにくいです．

温度 → 触覚：温度は食べ物の物理的特性，とくに粗さやテクスチャーを感じ取る粘膜や舌に著しい影響を与えます．したがって，温度の変化による食感の感じ方の変化は，物理化学の影響よりもむしろ神経学的なもののようです．

触覚 → 収斂性：ブドウ種子のタンニンによる収斂性は，タンニンの溶解性が上昇していても，適度な粘度のときは収斂性が軽減します．これは他の研究とも一致して，油脂はタンニンの感じ方を和らげ，収斂性を軽減させることが示されています．これは，収斂性に伴う摩擦や抵抗性を減少させるため，タンニンの感じ方が和らぐものと考えられています．

温度 → 刺激：加熱はカプサイシンやピペリン，酸，アルコールといった刺激や痛みを上昇させ，冷却は逆に減少させます．

刺激 → 温度：刺激の影響には「辛い」，「ヒリヒリする」，「強い」といった形容詞が用いられます．カプサイシンによる刺激は，温かさとして感じられ，結果として冷たさを感じさせにくくなります．

　これらの結果から，味は単なる化学的な印象であるとは考えられません．私たちがどのように味を把握するのかという点において，体性感覚は重要かつ複雑な役割を果たします．さらに，粘度や温度といった触覚，触覚動作，他の物質的，物理化学的要因に関与し，味の総合的評価は活動的な過程として感じられることを示しています．五感の相互作用は，大幅に食感を変調させ，味を直感的に理解させます．食べ物のテクスチャーの変化は他の感覚を刺激することを可能にし，逆にいうと，他の感覚の印象を変化させることは食感に影響するということです．

　食感と味覚との連動性のメカニズムはほとんどわかっていません．神経学的，心理学的，生化学的にはこれらの影響について次のことが示されています．カプサイシンによる刺激は，甘味，苦味，うま味の味覚強度に影響しますが，酸味や塩味にはあまり影響しません．甘味，苦味，うま味はGタンパク質共役受容体と呼ばれる味覚受容体を介して感じられ，そこへカプサイシンは結合します．し

かし，酸味や塩味の受容体はイオンチャネルであるため，カプサイシンの影響が少ないと考えられます．

食感と他の感覚の印象との相互作用を理解することは，すべての感覚が関与する毎日の食事とガストロノミーの両方に影響し，より面白く挑戦的な（やりがいのある）料理の開発へつながります．ニューロガストロノミーやガストロフィジックスの分野における新しい科学的発見は多大な利益をもたらすでしょう．

ニューロガストロノミー：風味はすべて脳でつくられている

私たちのすべての感覚は神経系の一部であり，脳の一部またはいくつかの場所につながる神経系の短いコミュニケーションシステムが一般的に感覚の印象を決める役割を果たしています．このコミュニケーションシステムの一つに，刺激に応答する感覚細胞や神経細胞の特殊な分子センサー（受容体）などの神経終末が見出されました．

視覚と嗅覚もこのコミュニケーションシステムの一つです．視覚は目の網膜の光感覚受容体を含む神経終末に由来し，嗅覚は空気中の香気成分が鼻腔内にある神経末端の受容体を刺激することで開始します．これらの神経末端は神経線維を経て，脳幹や脳に存在する中枢神経系へ結合しています．神経系に伴う五感（視覚，聴覚，味覚，嗅覚，触覚）のそれぞれの機能は，相補的，包括的かつ科学的な理解が必要です．神経生理学者と行動心理学者は，脳の感覚にどのような効果があるのか，脳の機能が認識や意識，記憶，感情，行動をどのようにリンクしているのかについてある程度までは解明しています．

この分野の研究はとても面白くなってきています．しかし，感覚の経験を結合させ個々の感覚を統合・集約することは，より難しくなっています．さらに，味覚や嗅覚といった感覚よりも，その相互作用に関してわかっていることは限定的です．食感は他のあらゆる感覚と連携しています．食事を楽しむことに関していえば，感覚統合は風味を形成する上で重要な要素であり，神経科学ではこの過程を食べ物の「多感覚統合」や「マルチモーダル知覚」といいます．これらの統合された知覚は，食べ物自体からは実際には得られませんが，神経系と脳でつくり出されています．つまり，風味はすべて脳でつくられているということです！

風味自体は，実は脳に存在しています．このことはゴードン・シェファード（1933～）がつくった言葉で，書籍の名前となっているニューロガストロノミーとして知られている科学の新しい学問領域となっています．私たちの感動や知覚，とりわけ，欲求やある種の食べ物に対する意思にとって風味は重要であり，彼はこれを順序立てて説明しています．彼はまた，この最先端の神経科学が特殊な神経プロセスの行動や神経システムの配列とリンクしていることを示しています．シェファードいわく，脳における風味の多感覚統合は感動，記憶，決定，学び，言語，そして意識への疑問となります．風味の役割は，食習慣や好みを形成することです．ニューロガストロノミーは，私たちがなぜある種の食べ物が好き

油の多い食品は，温かく見える

　ある実験で，食品の温度の主観的評価は脂肪含有量に依存していることを示唆しました．被験者に，類似製品2種類（高脂肪含有量および低脂肪含有量の2種）の知覚について尋ねたところ，二つの製品の温度が同じであるとき，脂肪が多い方が高い温度ではより温かく，冷たい温度ではより冷たさを感じにくいようでした．これは，高脂肪含量に関連する断熱効果に起因するのかもしれません．どのように作用するのか簡単なデモンストレーションで見てみましょう．冷凍庫から取り出された同じ温度の濃厚なアイスクリームとフローズンドリンクを例にとると，フローズンドリンクよりアイスクリームの方が冷たく見えません．

なのかを理解する手がかりとなるだけでなく，これを応用することで健康的な食習慣や肥満の抑止，病気の際の食事療法に役立ちます．

　かつて，嗅覚に関連した神経系および脳のはたらきの研究は，事故の影響をうけた人ばかりに集中していました．近年，健康な被験者を対象とした研究がなされ，感覚の刺激を受けた際に脳内で起こっている過程が解明されはじめました．これらの研究は，多くの点で神経科学に革命をもたらしました．加えて，脳の微細な神経循環については，刺激の電気的影響を直接測定するため，実験動物（とくに，ラット，イヌ，サル）の脳の特定のエリアに取りつけることによって測定されました．このタイプの研究は，使われる実験動物の倫理上の問題に加え，ヒトの神経系に必ずしも適応できないという問題が生じます．また，中枢神経系が関与している風味の知覚はヒトのような霊長類とラットのような非霊長類では同じではありません．たとえば，マウスは人工甘味料のアスパルテームを甘味として感じませんし，ネコは甘味をまったく感じることができません．

　ニューロガストロノミーと同じように，食べ物と料理についての物理化学的な表現は，ガストロノミーの科学的根拠を構成します．もちろん，おいしくて食欲をそそる食べ物は，その科学的理解や根拠にまったく依存していません．しかし，私たちの風味に関する知覚はどのように鋭いのか，生理学的感覚のプロセスについて少し理解すると，二つの目的が見えてきます．ガストロノミーのインスピレーションの源になり，料理や豊かな経験とおいしい食事を楽しむことに貢献します．ある意味では，美術史や絵画の流派を知ると，私たちの美術品の鑑賞眼を高められるように，風味の感覚においても同様のことがいえます．

マルクス・ガビウス・アピシウス（古代ローマ・帝政ローマ期のグルメ，料理人といわれている）は，次のように語っています．「味の第一印象は見た目で決まる」

1章　味と風味の複雑な世界

フライドポテトを食べることに関するすべて

『美味しさの脳科学』(p.14 参照) では，私たちが食べ物を評価するとき，脳の風味システムの役割についてゴードン・シェファードは次のように説明しています．彼はジャガイモ料理で最も一般的なフライドポテトの例を使って，意識的にそれを体験できる方法を示しています．アメリカでは，野菜の約 4 分の 1 がフライドポテトの形で消費されています．

まず，あなたの指でフライドポテトをもってください．視覚はその形状，大きさ，色を認識し，触覚はフライドポテトが軟らかく，油っぽいのかを認識します．次に，とくにフライドポテトが揚げ立ての場合，香気成分はオルソネーザル (前鼻腔) 経路を介して鼻の中へ入るため，においの印象が少し形成されます．そして今までの経験に基づいて，フライドポテトがどのような味か予想しはじめます．

準備ができている口に，フライドポテトを入れてください．まず，あなたの唇に触れたときに熱すぎないかを確かめた後，舌の味蕾と接触します．舌はフライドポテトの表面に塩があるかどうかなどを判断し，香気成分はレトロネーザル (後鼻腔) 経路を介し処理され，最初の味の印象を評価します．これらの印象がよい場合，あなたは食べ続けたいと感じるでしょうし，このフレンチフライは脳で物足りないと結論づけられるかもしれません．

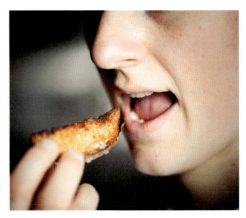

塩味のピーナッツを食べたときのことを思い出すかもしれません．

次にフライドポテトを噛むと，カリッとした表面に対するあなたの予想が当たったかがわかります．より多くの香気物質が放出され，鼻腔に旋回し，レトロネーザル (後鼻腔) 経路を介して感じ取られますが，それでも脳は，味が口の中から出ていると考えています．現在では，口当たりの差別化を図ることが注目されています．口内の温度センサーは，フライドポテトが充分に熱いかどうかを判断します．あなたの歯がフライドポテトの皮を噛んだ後，外側は硬いのか？ それとも圧力で変形するのか？ 中は弾力性と軟らかさがあるのか？ 予想していたフライドポテトであるのか？ といったテクスチャーを探します．そして，デンプンの量によるポテトの甘味，塩味の程度，遊離アミノ酸由来のうま味，および油やメイラード反応 (褐変反応) が引き出す味の印象を認識するようになります．

唇から口，喉まで送られる途中で，ケチャップや酢などの調味料や飲み物などと組み合わせることでフライドポテトの風味の印象は強調されます．

ホムンクルス：脳内にいる小人

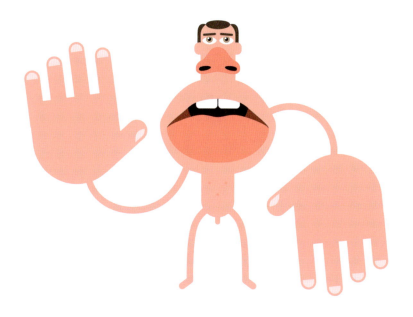

大脳皮質ホムンクルス：身体のさまざまな体性感覚領域が送られた信号の量と大脳皮質の量に比例するように，ヒトの身体の各部位を描いたもの．

　脳と脳内体性感覚領域をマッピングした，有名で古典的なイメージが存在します．これは，ヒトの身体の各部位の感覚領域と脳の領域に占める感覚的な印象の割合とその位置がどこなのかを小さい男の形で示しています．カナダの神経外科医，ワイルダー・グレイヴス・ペンフィールド（1891〜1976）によって最初に提案されたこのイラストは，小さな男を意味するラテン語の「ホムンクルス」として知られています．現代的にいえば，上記のイラストに描かれているさまざまな感覚器官のサイズは，その感覚器官の受容体領域の大きさを反映しています．つまり，指，唇，舌，鼻，目に受容体領域が多く存在することを示しています．ホムンクルスは，食感を含む風味の知覚が脳の重要な機能であることを表しています．

調理とヒトの頭部の進化

英国の霊長類学者であるリチャード・ランガムによる『火の賜物：ヒトは料理で進化した』（NTT出版）と，アメリカの生物学者ダニエル・リーバーマンによる『ヒトの頭部の進化』がこの何年間かで出版されました．有名な科学者によって出版されたこれら2冊の本は，私たちが食べるものは，調理する方法を発見したヒトの進化，とくに頭部の進化において重要な役割を果たしたことが記されています．

著者らは，生の食材だけの食事から調理された食品を含むものへ変わった影響を考慮し，現代人の脳の大きさと動物や初期の人類との観察可能な身体的特徴の比較を行い，補足的な観点からこのトピックにアプローチしています．以下は，これらの研究に基づいています．

人間は体重に比べて脳が不均衡に大きく，全体の約2％を占めています．それに匹敵する大きさの脳をもっている他の動物は，イルカを除いてはおらず，比較的小さい脳をもっています．私たちの脳が他の動物と同等のサイズであれば，体重は1/10にも減ります．私たちの消費エネルギーの約20％は脳で消費されています．脳を大きく進化させるためには，豊富な栄養とエネルギーの高い食品の利用が絶対条件であったという結論を導いている研究者もいます．

ヒトの脳発達を促した可能性のあるものとして，食生活の要素から垣間見ることができます．ヒトは食べ物を調理する唯一の種であるという点で他の動物とは異なります．ヒトに近い霊長類でさえ生の食べ物だけを食べ，それから充分なエネルギーを引き出すために，食べ物を集めるのに24時間の3分の1を費やし，それを咀嚼するのにも同じ時間を費やしています．骨に見出された痕跡より私たちの初期の祖先ホミニンが，約260万年前に生肉を食べはじめたことを示していますが，食べて消化するのは容易ではありませんでした．おそらく初期のホミニンは，それらを食べる前に，小さく切断したり，打ちつけて破砕したり，引き裂いたりすることによって，生肉を小さくしていたと考えられます．肉に含まれる栄養素やエネルギーは私たちのさらなる進化にとって不

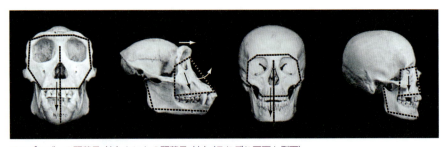

チンパンジーの頭蓋骨（左）とヒトの頭蓋骨（右）（それぞれ正面と側面）．
チンパンジーの顔は背中に向かって傾斜し，顎が突出しているのに対し，人間の顔は小さく平らで，顎が額の下に引き込まれていることを示している．この違いは，食べ物の違いを反映している．チンパンジーは硬く加工していない食物を長時間咀嚼する必要があるが，人間は食物を小さくしたり調理して軟らかくしたりしているため，食べやすく短時間で咀嚼できる．

可欠であると考えられていますが，ホモサピエンスは生肉を噛むのに適した歯をもっていません．乾燥した生肉を小さくするためには，50〜70の咀嚼運動が必要であり，多くのヒトは牛肉のジャーキーを食べると顎に痛みを感じます．

ランガムによると，私たちの遠い先祖は肉の中からより多くの栄養とエネルギーを得る方法を学んだ後，大脳は発達したといっています．これには調理の発明が必要でした．最初は炎の上で，次は焚火で，新石器時代後は土器などを使用しはじめました．ランガムは，今までの考古学的研究で提案されている時期よりもずっと早く食べ物を調理するために人々が火を使用しはじめたと仮定し，最初に火を使いはじめたのは約190万年前だと示唆ししています．つまり，ヒトになるのは料理人になるということです．

加熱は生の食材を軟化させ，構造と栄養価に変化をもたらします．生肉や植物，未熟の果実・種子はすべて噛み切れません．肉や植物などの食べ物を火で調理すると，肉のタンパク質は分解され，植物の炭水化物は糊化され，同時に味覚物質は放出され，利用可能なエネルギーが増加します．その結果，食べ物は噛みやすく消化しやすくなり，消化吸収がより効率的になるため栄養価が高くなります．ヒトと他の霊長類との間には関連する物理的な違いがあることをランガムは指摘しています．ヒトは小さな歯，弱い顎，小さな口をもっています．さらに，胃は小さく，消化管も狭くなっていることから，調理され小さく切られた食べ物を摂取することに適応しており，小さく切ることによって多くの食べ物を短時間で食べ，より多くのエネルギーを得ることができます．

料理できるヒトの進化には，他の間接的な科学的証拠もあります．約200万年前，ヒトの筋肉タンパク質であるミオシン（顎を閉めるための分子構造に関与）に突然変異が起こりました．この突然変異は，顎の強度を低下させ，軟らかい食べ物しか食べられなくなったことと関連している可能性があります．この突然変異が咀嚼運動の感受性を高め，食感を重要視するようになったのかもしれません．

加熱された植物由来食品からのエネルギーはおもにデンプンです．デンプンは唾液と膵臓から小腸に分泌される酵素，アミラーゼによって糖へ分解されます．口腔内アミラーゼの遺伝子変異はヒト進化の過程で3回起こりましたが，腸では起こりませんでした．熱い食べ物を噛むとアミラーゼの活性がより刺激されます．

アミラーゼの変異が腸内で起こっていない理由について疑問が生じるでしょう．一部の研究者は，口中の重要なアミラーゼ活性は，単にデンプンを分解するだけでなく，歯をきれいに保つ働きもしていると考えています．唾液中のデンプンは，歯の間の領域に付着し，口腔衛生が悪くなります．アミラーゼはデンプンを分解するため歯を清潔に保ちます．理論的には，デンプンなしには生きていくことができず，現代の食生活では，カロリー摂取量の約半分がデンプンに由来しています．

"You are how you eat（あなたはあなたがどのように食べるかで決まる）"というサヴァランの格言がありますが，それをリーバーマンは"You are What you eat（あなたはあなたが食べるものでできている）"というように改訂し，著書で次のような仮説をまとめ

ています．彼の分析によれば，人間の頭部の進化は食べ物やそのテクスチャーと関連しています．私たちの先祖は，料理によってもたらされた軟らかい食べ物によって頭蓋骨を進化させ，現在のような肩の上にのっている頭部を与えました．彼の結論は，現代人と初期の人類の骨格や頭蓋骨の考古学的研究や，数多くの動物の頭部の形状調査に基づいており，これらはすべて食事パターンが異なっています．彼はヒトの頭部の進化を二つの注目すべき条件とリンクさせています．大脳機能を維持するためのエネルギーを得られる食事が必要です．また，私たちは直立しているため，長い間素早く動くことができます．原則としてこの考え方は，エネルギー分配と頭の構築（とくに咀嚼機能）がどのようになっているかに依存しています．私たちの食生活の変化は，頭部の形状とその構成部分の機能に直接影響を与えました．

頭部の進化を物理的に調べたところ，およそ5億年前に動物から発見され，恐らく初期の哺乳動物がよりよい狩猟者になるのを助けたとリーバーマンは考えています．ヒトの場合，歩行と手足の動きは進化過程の決定要因の一つですが，食べることも要因の一つでした．頭，とくに口腔，歯，舌，咽頭は，食べ物を咀嚼嚥下するのに重要な役割を果たします．その結果，食べ物のテクスチャーは頭の成長や発達に影響を及ぼしました．

人間の頭は，額の下に比較的小さな歯がある平坦な顔を特徴としています．一方，類人猿は顔が長く，顎が突出しており，嚙むときに頭蓋骨に圧力が分散します．リーバーマンは，軟らかい食べ物が咀嚼運動を減少させ，顎にかかる圧力も小さくなることを考慮すると，食事の変化，とくに食べ物を調理するために火を使用することが頭部の形の変化をもたらしたと考えています．現代人は，石器時代の人よりも食べ物を嚙む時間は半減し，顎の筋肉の強度も約30〜50％低下していると推定されています．

硬い食べ物を嚙むには，より大きい顎とより深い歯根やより大きい歯冠のある歯が必要になります．結果として，咀嚼回数の減少は人間の頭部および頭蓋骨の形状に影響し，顔のサイズや歯の表面積を小さくしました．頭蓋骨の形状に関するデータから，狩猟採集民から農業従事者に移行し，のちに先進工業社会の生活様式を取ったヒトは，チンパンジーの顔と比べると顔が小さくなっています．とくに，咀嚼運動が最も強く影響する歯列弓の周辺領域では，興味深いことに，氷河期以降，私たちの永久歯は乳歯よりも小さくなっています．子供が固形物を嚙むようになってから永久歯の歯冠が発達するため，永久歯と乳歯は食べ物による圧力が同じだけかかるわけではありません．

私たちが動くとき，頭部を安定した位置に保持する必要があります．ヒトの直立歩行と走る能力もまた，頭蓋骨の形状に影響を与えました．たとえば，前方に突き出した顎をもつ他の霊長類の顔とは異なり，ヒトの顔は小さく，額の真下に顎があります．そして，四足歩行の動物とは対照的に私たちは突き出た鼻をもっていません．代わりに，私たちはわずかに突出した鼻をもっており，下方を向く鼻孔と比較的短い鼻腔があります．このため咽頭も比較的短くなっています．この構成は，遠距離を走るとき呼吸する上で吸い込む空気に水分を加え，吐き出す空気を乾燥させるといった能力や体温を調節

し，効果的なエネルギー変換を確実に行う上で不可欠です．また，何か食べるときには咽頭が短いため，舌の役割がより重要となります．

　今日，私たちは食べ物をどれだけ嚙んでいるかはほとんど意識しておらず，予想外の食感がない限り，食べるときは咀嚼も無意識にしています．リーバーマンは，最新の書籍『人体600万年史：科学が明かす進化・健康・疾病』（上・下，早川書房）の中で，ヒトの頭と体が工業的に準備された食べ物を絶えず消費していくという長期的な結果でどうなるかという疑問を提起しています．軟らかく，高カロリーで，テクスチャーが欠けており，摂取量が少なく，食べる努力が少なくて済むのが今のトレンドです．彼は，これらの急速に変化する食生活や生活習慣の変化が，私たちの遺伝子的要因にどのように影響するのかを説明し，これが2型糖尿病や肥満の発症の流行の一因だと述べています．彼は，料理を学んだことがヒトを進化させ，この発達が私たちの見た目と機能を形作るのに役立ったのであれば，ヒトは食べ物の栄養価と食感にはもっと注意を払うべきなのではないでしょうか？　と結論づけています．

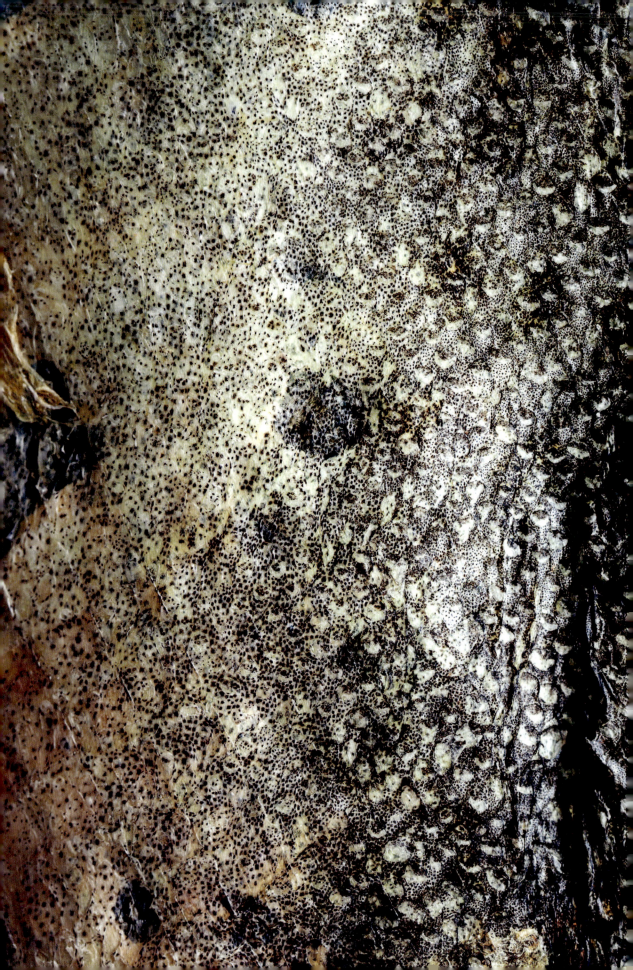

食べ物は何からできている？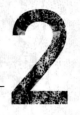

　私たちが食べている食べ物は生物の源であり，いわば生命の樹です．私たちは植物や動物，菌類，藻類といった広範囲の生物を調達し，その生物そのものや生物の一部を食べています．微生物でさえ，私たちの栄養源として貢献しています．あまり意識していないかもしれませんが，私たちは日常的な食品，たとえば，ヨーグルトなどから生きた乳酸菌を摂取しています．さらに驚くことに，私たちの身体には約 2 kg の微生物がおり，ヒトの細胞よりも 10 倍多い微生物がいるといわれています．消化管には約 100 兆個の微生物が存在し，摂取した微生物も消化管に棲みつきます．その種類は 1000 種いるともいわれています．

　これら多様な生物が食べ物となるとき，タンパク質，炭水化物，脂質，核酸といった有機体の構成成分，つまり何からできているのかを考えます．それらに加え，ミネラル，微量元素，ビタミンがあり，何よりも水が最大の構成要素です．

　物理学者の視点から見ると，生体物質は柔らかい凝縮物質（フレキシブルで，耐久性があり，状態が変化するもの）と呼ばれます．生体は，柔らかい部分を支えながら，保護するための硬い材料（インナーマッスルやカルシウムとキチンでできた甲羅など）を利用しています．しかし，生体物質の特徴は何よりも柔らかいということであり，それは私たちの生命にとって重要な機能性を発揮します．

　ヒトの進化の過程で，食感を含む感覚系は生体物質が食べられるかどうか判断するために軟らかいという特徴を見出すように設計されています．

　実質的に変化しておらず食品添加物も含まない，生の食材から得られた食料は，一般的に自然食品と考えられています．加工食品として知られているその他の食品は，原材料が何か，単純な検査ではわからないほど変化しています．加工食品のカテゴリーは広く，バター，チーズ，パン，ケチャップといった自然食品を多く含む食品や，高度に処理され保存料，添加物，香料，着色料をかなり含む食品もあります．最後に，化合物から完全に組み立てられた革新的な合成食品は，近い将来，実際に作られるでしょう．加工食品も合成食品もよい食感を得るために，適切なテクスチャーを作り出すことに最も多くの注意をはらう必要があります．多くの場合，加工食品のテクスチャーは製造過程の一端として作られるのに対し，自然食品のテクスチャーはその食材の構造に依存しています．

生命の樹からの食べ物：植物や菌類，藻類，動物

　有害でない生体物質のほとんどが，世界中のどこかでヒトの食事として取り入れられています．かなり異なるものも食べ物とみなされています．脳，鶏足，豚の目，クラゲ，昆虫，海藻は，多くの食文化を特徴づけると同時に，それらを食べる地域以外ではほとんど食べられていません．陸生動物の肉厚な肉を好む人もいれば，内臓を好んで食べる人もいますし，内臓は廃棄物だと考える人もいます．特定の原材料の好みと固有の文化との関連はテクスチャーと食感に調和しています．海藻を例にすれば，日本では主要な食べ物であり，特別な食感がとても大切にされています．

　生物由来の食べ物の食感は大きく変化します．ほとんどの場合，構成成分，起源や熟成度，それらの生活圏や成長状態に依存します．もちろん，どのように材料を料理するかも重要な要因です．なお，原材料の主要な違いは，その生物学的起源および生理学的機能によって特徴づけられています．たとえば，魚や貝，海藻といった海産物と陸上由来の食材は，テクスチャーがかなり違います．水生生物は自身の体重を支える必要はありませんが，陸上生物は体重を支える必要があるため，異なったテクスチャーをもっています．また，植物は動くことができず，その場に留まり成長するという点で動物のテクスチャーとは異なります．

植物

　植物は私たちが食べる動物よりも種類が多く，最も多様な食物源です．高等植物とも呼ばれる維管束植物にはひげ根，主根，塊茎，根茎，茎，枝，幹，葉，花，種，果実があり，それぞれ違ったテクスチャーをもっています．熟したベリーのように，多くの果物はジューシーで軟らかいのに対し，種は硬くカリカリしていて，オイリーであったりクリーミーであったりします．主根や塊茎は，そのままでは硬くポリポリしていて繊維質で噛み切れませんが，料理すると軟らかくなります．野菜の茎や葉は噛み切れず，繊維質のものもありますが，料理すると軟らかく噛み切りやすくなります．

　食物源として植物が用いられた背景に，植物は動くことがなく，根をおろした場所で生きていかなければならないことがあげられます．植物を支えている硬い細胞壁はセルロースによって強化され，それらの形や構造を形成しています．植物のすべての部分が同等に硬いわけではなく，葉や茎，ひげ根のような軟らかい部分もあります．すべての植物は光合成をするために太陽光を必要とし，あるものは地面で絶えず成長し続け，あるものは充分な日光を浴びるためより硬くなり直立を維持しています．なぜ植物の細胞は，セルロースによって強化された細胞壁をもっているのでしょうか．また，硬い部分と硬くない部分があるのはなぜでしょうか．植物はより硬くなったり，有毒物質を含んだり，苦味を呈したりする

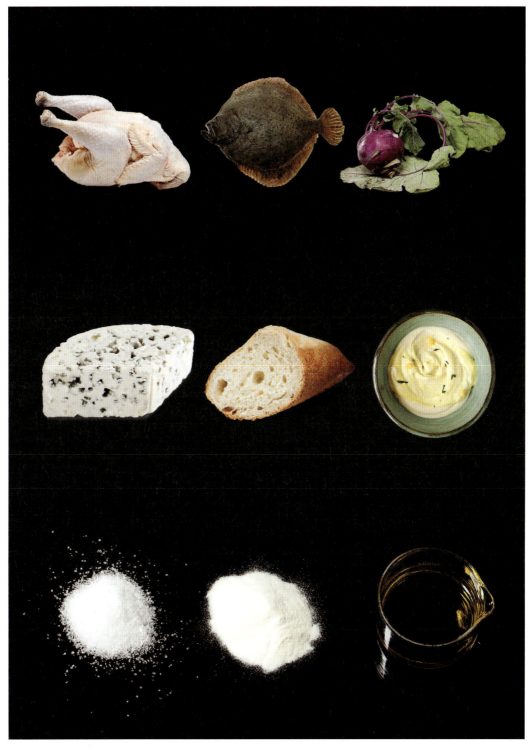

(上段)起源生物がわかりやすい天然食品.
(中段)原材料が何かわからないほど成分が変化した加工食品.
(下段)食物を構成する純粋な物質の例:炭水化物,タンパク質,脂肪.

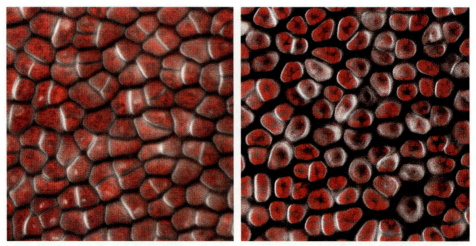

ダルス（海藻）の調理前後の細胞構造.
細胞の大きさは約20マイクロメートル．調理によって海藻の細胞構造が緩み，軟らかくなり噛みやすくなる．

ことで食べられないようにしているのかもしれません．反対に，果実や種はヒトや動物に食べられることで種がばらまかれ繁栄しています．そのため，熟した果実は軟らかく味がよいのに対し，熟す前は酸っぱくて苦味もありとても硬くなっています．なお，植物の細胞には油脂やデンプンが含まれており，植物の貯蔵エネルギーとして使われています．

　食用可能な植物から栄養を充分に得るために料理しますが，その際，テクスチャーや口当たりは変化します．切ったり，クラッシュしたり，ピューレにしたり，粉々にするといった単純な機械的処理は，部分的に細胞を破壊し細胞の内容物を放出させますが，最も効果的な方法は加熱です．加熱調理するとデンプンは糊化し，細胞壁は軟らかくなります．その結果，植物組織は，より軟らかく簡単に噛み砕けるようになります．セルロースはヒトの消化管で消化されませんが，料理後の植物には多量の不溶性繊維が含まれています．インゲン豆に含まれる血球凝集因子やキャッサバに含まれるシアン化合物といった植物に含まれる有毒物質は，加熱調理することで無毒化されます．加熱調理以外に，塩蔵や乾燥，マリネ，発酵といった加工方法がありますが，食感と同様に味も栄養素の割合も変化します．

　ペクチンとヘミセルロースと呼ばれる二つの多糖類は細胞に結合しています．セルロースと対照的に，両者は水溶性であり，水との結合能が高くゲル化剤として使われています．水とともに加熱すると水を吸収し，植物の一部を簡単に分離できるほど細胞壁は軟らかくなり，食べられるようになります．この反応はそれほど高くない温度帯（80〜92℃）で起こります．植物の加熱調理による変化は，肉を加熱したときの変化よりもわずかです．肉は，筋タンパク質とコラーゲンの変化が生じるために微妙なバランスで料理しなければなりません．また，動物の細胞には硬い細胞壁がなく，加熱している間に肉汁がにじみ出てしまい乾燥し，

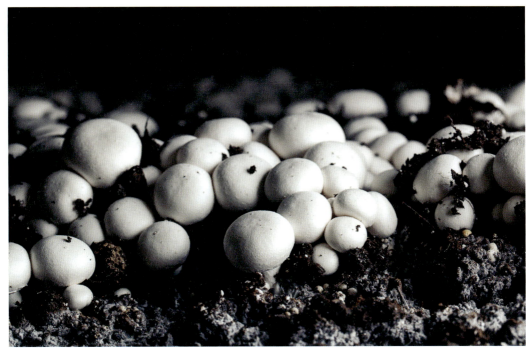
マッシュルームが地上に出てきて成長するところ．

味がおいしくなくなります．植物の細胞壁は，米を炊いたときのように，加熱しても細胞壁内に内容物を保持する場合もありますが，キャベツやホウレンソウをゆでたときのように，水が細胞からにじみ出る場合もあります．植物の方が肉よりもテクスチャーを保つことができますが，味や香気成分を台なしにしてしまうという可能性も高いです．

菌類

　菌類は多くの綱をもつ生命体です．細胞壁は植物と異なりキチンで強化されています．酵母などの小さな単細胞の菌類は，通常，直接食べないため，それら自身は食感に関わっていません．しかし，発酵において主要な役割を担っており，動植物由来の原材料の食感を変化させます．マッシュルームやヒラタケ，シイタケといった大型で多細胞の菌は，地面で成長する子実体と呼ばれるものをもっています．トリュフはかなり珍しいキノコで，木の根の近くで子実体を成長させます．子実体の約 80〜90% は水分で，割けやすく，ジューシーですが，噛み切りにくいという特徴があります．加熱すると，菌の内容物のほとんどが溶出し縮んでしまいますが，細胞壁は水に溶けないため軟化しても形は崩れません．乾燥させても水に浸けるとほとんど元の形に戻ります．キクラゲのようなキノコは水溶性の多糖類を含んでおり，加熱すると粘りのある食感が得られます．

　乾燥土壌で栽培されたマッシュルームは，特有の味としっかりとしたテクスチャーがありますが，干しシャンピニオン（マッシュルーム）のガストロノミー

干しマッシュルームとエンダイブ，燻製凍結卵黄とロックフォールチーズをすり下ろしたうま味クリーム添え

【作り方】

<前日処理>

① 四つの耐熱皿にサラダ油を注ぐ．
② 卵黄を1個ずつ，①の各耐熱皿に並べる．卵白はとっておく．
③ 小さな燻製オーブンのスイッチを入れる．あるいはフライパンに燻製用チップを置き，加熱する．
④ ③に②の耐熱皿を並べ，加熱を止め，蓋をし，5分程度そのままにする．サラダ油から燻製香がするか確認し，香りがしなければ再度繰り返す．耐熱皿中の卵黄はサラダ油の中に入れたまま冷凍する．
⑤ エンダイブの葉先の付け根の部分をつまみ，軸の根元に向けて裂くように繊維に沿ってちぎり，軸だけが残るようにする．軸の部分は別の料理に使用する．
⑥ ちぎったエンダイブを少々の砂糖と塩を混ぜたリンゴ酢で調味し，フリーザーパックなどに入れ，供するまで冷蔵庫に保存しておく．
⑦ 乾燥マッシュルームの汚れを取り除き，薄くスライスし，冷蔵庫に保存する．
⑧ ブルーチーズを砕き，すりおろしやすいよう供する直前までそのまま冷蔵あるいは冷凍しておく．
⑨ マヨネーズ，ヨーグルト，マスタードを⑥のリンゴ酢と攪拌し，ウスターソースを入れ攪拌する．みじん切りにしたパセリとチャイブを加えて軽くかき混ぜる．

<盛りつける>

① 器の上に少量のクリームを広げる．
② マリネしたエンダイブをクリームの上に盛りつけ，その上にスライスしたマッシュルームをバランスよく盛りつける．
② 料理全体にブルーチーズを振りかける．
③ 冷凍庫から上記の④の卵黄を出し，サラダ油の中から取り出す．盛りつけた材料の中央に飾る．
④ 最後に盛りつけた料理の上に海塩を少々振りかけ，素早く提供する．好みでクルトンやチャイブのつぼみを飾ると見た目がよくなる．

【材料】（4人分）

サラダ油（neutral-tasting oil）	400 mL
有精卵	4個
エンダイブ	2枚
リンゴ酢	15 mL
砂糖	
塩	
干しマッシュルーム	200 g
ブルーチーズ(ロックフォールあるいはダナブルーチーズ)	50 g
海塩(マルドンシーソルト)*	少々

<クリーム>

マヨネーズ	50 mL
低脂肪ヨーグルト	100 mL
マスタード(ディジョンマスタード)	5 mL
ウスターソース	15 mL
パセリ，チャイブ（みじん切り）	少々

＊マルドンシーソルト
　イギリス東部の塩の生産地の一つ，マルドンにおいて，平釜製法で作られた塩．ピラミッド型の結晶をしていることが特徴．日本にも輸入されている．

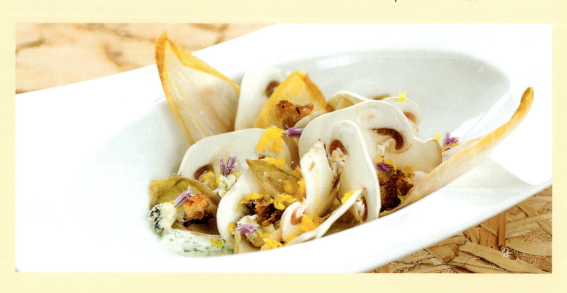

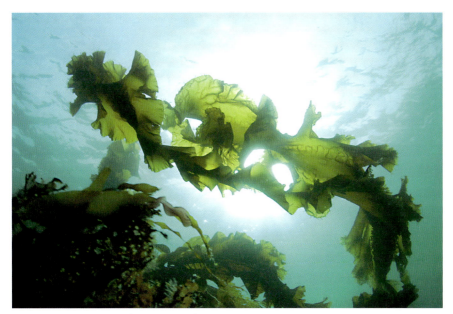

海藻：昆布（カラフトコンブとクシロコンブ）．

としての価値は見落とされています．

藻類

　藻類はさまざまな異種の有機体から形成されており，小さな単細胞のものから大型の多細胞のものまであります．最も小さな単細胞の藻類には，植物に近いシアノバクテリアや植物プランクトンがあります．これらはよく，フリーズドライされたパウダーとして用いられ，ミドリムシやクロレラがよく知られています．タンパク質のサプリメントや緑色を着色するために用いられますが，食感の印象は何もありません．最も大きな藻類は多細胞の水生生物で，海藻がそれにあたります．海藻は約 10,000 もの種類があり，そのほとんどを食べることができます．

　海藻は植物と同様に細胞壁があり，セルロースと不溶性多糖類で強化されています．しかし，海藻には水溶性多糖類も含まれており，カラギーナンやアルギン酸，アガーは食感に大きく関与しています．これらの多糖類は水溶性食物繊維源ともなり，保水性に優れるためゲル化剤として用いられます．海藻の抽出物は，他の食品へテクスチャーを与えるのに用いられ，ヨーグルトやデザートによく使われています．昆布などの海藻に含まれる多糖類も同じような食感をもっています．海藻そのものは硬く歯ごたえがあり，シャキシャキしていたり，軟らかかったりといったそれぞれの種に依存した食感をもっていると考えられています．海藻は特別な食感のため，アジアの多くの地域では重宝されています．

　陸上植物とは対照的に，大型の海藻は根の発達や水や栄養を輸送するための循環システムを必要としません．海藻の場合，すぐ周りに必要とするものがすべて

存在し，個々の細胞自体を維持することができます．たとえば，食用される大型の昆布（*Macrocystis pyrifera*）は全長 60 メートルにも成長し，巨大な昆布の森を形成しますが，そのサイズにもかかわらず食べると繊細な食感です．世界で最も大きな植物について，同様にいうことはできません．陸上の大型植物である巨大なセコイヤ（*Sequoiadendron giganteum*）の木は高さ 80 メートルにも育ちますが，とても食べることはできません．

陸上動物：筋肉や臓器の肉

　動物の構造は行動範囲や筋肉，心臓，エネルギー貯蔵量に影響されます．筋肉は筋線維，結合組織，脂肪が束になったものです．筋線維は結合組織が筋線維を保持しているとき，筋肉を収縮することが可能です．筋肉には 3 種類ありますが，おもなものは骨と腱に結合している横紋筋であり，比較的少量ですが心筋も存在し，それらは食べることができます．横紋筋は平行線維からなっていますが，心筋は線状というより枝分かれ構造をしています．この違いがそれぞれの食感をおもに特徴づけています．

　肉を本質的に特徴づけているのは，脂肪とタンパク質の含量です．植物はデンプンをエネルギーとして貯蔵していますが，動物は脂肪をエネルギー源とし貯蔵しています．筋線維はミオシン，アクチンというタンパク質からできており，結合組織はやはりタンパク質であるコラーゲンを含みます．陸上動物の筋肉の特徴はそれぞれのとても長い筋線維にあり，筋肉の全長に渡っています．結合組織のコラーゲンは硬く，60 〜 70℃以上の温度で融解し，ゼラチンに変わります．

　筋線維は結合組織とともに骨に強く結合しています．その結果，陸上生物の生肉は硬く弾性に富みます．加熱すると肉中のタンパク質が変性し，結合組織は軟化するため，軟らかく噛み切りやすい食感へと変化します．

　筋肉中の脂肪含量は肉質の軟らかさに少し影響します．対して，コラーゲン含量や筋組成は加熱したときに肉が軟らかくなるかどうかを決定づけます．

　筋肉は，10 〜 100 個の筋線維を覆う結合組織からなる束が階層的に組み立てられています．これらの束をさらに複数集めた束状構造と，それを強固な層で覆う結合組織から筋肉は形成されており，腱は筋肉を骨に結びつけています．筋肉の軟らかさは，①束の筋線維が細かいか太いか，②結合組織の量が少ないか多いか，③筋肉が弱いか強いか，という三つの要因によって決定されています．大まかにいうと，軟らかい肉は弱い筋線維でできており，硬い肉は強い筋線維でできています．

　結合組織はコラーゲン線維のネットワークであり，それぞれの束から階層的に構成されています．コラーゲン線維は多くの原線維からなっており，らせん構造をとるトロポコラーゲンと呼ばれる三つの長いタンパク質分子で構成されていて，それらの分子は互いにらせん状に巻いています．それぞれのタンパク質分子は，程度の差はあれ，化学的に架橋しています．そして，原線維の強度，

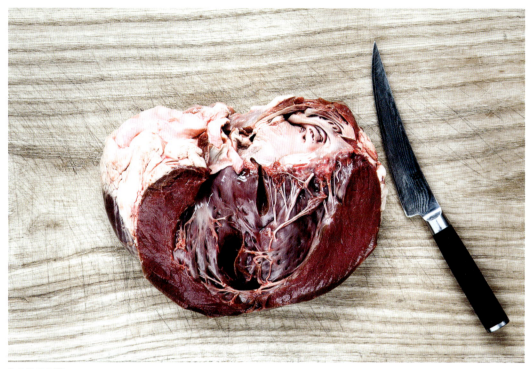
牛の生の心臓.

いわば結合組織の全体の強度は架橋数の増加に伴い高まります．どのように料理するかは別として，結合組織はどれくらい軟らかい肉であるかを決定する重要な要因です．たくましい筋肉や年老いた動物の筋肉は結合組織に架橋を多く形成しています．

短時間で素早く肉を加熱した場合，原線維は収縮し硬くなります．対照的に，低温でゆっくり加熱すると架橋が崩壊し，コラーゲンは分解されて水溶性のゼラチンへと変化するため，肉は軟らかくなります．たくましい筋肉や年老いた動物の筋肉を軟らかくするには長時間加熱する必要があります．

厳密にいうと，ゼラチンはコラーゲンの加水分解物です．後述するように，ゼラチンはゼリーに使われます．結合組織にも脂肪がある程度含まれており，肉のテクスチャーにわずかに影響しますが，味には非常に重要な役割を果たします．

陸上動物由来の肉の約半分は，骨格筋から構成されています．残りは，骨格筋よりもさらに多くの結合組織を含む舌，心臓，肝臓，腎臓，胸腺，胃袋といった臓器です．それらはなかなか噛み切れないため，おいしく，よい食感を得るにはより長い料理時間が必要かもしれません．しかし，心臓や子羊の腎臓などは短い時間で炒める必要があります．筋肉と異なる性質の緩い結合細胞の集合体である肝臓などの臓器は，とても繊細なテクスチャーをもっています．アヒルやガチョウの肝臓の場合，脂肪含量が多いため，加熱すると部分的に溶解し丸くなります．

牛の心臓肉のグリル

心臓肉はほかの内臓肉と同様多くの西洋料理においてほとんど相手にされない．特別な栄養があるのに残念なことである．私たちは中国の古いことわざである「癒やされたいのであれば臓器を食べよ」を心に留めておくべきである．

【作り方】

① 牛の心臓を洗い，余分な脂肪や硬い組織部分，上方の静脈血管を取り除く．
② 4あるいは5片になるよう大きめに切り，表面がちょっと硬くなるまで凍結させる．
③ ②を1cmくらいの薄さにスライスする．肉用のスライサーがあると便利である．
④ ペーパータオルで肉の水分を拭き取り，片面にオリーブ油を塗り，グリル後（フライパン加熱後），提供する直前にもう片面にもオリーブ油を塗る．まだレアな状態で肉のスライスをフライパンから取り出すのがポイントである．
⑤ 塩，コショウを振り，季節の焼き野菜を添える．

【材料】（4人分）

牛の心臓肉	1個（約1.5kg）
オリーブ油	
塩	
コショウ	

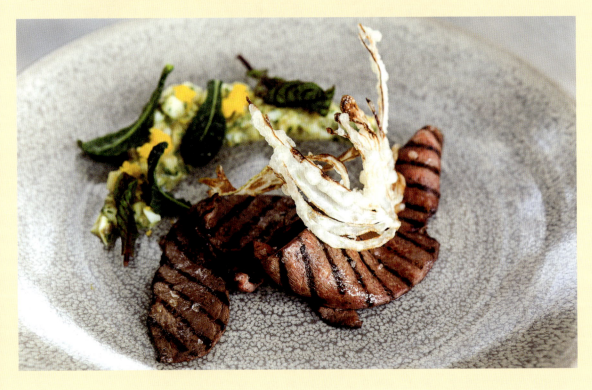

卵

鶏の卵は，おもに卵黄と卵白からなります．卵白の11～13%はタンパク質で，残りは水分です．卵黄は50%の水と16%のタンパク質，33%の脂質（レシチン，トリグリセリド，コレステロール）からなり，卵の乳化性に貢献しています．

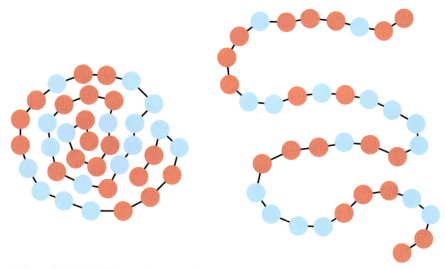

変性たんぱく質と立体構造がほどけたタンパク質.

　卵黄は脂質とタンパク質の複合体であるリポタンパク質の懸濁液であり，水と多くの異なる構造をもつタンパク質の複合基質を包み込んでいます．食感にとって最も重要なものは，卵黄の中に膜に覆われた直径0.1マイクロメートルの小さな球が多く存在していることです．卵黄を料理すると，これらのタンパク質は球状に凝固し，卵黄を強く加熱するとぼろぼろに砕けやすい構造をもっています．卵黄は生体膜と強固なタンパク質である糖タンパク質の層からなる膜に覆われています．

　卵黄とは対照的に，卵白は加熱するとタンパク質は凝固し，均一の白い塊となって硬くなめらかになります．

牛乳

　牛乳は驚くほど複雑な構造をもち，飲んだときの独特な食感をもたらしています．牛乳から作られる日常的に食べるクリーム，チーズ，ヨーグルト，他の発酵製品の食感にもその構造が関係しています．後ほどこれらの製品のテクスチャーと口当たりについて紹介します．

　牛乳は，水分87.8%，脂質3.5%，タンパク質3.4%，炭水化物（おもにラクトース）4.8%とミネラル，ビタミンから構成されています．タンパク質はカゼインと乳清（ホエー）タンパク質の2種であり，牛乳の栄養として非常に重要な役割を果たしています．

　カゼインは四つの異なるタンパク質から構成されます．それらはミセルと呼ばれる直径0.01〜0.3マイクロメートルの複雑な構造をしており，その中に10,000〜100,000のタンパク質が含まれています．ミセルはカゼイン分子の疎水性相互作用によってカルシウムイオンを結びつけて，小さな球状を形成し，

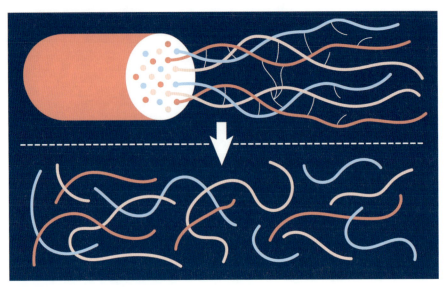

結合組織由来のコラーゲン線維の構造．
この線維は原線維の集合体からなり，それぞれ三つの長いたんぱく質分子（トロポコラーゲン）から構成され，らせん構造をとる．損傷されていない原線維では，タンパク質の分子同士で架橋を形成している．図の下部に示しているように，線維は加熱されるとこれらの結合が壊れ，断片化される．断片化されたものが水溶性ゼラチンである．

　これが牛乳中のカルシウム含量に関わっています．別の角度から見てみると，カゼイン分子はミセル上の毛のようにも見えます．ミセルは負の電荷を帯びることで互いに混ざり合わないようになっており，凝集するのを防いでいます．牛乳に酸を加えると，電気斥力が弱まってミセルは網状組織となり，牛乳中の脂肪分子を捕らえて凝集し，チーズのカードとなります．ミセルはカゼイン分子を切断するレンネットと呼ばれる酵素によって，網状組織へと結合することもできます．
　乳清タンパク質は硫黄を含むタンパク質分子の形で，牛乳中に溶解しており，牛乳を料理したときの特有の香りと味の一因です．温めても乳清タンパク質は凝固しませんが，カゼインミセルは凝固します．しかし，乳清タンパク質は少しでもカゼインがあると，酸の添加によって凝集し，リコッタのようなタイプのチーズカードを形成します．
　乳脂肪は直径約 0.1 ～ 10 マイクロメートルの大きな球を形成して存在しています．それぞれの球は脂肪膜によって覆われており，互いに混ざり合うことはありません．新鮮な牛乳を数時間冷却すると，脂肪は上に浮いてきてクリーム層が形成されます．牛乳がホモジナイズ（均質化）されると，脂肪球は直径約 1 マイクロメートルの均一な小片になります．それらは小さなコロイドとなり，液状内に一時的に留まります．加えて，カゼインミセルは脂肪球の表面に付着し，一部は乳化されます．クリーム層を除去したものがスキムミルクです．スキムミルクは，脂肪の割合が減りますが，タンパク質の割合は多くなります．チーズを形成するときのようにスキムミルクからカゼインミセルを除去すると乳清となります．乳清は低脂肪で乳清タンパク質のみを含んでいます．

2種類の筋線維

　原則として筋線維には二つの種類があり,どのように作用するかという点で異なっています.遅筋と呼ばれる筋線維は,長時間にわたって連続的に働くための持久力があり,一定の動きをしている動物や直立している動物の太ももなどに見られます.これらの筋線維はグルコースを酸化することによってエネルギーを得ています.酸素は,血液中のヘモグロビンからミオグロビン(タンパク質)を介して筋線維内を常に移動しています.ミオグロビンは赤色や茶色なので,遅筋は暗赤色を呈しています.

　速筋は一気に素早く収縮できる筋線維であり,遅筋よりもはるかに強い力を発揮します.速筋はミオグロビンが速筋へ酸素を輸送するまで待てないため,その代わりに筋肉で合成・貯蔵している炭水化物,グリコーゲンを嫌気的に分解します.グリコーゲンは無色の多糖であり,その結果,速筋の色は薄くなります.

　家禽では,どの筋線維が遅筋か,速筋かを明確に区別できます.飼われているニワトリと野生のキジを例に見てみましょう.ゆっくりと収縮している大腿筋は,どちらの場合も暗赤色を呈しています.ほとんど飛ぶことができず,飛べても非常に短い距離だけのニワトリの胸肉は,速筋で構成され白色を呈していますが,キジの胸肉は遅筋で構成されているため暗赤色となっています.

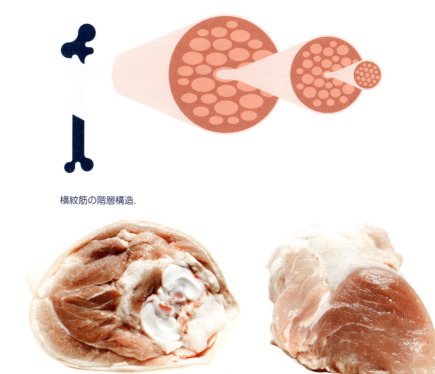

横紋筋の階層構造.

豚肉の断面　左:すね肉,右:テンダーロイン(大腰筋).

刻んだ肉は軟らかい

　多量の結合組織を含む硬い筋肉から構成されている肉は，叩いたり，切り刻んだりすることで軟らかくなります．そうすることで調理時間が短縮され，味をあまり失うことなく調理することができます．たとえば，牛肉や子牛ステーキのタルタルなど生で細切り肉を食べることも可能となります．タタールの騎兵が乗っている間，肉が軟らかくなるように鞍の下に置いていたという神話からこの料理名はつけられました．　しかし，真実はあまり面白みがありません．今日私たちが知っているこの料理は，もともとタルタルソース (*à la tartare*) から「ソース」をとった「タルタル」だけが使われています．

　脂肪球は加熱しても安定していますが，冷却すると膜が破壊され，脂肪球が凝集し結晶を形成します．クリーム層を攪拌すると機械的に膜は破壊され脂肪は凝集し，バターが形成されます．残った液体はバターミルクと呼ばれ，脂肪は少ないですがタンパク質を豊富に含みます．

魚

　陸上で生きている植物や動物とは対照的に，水中で生きることに適応した生命体は，自身の体重を支える能力がないまま進化してきました．水生植物や水生動物，藻類は水に囲まれ，水の浮力によって重力の影響は少なくなるため，個体と同じ程度の重力しかかかりません．陸上生物と比較すると水中で生きている生物

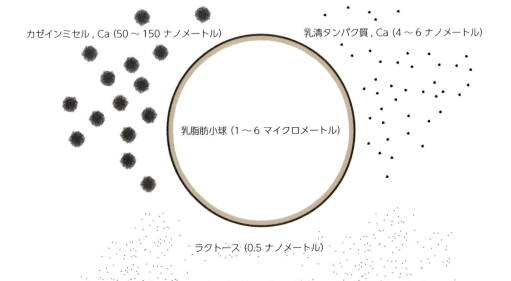

牛乳の構成成分の大きさはさまざま．

は直立するためのエネルギーは不要で，そのエネルギーは筋肉を動かし，体形を維持するために使われます．大まかにいうと，水生生物は構造を支える必要がないということです．しかし，貝殻や鱗といった表面構造は必要です．魚の場合，骨格と骨の構造は生活している水深によって決まります．海水には真水や汽水よりも浮力があり，海水魚は一般的に，強い圧力に耐えるために必要な重い骨組みと太い骨で支えているため，深海でも生活できます．反対に，淡水や汽水で生きている魚は，小さくて軽い骨をたくさんもっています．

硬骨魚の横紋筋の線維は陸上動物よりもかなり短く，通常は2ミリメートル〜1センチメートルほどの長さしかありません．これらの短い線維は層状になっており，骨から皮膚の内層まで広がっている結合組織のもろい層と結合しているため，魚は泳ぎ回ることができます．これはサケで見られる有名なジグザグ構造をつくり出し，パラパラしたタラのフレークを作ったときにも観察できます．構造が頑丈ではないため，魚の筋肉は陸上動物よりも軟らかいですが，筋肉が弱いというわけではありません．それどころか，魚は水の中を素早く移動するとき，陸上動物が移動するときの空気抵抗よりも強い抵抗が生じるためとても強い筋肉をもっています．

陸上生物と水生生物ではコラーゲンとタンパク質に違いがあり，これが食感の違いに密接に関係しています．第一に，陸上動物の肉は結合組織の量がかなり多いこと，第二に，魚はコラーゲン中のタンパク質分子間の架橋が比較的少なく，

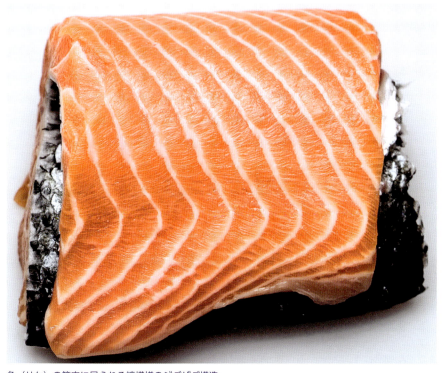

魚（サケ）の筋肉に見られる縞模様のジグザグ構造．

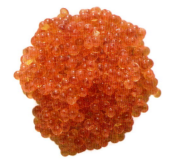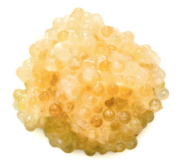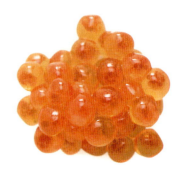

魚卵：（左から順に）トビウオ，ランプフィッシュ[*1]，サケ．

コラーゲンが弱いことがあげられます．肉は熟成させないと食べられませんが，魚の筋肉は魚をさばくと肉よりも早く軟化します．加えて，魚のコラーゲンは比較的低温で簡単に溶解します．そのため，魚の身は軟らかく，生で食べることができます．魚の筋肉中のタンパク質は低温で変性しやすく，乾燥させたり加熱したりすると形状を保つのは難しくなります．

　魚卵の食感はさまざまで，構造やとくに卵の大きさによって変化します．陸上動物の卵とは対照的に，魚卵は殻ではなく薄い膜で覆われているだけです．トビウオやスメルト[*2]のような小さな卵を覆う膜は，硬くプチっとした歯ごたえをもっているのに対し，サケやチョウザメのような比較的大きな卵は軟らかいのが特徴です．塩を加え浸透圧を変えると，魚卵はみずみずしい食感へ変化します．個々の卵は卵の液嚢（卵から分離し，機械的に取り除かれるタンパク質溶液）によってまとまります．卵の液嚢も一緒に料理されるとタンパク質は凝固し，固体の塊となります．

軟体動物と甲殻類

　軟体動物は無脊椎動物であり，巻貝や二枚貝などのように貝殻で覆われているか，二枚の貝殻で挟まれているものがほとんどです．その他，タコやコウイカ，その他のイカなど最小限の外殻や内殻をもっているものもいますが，ないものもいます．

　二枚貝は一つまたは二つの閉殻筋（貝柱）をもっています．閉殻筋が一つのものは，長時間貝をきつく閉じた状態を保つことができ，多量の結合組織と結合し非常に強靭です．食べるととても硬くて噛み切れません．素早く貝殻を開閉することができるタイプの閉殻筋は，結合組織の量が少ないため軟らかいです．最も食べられている貝柱はホタテ貝です．この筋肉は速収縮筋であるため，白くとて

[*1] **ランプフィッシュ**：和名はダンゴウオ．カサゴ目の魚で，北極海など寒冷な海に分布する．丸い体型と吸盤状のえらをもち，岩などに張りつくことができる．卵は黒く着色し，ランプフィッシュキャビアとして販売されている．

[*2] **スメルト**：キュウリウオ目の魚．キュウリウオ目にはほかにワカサギ（Japanese smelt）やシシャモ（Shishamo smelt）などが属する．

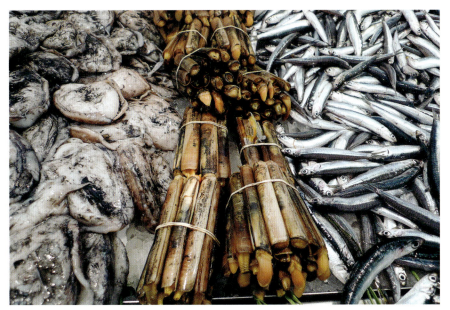

イカ，マテガイ，イワシ．

も軟らかいテクスチャーとなっています．ホタテ貝はこの筋肉を使って，貝殻同士を急速にぶつけることで短距離を泳ぐことができます．

アワビや大型の巻貝，ナミガイ（*Panopea generossa*）などの水生軟体動物は，移動したり摂食したりするのに使う筋肉からなる足や水管をもっています．これらの筋肉はとても硬く，加熱しても硬いままです．調理する前に叩くか，生で食する刺身や寿司の場合は，とても薄くスライスすると食べやすくなり，コリコリとした歯ごたえのよい食感を得ることができます．

ムール貝，ハマグリ，牡蠣(カキ)といった二枚貝の場合，貝柱は小さく硬いため基本的には食べられません．代わりに，残りの部分（大部分は消化管などの腹部とえら）はすべて食べることができます．そのため，牡蠣の一口分のテクスチャーは，ホタテ貝とは大きく異なります．牡蠣に含まれる筋肉量は非常に少ないため，生の牡蠣は軟らかく粘性があります．加熱するとタンパク質は変性するため硬くなり，同時に遊離アミノ酸と結合します．遊離アミノ酸は，生牡蠣の甘味やうま味を特徴づけています．

タコやコウイカといった軟体動物は長い筋線維をもっており，カタクチイワシのような硬骨魚よりも結合組織が多いのが特徴です．個々の筋線維は，魚の筋線維よりもかなり細いため，硬いですがなめらかな肉質となります．また組織中のコラーゲン量が多く，それらが食感を特徴づけています．タコやコウイカなどのコラーゲンは架橋を形成しており，筋肉は非常に強固で弾力があります．この特別な筋肉の構造は，柔軟性に富み，四方八方に変形することができます．

タコは下ごしらえが難しいことで有名です．下ごしらえはほんの短時間だけ行う場合も長時間必要となる場合もあります．短時間だけ加熱するとタンパク質は

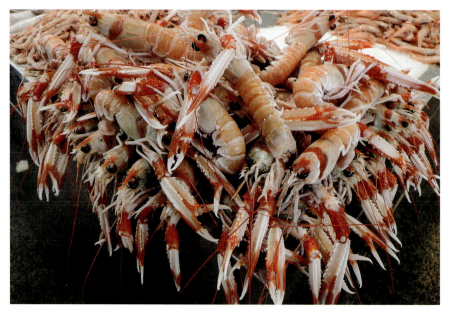

スカンピ (*Nephros norvegicus*)

完全に変性せず，コラーゲンは部分的に変性するため軟らかくジューシーに仕上がります．誤って少し長く調理してしまうと，コラーゲンが全体的に収縮してしまい，筋肉は流動性を失ってしまうため硬くなります．ゆっくりコトコト煮込むと結合組織は破壊されゼラチンとなり，筋肉は軟らかくなります．表面に切れ込みを入れると加熱時間を少し短縮できます．

　エビやロブスター，スカンピ（スキャンピともいう），カニといった甲殻類は外に殻をもっており，頭も殻で覆われています．エビやスカンピ，ロブスターは明確な線条体をもっており，尾は硬骨魚の結合組織量よりも多いのが特徴です．甲殻類の筋肉は強いですが，魚よりも水分が抜けやすいという特徴もあります．生エビの筋肉は軟らかく少しすべすべしていますが，加熱すると硬くなります．ロブスターなどの甲殻類は，身を崩しやすい活性型酵素を多量に含んでいるため，しめた後すぐに食べるか，保存する場合はできるだけ早く料理しなければなりません．

昆虫

　ヒトは何千年もの間，世界中のさまざまな場所で昆虫を食してきました．メキシコ，タイ，コンゴ共和国などの多くの国においては，ある特定の昆虫はごちそうだと考えられています．世界人口の 70％ が，何らかの形で昆虫を食べていると見積もられますが，それでもまだ，西洋諸国では奇妙で風変わりなように思うでしょう．昆虫はタンパク質，脂質，ビタミンを多く含んでいるため栄養価が高く持続可能な食物源でもあるため，家畜よりもさらに効率的な地球資源としても役立ちます．

ローストされた蜂の幼虫
グリンピースのスープ：蜂の子を添えて

コペンハーゲンのノルディック・フード・ラボの研究者とシェフは，北欧諸国で見られる原材料のガストロノミーへの可能性を探求し，特有の味を引き出すための方法を探しています．科学者のジョシュ・エヴァンズとシェフのロベルト・フローは，昆虫に注目しています．彼らは未開拓の資源として蜂の幼虫を見出しました．蜂の幼虫は，ダニの侵入を防ぐために春に養蜂家によって蜂の巣から捨てられます．これらの幼虫はタンパク質や不飽和脂肪酸が非常に豊富です．どうやってそれらを食べるのでしょうか？

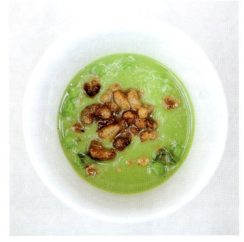

グリンピースのスープ：蜂の子を添えて
新鮮なエンドウ豆とラベージでできたクリーミーで冷たいスープに，トーストされた蜂の幼虫がトッピングされている．

ここでテクスチャーの問題が発生します．ほとんどの人は昆虫を食べることを好みません．そして，提供されているものが脂肪分の多いクリーミーな幼虫である場合，欲しがる人はさらに少なくなります．蜂の幼虫を砕き，他の成分と混ぜてごまかすのも一つの解決策です．たとえば，蜂の幼虫，蜂蜜，穀物や種子を組み合わせ，シリアルのように焼き上げるのも一つの方法です．

もう一つの方法は，幼虫をたっぷりの油で揚げることです．揚げる方法はポップコーンを彷彿させます．エヴァンスとフロレは，クリーミーで冷たい緑色のエンドウ豆スープの上に，トーストした蜜蜂の幼虫をトッピングすることを思いつきました．「グリンピースのスープ：蜂の子を添えて」という名前のこの料理は，2014年にコペンハーゲンで開催された味覚科学に関する国際シンポジウムで提供されました．

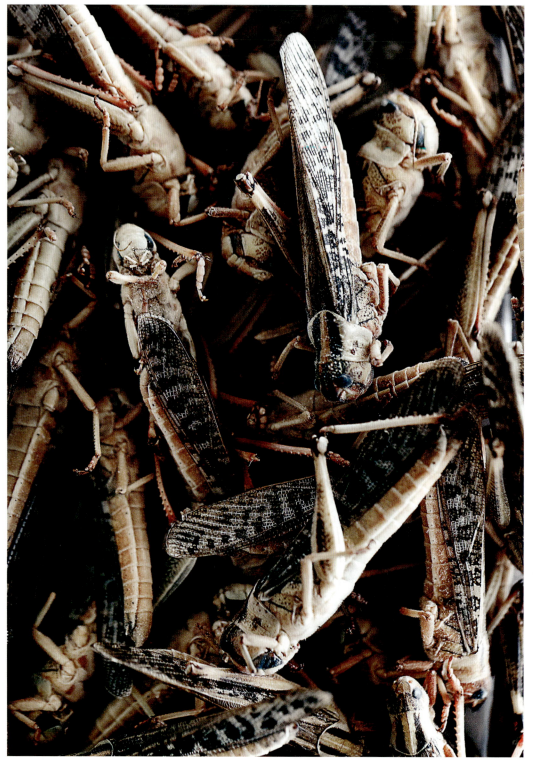

乾燥バッタ.

昆虫は，外はパリパリ・サクサクしており，中は軟らかいという素晴らしい食感をもっています．そのため簡単に食品へとなり得ます．蜂の子やバッタ，アリなど多くの昆虫を食べるには，唯一の障害である文化的な嫌悪感をどのように克服するかが課題です．

食べ物の分子

「地球上にある万物のように，食べ物は異なる化学物質の混合物です」有名なアメリカの食物ライターで学者でもあるハロルド・マギーによるこの言葉は，私たちが食べているものが，私たちを構成する分子，タンパク質，炭水化物，脂質，核酸，あるいはそれらを破壊して作られた産物であることを思い出させてくれます．最初の三つの分子は栄養，味，食感の面で重要である一方，核酸の分解物として知られている遊離ヌクレオチドは，うま味としてとくに味へ影響します．

タンパク質と炭水化物は通常大きな分子であり，比較的小さな部分からなる長い鎖状や網目構造によってつくられています．このような分子はポリマーと呼ばれます．タンパク質や炭水化物のポリマー特性が食べ物の骨組みや食感に寄与しています．ポリマーの水への溶解度が食品の構造を決定づけるため，水も重要な役割を果たしています．炭水化物はほとんどが水溶性ですが，タンパク質は水溶性のものも不溶性のものもあります．脂質は不溶性ですが，特殊な構造を形成しその構造が食感へ大きく影響しています．

タンパク質と炭水化物，脂質は生命物質で，二つの特有の性質があり，これらのポリマーは食べ物に軟らかさをもたらします．一つ目の特性は，親水性，疎水性，両親媒性といった水に対して異なった反応を示すことです．もう一つは，通常は高分子であるということです．高分子で複合的な構造をもち，水や他の物質がその中に入り込んでいます．

これらの要因の組合せやどのように作用し合うのかは，食感の根本的な秘密です．食べ物は食用に適し，栄養価が高く，口当たりがよく，安全に食べられるということに留意しなければなりません．なお，原材料の一般的な特性が調理過程で変化したものを調理済み食品とみなしています．これらの調理過程は食材の構造を変化させ，どのように食感が変化するのかを私たちは体感しています．まず，生体物質由来の原材料を構成する分子についてより知ることで，調理工程によって食感が変化する仕組みを理解できるでしょう．

タンパク質

タンパク質は，強固に化学結合しているアミノ酸の長い鎖でできています．これらの結合はさまざまな酵素によって分解され，タンパク質は断片化し，遊離アミノ酸やペプチドとなり栄養と味の両方で重要な役割を果たします．そのため，酵素は生の原料や食品の構造に影響します．たとえば，パイナップルのデザート

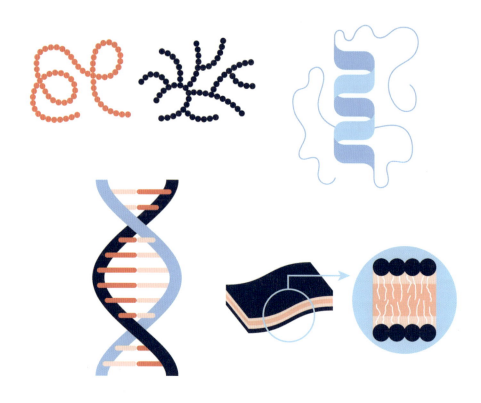

私たちが食べている分子：炭水化物，タンパク質，核酸，脂質．

を作ると粘性が低くなりますが，これは果物に含まれるいくつかの酵素がペクチンを分解するためです．同様に，子牛のレンネットという酵素は，牛乳中の小さなミセルに含まれるタンパク質を分解して，牛乳を凝固させ，唾液に含まれるアミラーゼはデンプンを糖へ分解します．

　タンパク質は親水性・疎水性のアミノ酸を両方含みます．水に浸けたとき，複合体構造として折りたたまれるためです．この構造はタンパク質の生理機能の上で重要な役割を果たします．タンパク質は荷電を運び，塩や酸の存在によって折りたたまれ方は変化します．加えて，折りたたまれ方は温度（高いか低いか）に依存し，タンパク質の構造が変化します．これをタンパク質の変性といいます．卵を調理すると卵白中のタンパク質であるアルブミンは硬くなり，セビチェ（魚介類のマリネ）はレモン汁でマリネするため，生の魚肉は変性し，みずみずしさは失われ少し硬くなります．

　結合組織を形成するゼラチンのような水溶性のタンパク質はたくさんの水と結合し，液体に粘性を与え，ある状況下ではゲルと呼ばれる固形状となります．多量の水を含むゲルはハイドロゲルとして知られています．

炭水化物

炭水化物は，単糖類のグルコース（ブドウ糖），フルクトース（果糖），ガラクトースといったさまざまな糖から形成されています．二糖類には，スクロース〔フルクトース＋グルコース，ショ糖（砂糖の主原料）〕，マルトース（グルコース＋グルコース，麦芽糖），ラクトース（グルコース＋ガラクトース，乳糖）があります．糖の多くは加熱したり水に溶かしたりすると不安定になり，カラメル化などの融解特性に寄与しています．多数の糖分子が結合している多糖類には，デンプンに含まれる長鎖のアミロースや網目構造となるセルロースなどがあります．網目構造は直鎖構造よりも硬く，植物の細胞壁や組織におもに含まれています．後述しますが，デンプンは直鎖構造と網目構造間の相互作用をもつ興味深い例です．

デンプンは直鎖構造の多糖類であるアミロースと分枝構造をもつアミロペクチンの混合物から構成されています．二種類のデンプンがどのように関連し合っているのかを理解しておかないと，食べる米の種類によってどれくらいの水と料理の時間が必要か判断できません．長粒米のデンプンの結晶構造が崩壊するには，より多くの水とより長い料理の時間を必要とします．ライスプディングや寿司に使用される短粒米はアミロペクチンの割合が多く，硬い長粒種よりも口当たりが軟らかくなります．トウモロコシや小麦，米，ジャガイモなどの多くの粉末状のデンプンは，グレイビーソースのような液体にとろみをつけるのに用いられます．

デンプンに加えて他の多糖類にも適した状況で水に溶解するものがあり，固形特性をもつヒドロゲルを形成します．たとえば，果物のペクチンや海藻に含まれる特定の多糖類がこれに当たります．これらの物質は，液体の流動性を変化させることで粘性をもち，固形ゲルを形成させます．

炭水化物の分解も酵素によって行われます．たとえば，アミラーゼは口中と腸でデンプンを分解し，ペクチナーゼはペクチンを分解しますが，ペクチナーゼがはたらいたときにはリンゴは熟れすぎています．

油脂	融解温度（℃）
澄ましバター（牛乳由来）	96〜99
牛脂	54
鶏脂	54
マーガリン	45
ヤシ油	37
ココアバター	34〜38
ソフトマーガリン	33〜43
豚脂	33
バター	28〜38
ココナッツ油	25
パームオレイン含有油脂	10
ごま油	−5
オリーブ油	−6
グレープシード油	−10
なたね油	−10
コーン油	−11
大豆油	−16
アザミ油	−17
ひまわり油	−17

N. Myhrvold, Modernist Cuisine: The Art and Science of Cooking, **2**, 126 (2010).

脂質

　脂質は分子自体が大きく，タンパク質や炭水化物とは対照的に，ポリマーではありません．食材に含まれる脂質は，細胞の構成成分や脂肪沈着などさまざまな形で存在しています．動物では脂肪組織として，植物では種子，ナッツ，果実中の油脂として蓄えられます．

　食材に含まれる脂質は，ゆでたり，蒸したり，揚げたりすることで脂肪細胞は破壊され，溶け出します．ゆでたり蒸したりする穏やかな料理法では，脂質の特性は保たれますが，他の加熱方法では脂質は分解され味は変化します．肉から出た脂質は他の食材の料理に使うことができ，味とテクスチャーの両方が追加されます．

　「油」と「脂」はただ単に呼び方が違うだけで，同じ物質を指します．通常，油は室温で液状のものを指し，脂はバターなどの固形のものを指します．これらの違いは融点です．融点は，脂質の飽和度によって変わり，不飽和脂肪酸が多いと融点は下がります．植物由来の脂質や魚油には不飽和脂肪酸が多いため，融点は低くなります．動物由来の脂質は飽和脂肪酸が多いため，融点は高くなります．融点の低い脂質（飽和脂肪酸よりも不飽和脂肪酸が多い脂質）は料理の過程で失われやすく，魚のようにパサパサした食感になります．

　食べ物に含まれる脂質は長期間保存したり高温下に置いたりしていると，酸素によって酸化し，不飽和脂肪酸は分解され味も変わってしまいます．食品中の脂肪は通常，三つの脂肪酸とグリセロールからなり，炭水化物とも結合します．油も脂もトリグリセリドから構成されていますが，さまざまな脂肪酸が混合されています．そのため，特定の融点をもっておらず，融解温度に差が生じます．トリグリセリドは疎水性で水とは混ざりませんが，レシチンのような両親媒性物質の脂質は水と混ざり合うことができ，後で詳しく述べるようにエマルションを形成する上で重要な役割を担っています．

　脂質の融解特性は食べ物の食感において，きわめて重要です．チョコレートを例にあげてみましょう．チョコレートが舌の上で溶けないとどうでしょうか．まったく違うように感じ，風味の印象も変わってしまうでしょう．チョコレートが舌の上で溶けるのは，チョコレートの原材料であるココアバターの影響です．ココアバターの融解温度は35℃くらいで，室温より高く体温より少し低いため，口に入れると溶けはじめます．

　融点が高い脂質は，小さな結晶となって食品中に存在しています．これらの小さな結晶は，ゲルや固体に類似した特性をもっており，短い網目構造を形成します．豚肉の脂質やバター，マーガリンは室温では固体ですが，かなり広範囲に渡る温度で溶けます．冷却しない限り脂質は軟らかいままで，成形しやすく，他の食品へ簡単に塗ることができます．

　食品に含まれる脂質にはさまざまなタイプがあり，固体や結晶構造のものは広

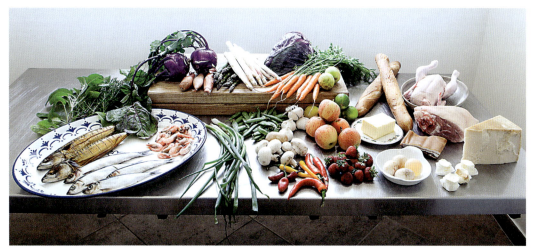

天然食品と加工食品に見られる生物のソフトマター.

範囲の温度で溶解するといった複雑な性質をもっています．多くの場合，脂質の構造は平衡状態ではなく，徐々に変化していきます．脂質の安定性はどのように食品を保存するかに左右されます．私たちの予想とは反対に，液体の脂質を加熱すると固体や結晶構造の脂質へと変化してしまうことがあります．チョコレートの場合，一度溶かしてから冷却すると，ココアバターの結晶構造は変化し，元の結晶構造には戻らずにザラザラした食感となってしまいます．このように元の脂質へと戻らない場合がほとんどです．

生物のソフトマター

地球上に存在する生命体は，小さい原子や分子レベルから生体全体に至るまで，さまざまな大きさの構成物からできています．生物のソフトマターの設計原則は，自己組織化と自己集合性を基本としており，ボトムアップアプローチとして知られています．筋肉やコラーゲンのケースで述べたとおり，生体は異なる分子，つまりタンパク質，脂質，炭水化物，核酸から構成されています．まずそれらの分子が組織化され，続いてより大きい構造物の組織化に使われ，最終的に巨大な構造物となります．そのため構造物は階層的なものとなり，生体物質に特殊な性質を与え，生命維持や生命機能を発揮します．この構造物は，食べ物の場合，どのように料理されたか，食べたときに口の中でどのように変化するのかによって，テクスチャーを決定づける物質ともなります．

たとえば，複合的な細胞の内部（細胞核，細胞小器官，繊維，情報伝達システムなど）は，高レベルのユニットを形成する低分子と高分子の組合せによって作られています．それらは脂質，タンパク質，炭水化物からなるとても薄い細胞壁や細胞膜に取り囲まれています．ある細胞は，筋肉，臓器，神経システム，循環システムの一端を担い，これらは高レベルの複合体となって最終的に組織となります．

生物のソフトマターは液体・固体両方の特性をもっており，構造物質や複合流体物質，高分子物質とも呼ばれます．柔軟性があるため流体のようで，形体は簡単に変化し周囲の状態に順応します．また，弾性もあり，しなやかでもあり，とても硬い固体のようでもあり，形状を保ち続けます．これらの特性はポリマーを形成していることであり，生体の生命維持に必要な機能です．これらは大きな分子であるタンパク質や脂質，炭水化物が集合した長鎖や分枝鎖の高分子体です．

ソフトマターは，ボトムアップデザインの原則に基づき，自己組織を形作るため，特別な性質をもっています．ある程度の制限の中で，ソフトマターは自身を修復し治すことができます．生物特有で，ほかのすべての材料では知られていない能力です．これがいかに素晴らしいことか，わかるでしょうか．たとえばコンピュータを床に落とした後にハードウエアの故障を修正できたり，建物の外側で自分自身をクリーンにしたり，暴風雨による損傷を軽減することができるということです．自己組織化したソフトマターはその生死にかかわらず，外力による影響をうけます．たとえば，砂糖，塩，酸を加えて混ぜ合わせるときや，材料を泡立てたり，加熱したり，冷却するとき，すべての過程で劇的に食感が変化するプロセスを私たちはキッチンで何度も目にしています．

生物のソフトマターの特別な性質がわかると，それらが食べ物の食感にどれだけ影響するかがわかります．次に，私たちが見落としがちな構成物，水の役割を探索していきましょう．

水：安定的で多彩なもの

すべての生物は液体状の水を大量に含んでいて，存在そのものを水に依存しています．実際，水は私たちが食べている食材に含まれる主要な構成成分であり，新鮮な果物や野菜の重量のうち，90% 程度を占めています．

水の特性

水は，ほかのどの物質の中でもユニークなもので，水分子は水素結合を形成することで他の物質とは比べものにならない安定性をもっています．安定性は，高い融点と高い沸点をもっていることを意味します．液状では，水は非常に強く結合しており氷よりも安定しています．個々の水分子は他の分子と結合しますが，脂質など水素結合をもたない分子とは混ざり合いません．結果として，脂質の混合物と水は分離し，余分な力がない限り，それらは結合しません．

純水は0°Cで凍結し，硬い氷の結晶を形成します．凍結するということは食べ物に含まれる水においてとても重要なことです．特定の物質に含まれる水は，同じ温度でも氷にはなりません．食材を凍結するとそこに含まれる多くの水の水素結合は破壊されますが，水のごく一部（約0.5%まで）は，他の物質と強く結合しており，凍結も沸騰もしません．生体物質には凍結しない役割をする物質が多く含まれています．これを物理化学の基本的法則では，凝固点降下と呼びます．

食品にはどれくらい水が含まれているのか？

水は命であり，命は水です．私たちが知っているすべての生命は，液体状の水に依存しています．実際，ヒトのほとんどが水で構成され，子宮にいるときは体重の 95％，子供は 75％，成人は 60％，高齢者では 50％ が水です．

私たちが食べるものは，水を多く含んでいます．それまで生きていた生物から食べ物を得ているためです．新鮮な肉では約 70％，果物，野菜，菌類では 70〜95％ が水分です．調理済み食品にも適量の水が含まれています．たとえば，ご飯や調理した卵には 73％，パンには約 35％，バターには 16％ の水が含まれていますが，乾燥したクラッカーやビスケットには水は約 5％ しか含まれていません．

液体食品はほとんど水でできているものから，オリーブ油のようにまったく水を含まないものまで幅広く存在します．

食品の構造からは水がどれだけ含まれているのか判断することは困難です．新鮮なニンジンには牛乳と同じくらいの水分（約 88％）が含まれているのを知っていましたか？ また，歯ごたえのよいジューシーなリンゴの体積の 25％ は空気なのをご存じでしょうか？

食材	水分（重量%）
トマト，レタス	95
イチゴ，緑豆，キャベツ	90〜95
ニンジン	88
卵白（卵黄）	88（51）
リンゴ，オレンジ，グレープフルーツ	85〜90
ビーツ，ブロッコリー，ジャガイモ	80〜90
鶏肉	72
魚	65〜81
牛肉（赤身）	60
豚肉	55〜60
チーズ	37
白パン	35
ジャム	28
蜂蜜	20
ドライフルーツ	18
バター，マーガリン	16
デンプン	13
小麦粉	12
乾燥パスタ	12
ミルクパウダー	4
ビール	90
牛乳	88
フルーツジュース	87
ウィスキー	60
オリーブ油	〜0

N. Myhrvold, Modernist Cuisine: The Art and Science of Cooking, **2**, 126 (2010).

塩，砂糖，炭水化物，タンパク質といった他の物質を少量水に溶かすと，0℃よりも低い温度でないと凍りません．たとえば，水に食卓塩を溶かすと，−6℃まで下げないと凍りません．この現象はフリーザーが開発される前から利用されており，アイスクリームを作るため，ポットの中の材料を冷却するのに超低温の水溶液につけられていました．生体物質の細胞にはさまざまな物質が溶解しており，寒い環境でも細胞が凍ったり破砕されたりしないよう，寒さに対する耐性を与えています．

　キッチンでシャーベットやアイスクリームを作るときには，この凝固点降下を利用しています．シャーベットやアイスクリームは，低温でも液状の水を含み，相対的に小さな氷の結晶を少量含むように作ると，口当たりがよくなります．よく知られているものに，ガストロノミック「不凍剤」と呼ばれる糖やアルコールを含む溶液が，二つあります．氷の結晶サイズは，アイスクリームをより速くかき混ぜながら凍らせることで小さくすることができます．残念ながら，小さな氷の結晶は解凍した後もう一度凍結させると，この過程で大きな結晶としてなってしまい，デザートの口当たりに影響します．

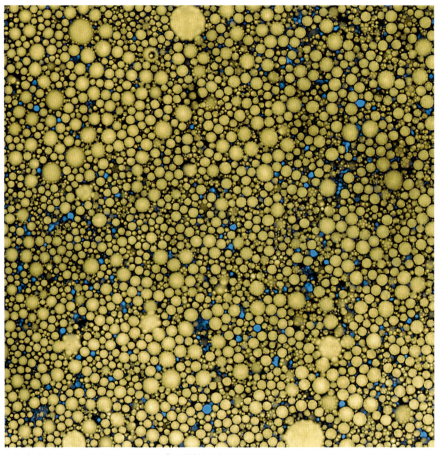

水中油型エマルションであるマヨネーズの顕微鏡写真．
球体は油滴（2〜5マイクロメートル）であり，その間の青い領域は水である．

純水の沸点は，標準気圧では 100°C です．砂糖や塩などの他の物質を加えると沸点は上昇します．たとえば，ゼリーを作るために果汁と砂糖を一緒に加熱すると，沸点は上昇し，水は徐々に蒸発していきます．

水と混ざるもの，混ざらないもの

　水素結合を形成したりイオン化したりして，水に溶解する物質があります．それらは親水性と呼ばれ，水が好きなことを意味します．糖や炭水化物（たとえば，果物に含まれるペクチンや小麦のデンプン），特定のタンパク質はたくさんの水と結合することができます．その対極にあるのが疎水性であり，水を嫌い，水素結合も形成せず，極性をもたないため最小限しか水に溶けません．オリーブ油や牛乳タンパク質（カゼイン）などがあります．なお，二つの異なる物質から構成されて，一方が親水性，一方が疎水性のものもあります．これは水と混ざり合うことができ，両親媒性と呼ばれます．

　両親媒性物質は乳化剤ともよばれ，水と油，両方と結合できる乳化性をもっています．たとえば，油と酢を卵黄のレシチンが乳化することでマヨネーズを作ることができます．マヨネーズは水中油滴型のエマルションで，油と酢，レシチンが自己集合しており，特有の口当たりをつくっています．両親媒性のマスタード種子の殻から発見された糖タンパク質は，ビネグレットソースに応用されています．

　生体物質は，脂質と特定のタンパク質，炭水化物からなる両親媒性分子を多量に含んでいます．イオンや塩とともにこれらの物質は，脂質やある種のタンパク質といった疎水性物質と，多量に存在している水が共存するのを助けます．結果として，物質の構造と安定性は水素結合を形成する水の性質や水との結合の強さと，もう一方がどの物質と結合するかのバランスによって決まります．このように，水のユニークな性質は間接的ですが生命維持に必要でもあり，食べ物の食感形成に役立ちます．

水はどのように他の物質と関わり合うのか？

　水は生きていく上で必要不可欠なものですが，食品に含まれる水は微生物が増殖する際に使われ，食べ物が腐敗する原因となります．問題なのは，水分の総量ではなく水分活性の高さです．

　水分活性は，微生物が利用可能な水分子量を意味します．もし，水がすでに他の分子と強く結合していると水分活性は低くなります．干物のような加工食品は優に 20% の水分を含んでいますが，水は魚と強く結合しているため長期保存が可能となり，微生物は繁殖することができません．同様に，多くの酵素は脂質などの食品成分を分解しますが，これも水分活性に依存します．

　多量の水と結合する特殊な成分を含む食材の中には食品成分と結合している水が多く存在し，これを結合水と呼びます．よく知られている食品成分には，糖や

多糖類などの炭水化物と塩があります．

　多糖類では，グルコースなどの単糖あたり水500分子以上と反応します．スポンジのようなハイドロゲルは99%以上が水で，多糖類で骨組みがつくられており，その網目状の空間に水が入り込みます．水溶性タンパク質は，多かれ少なかれ多糖類と同じように働きます．それらの表面には水と結合可能なアミノ酸を多く含みます．その程度は，イオン含量や水の酸度に強く依存しています．水のpHが低下すると，水と結合できる量は増加します．タンパク質の構造が開いたり変性したりすると，凝集しない限り，より多くの水と結合できます．卵はスクランブルエッグにし，肉は揚げるとジューシーに仕上がります．塩などの小さなイオンは，ある時点までは水とタンパク質の結合能を高めます．塩濃度が高すぎると塩イオンは溶解したまま水と結合するため，タンパク質は沈殿します．通常の調理では，そんなに多くの塩を加えないのでこの現象は起こりません．しかし，ハムのように適度の塩を食品に入れると，筋タンパク質は水分とより結合できるためしっとりと仕上がります．対照的に，生ハムのように塩を食品の表面にまいたり擦り込んだりすると，水は溶出し保存性が高くなります．

脱水：水を取り除くこと

　水を取り除くにはさまざまな方法があり，プロセスの違いによって水分含量と水分活性は変化し，食品のテクスチャーも影響を受けます．脱水は最も一般的な方法です．反対に湿らせたり，濡らしたり，水和・再水和することは，液体を包含させるために乾燥食品を料理する前に行います．再水和は，ポテトチップスやドライフルーツを口に入れたときのように，自動的に速やかに起こります．

　生の材料を乾燥させるのに，水を引き抜かなければなりません．引き抜ける水の量は時間の長さ，湿度，材料の特性によって変わります．空気乾燥，真空パック，ろ過，超音波脱水，オーブン加熱，噴霧乾燥，凍結乾燥，エクストルーダー

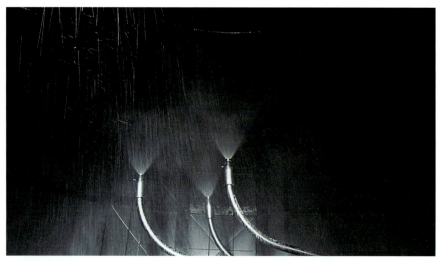

乳化剤の噴霧乾燥．

といったこれらたくさんの方法によって水が取り除かれます．

　噴霧乾燥は高温容器の中に液を霧状に噴出させ，できる限り減圧にして水を蒸発させるとパウダースノーのような粒子となります．パウダー状の粒子サイズは，通常 100 〜 300 マイクロメートルです．

　凍結乾燥は，減圧させることによって水が昇華するよりも低い温度で成分を凍らせます．つまり，氷の固相から一気に水蒸気にして乾燥させます．乾燥した成分は砕いたり，すり潰したりすることでパウダー状に変化します．凍結乾燥を用いた代表的な製品はインスタントコーヒーです．

　エクストルーダーを用いる押出成型は一般的に水とデンプンを含む混合物を絞り出すことを指し，プレートに穴をあけたものや同様に金型を通し，同時に加熱して水を蒸発させます．乾燥させると硬くなり長期保存ができるようになります．この脱水状態からうまく回復させるには，いかにガラス状態へ移行できるかによります．このことについては後述しますが，元の状態に戻すためにはあらゆる種類の道具があります．厳密にいうとパンの耳やキャンディ，冷凍食品もガラス状態に含まれます．

　これらのように，生の食材から水を引き出す方法はたくさんあります．塩や水と結合しやすいポリマーや炭水化物などの水溶液に浸ける方法もあります．浸透圧を使って制御する方法です．食品は水だけを移行させる半透膜を使い，水と結合している成分から分離することができます．

　これらの方法は食材の水分活性を低下させます．しかし，水はすべての生体物質において不可欠な成分であり，水の減少は構造を変化させ，最終的に食感にも影響します．

　水分活性を低下させる方法では，必ずしも同じ内部構造になるとは限りません．複合的な過程を経た場合は乾燥させた後，水を加えて再水和させても不可逆的な状態となり，元には戻りません．同様に，一連の脱水過程は含む順序を変えると生成物は異なってしまいます．この要因はとても重要で，塩や砂糖，アルコールに漬けて乾燥させた野菜はパリパリとした食感となります．

　脱水と脱水方法の両方が，食材の構造に大きな影響を与えます．水を取り除くことは，炭水化物や脂肪の含量を濃縮させ，結晶やガラス状態をより硬い構造とします．次にこれらの構造は，水を取り除くプロセス条件によって異なります．

加工食品

　肉，野菜，魚，果物，キノコなどの生の食材から食事を用意するとき，私たちは食材の組織の特徴的な構造をすでに知っています．しかし，私たちの食事には多くの加工食品が含まれます．加工食品には，天然素材から作られるものもあれば，食材から抽出された成分を使って作られるものもあります．食品の性質を変化させることで味も食感もよく，料理に新しい要素を取り込み，腐敗を抑制するといった付加価値をつけることが，加工食品の目的です．

私たちがよく口にする飲み物や液体のもの（フルーツジュース，シロップ，だし汁など）は，少なくとも最小限の加工がされています．ビールやワイン，魚醬(ぎょしょう)，しょうゆなどの他の液体は，高度に加工されており，その製品からは原材料の構造の痕跡を見つけることはできません．これは多くの粘性のある食品や固形食品（チーズ，パン，ケチャップなど）にもいえることであり，このような食品もたくさんの天然食材から作られています．

　他の食品にも，元の状態からかけ離れているものがあります．たとえば，水と脂質のエマルションであるマヨネーズやアイスクリーム，ペクチンと果汁から作られるゼリーなどがあげられます．私たちの生命の源である食べ物は，生命の樹からかけ離れ，道からそれることはできるのでしょうか．お察しの通り，答えは「Yes」です．

合成食品：単音料理法

　私たちは無意識のうちに，どのように加工されたかわからないものでも，抽出物であっても，食べ物は生体組織からできていると思っています．しかし，天然成分由来の分子の正確なコピーである純化学物質から人工的に料理や食事全体を作ることに思い至らないのはなぜでしょうか？　フランスの物理化学者で分子ガストロノミーの父といわれているエルヴェ・ティス（1955～）は，次の料理のトレンドとみなされる「単音料理法（食材を化合物から一つずつ構成していく調理法）」の金字塔をつくりました．彼は，これを「肉，魚，植物，野菜，果物，キノコ，海藻，そしてこれら天然成分の抽出物を用いずに作る食品」と定義づけました．代わりに，研究所や工場で化学的に合成されたものや生体成分からの抽出物からなる純粋な化学物質のみで食品を作り上げました．このアイデアは奇妙なものと感じるかもしれませんが，現実的に考えてみると分子の起源にかかわらず食べ物の分子と同一であるため，分子の起源について食材の純粋な元の形状を論じても意味がありません．食べ物は化学物質だけで構成することができ，栄養素量や健康促進効果に細心の注意を払えば，単音料理法による完全な食事で生きていくことは可能です．エルヴェ・ティスは，この方法で食品を作ることと，エレクトロニック・ミュージック（楽器は演奏せずに合成音からつくられた音楽のピースを組み立てていく手法）は類似していると述べています．同様に，形，味，香り，色，食感，三叉神経を刺激する物質などの化学物質をシンフォニーのようにブレンドして風味を形成することで，シェフは料理をデザインすることができます．

　欲しい色や味，香り，三叉神経を刺激する物質を再現することは恐らくそこまで難しくないだろうとティスは述べています．凍結技術や凝固剤，乳化剤を用いるとシンプルな食感をつくり出すことは比較的簡単です．これらは豆腐やカニ風味かまぼこ，グルテンミート（セイタン）のような製品ですでに用いられている技術です．テクスチャーや食感といった複雑な構成成分の再現は大きな挑戦とな

サイエンスフィクションフード：
歯ごたえのない栄養調整食品

　ハリイ・ハリスンのサイエンス・フィクション小説「Make Room！Make Room！」（1966 年）（邦訳『人間がいっぱい』，早川書房）には，「大豆（soy）」と「レンズ豆（lentils）」がくっついた名前のソイレント（Soylent）という製品が描かれています．将来起こりうる問題に，人口過剰，食料不足，社会インフラの崩壊などがあります．本の中では，ソイレントは多かれ少なかれ，大豆とレンズ豆でできたハンバーガーパテの形でパロディーとして紹介されています．この小説中のアイデアからインスピレーションを得て，ヒトが必要な栄養素量を満たす人工食が現実となりました．2014 年にはじめて市場に出され，小説に因んでソイレントと名づけられました．粉末状のソイレントは，水で乳化し液体食品になります．ソイレントは，ヒトの栄養供給量を満たすタンパク質（必須アミノ酸），炭水化物，脂肪，ミネラル，ビタミン，微量元素，食物繊維をそれぞれ必要量含んでいます．しかし，ソイレントのテクスチャーは面白くなく，変化もしません．ソイレントだけで生きることはどれほど退屈なものでしょうか．

りますが，恐らくこの問題は技術の向上によって解決されるだろうとティスは考えています．ゴールは既存食材の人工的なコピーを作ることであり，決してシンプルではないと彼は強調しています．彼が「まったく新しいフレーバーの大陸」と呼ぶものを見出すことはとても興味深いことです．サイフォン・フラスコや液体窒素で瞬間凍結させて料理を作ることは，分子ガストロノミーの特徴的な技術ですが，卓越した食事とともにまったく新しい味とテクスチャーをつくり出す方法を見つけることは，単音料理法の特徴的な性質となるでしょう．

　食感は美食体験において必要不可欠な特徴であり，食べることによって誘発される総合的な喜びであることを単音料理法の提唱者はいっています．そのため，単音料理法で食べ物を作ることと，風味や食感を無視し，単に栄養補給だけが目的の栄養素（ビタミン，ミネラルなど）の混合物となってしまうことを混同しないことが最も重要となります．

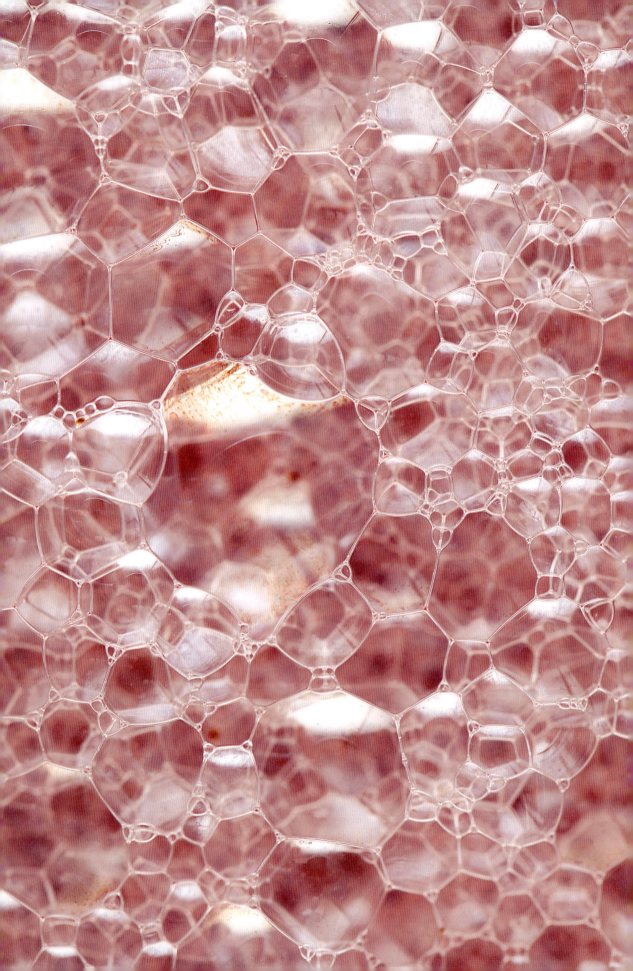

食品の物理的特性
～形態・構造・テクスチャー～

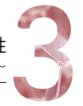

　すべての食品は，階層的に組み立てられ，水分子に関連する多種の分子から構成されたソフトマターと見なすことができます．そして，食品のテクスチャーは，ある時点での物理的状態と関連する物理的特性によって決まるのです．

　原材料に対して行うすべての調理操作は，食材の物理的形態と構造に影響を与えます．最も単純なレベルでは，ナイフやブレンダー，ミキサー，泡立て器，おろし金，流し型といった調理器具による機械的操作は，料理の形状や大きさに対して，おもに，そして最も明確に影響を与えます．また別の場合，食材の見た目の最も目立つ変化は，加熱や砂糖，塩，酸性調味料の添加による水分含量の変動によって起こります．さらに，テクスチャーを左右する食材の物理的構造は，調理操作によって変化します．たとえば，加熱，オーブン加熱，塩漬，マリネ漬，煮込み，ソテー，燻製，熟成，保存，発酵，ゼリー化，乳化，泡立て，冷凍といった調理操作のいずれでも，その構造は変化するのです．

　食材や食品の劇的変化は，結晶体からガラス，固体から液体，液体から気体というような，ある物理的状態から別の状態への変換を伴っています．よりわずかな変化は，複雑液体，ゲル，半流動体，泡の形成の原因となります．この場合，異なる段階が同時に存在しており，とりわけ食感に関して，調理された食品は原材料とはまったく異なる特性を示します．多くの場合，これらの変換は乳化剤，ゲル化剤，増粘剤といった水と特定の関係をもつ添加物のはたらきを必要とします．これについては，次の章で詳しくふれましょう．

　まとめると，調理によるすべての変化は，気取ったいい方で「料理の変換」といえます．食材の物理的状態の変化にはさまざまなパターンがあるため，味や食感を変化させる新しい手段を探すために料理法を追究するともいえます．調理は，食品の構造とそれを変化させる調理操作の相互作用だけでなく，構造や加工，知覚の関係性の影響もうけるため，はるかに難易度が高い「ものづくり」ということができます．

構造とテクスチャー

　食品の「構造」と物理的状態は，物理的組成に関連するすべてのものとして定義することができます．すなわち，食品中の分子やさまざまな部分が，最小から

最大までどのように組み合わされているのかということです．理論上は，おおよそ定量的な方法を用いて，食品の構造を観察したり，測ったり，言い表すことができます．食品の構造には，肉眼で見える部分もあれば，とても小さく顕微鏡のような特別な装置を用いないと見ることができない部分があります．物質が固体，液体，気体，それらの混合体，乳化状態のいずれであろうと，食品の構成材料には比重，比熱，粘性といった特性があります．食品の外観や形態はまた，風味をイメージするのに重要な物理的特性です．たとえば，大きく丸いリンゴ，小さいこぶ状のクルミ，ゼリーの透明な部分，ココアパウダーは，すべて異なる風味が予想されるでしょう．

　食品の物理的状態と構造は食材に本来備わっている性質であるのに対して，食品の「テクスチャー」は私たちが感覚，なかでも食感で食品を感じるときにその要因と考えるものです．「テクスチャー」と「食感」という用語はほぼ同じ意味でよく使われますが，テクスチャーは私たちが食品の食感を特徴づけるときに最も重要な概念です．テクスチャーは単にある食品の構造の様子であり，食感によって評価されます．

　一般的に，舌にのせてはじめて食品の構造を知るため，私たちは食品の構造とテクスチャーを結びつける傾向があります．たとえば，歯で嚙み砕いたときにイタリアのアイスクリームであるジェラートが小さい氷の結晶による不均一なものであると気づき，また口蓋に押しつけ体温で溶かしたときにゼリーが軟らかく溶けるとわかり，さらにたった一回舌にのせただけでグレイビーソース[*]がなめらかなのか，ダマが多いかを知ることができます．

　かつて研究者や食品産業の専門家が異なる不明瞭な定義を用いていたことからも，テクスチャーの定義は明確ではありません．一部の食品産業では，食品のテクスチャーの不良や不一致を最小限に抑えるために専門用語を使うことを目的としていました．研究者が，テクスチャーを特徴づけるための合理的で正確な用語を分析し，特定の記述を明確に定義づけしたのは，ここ 20，30 年のことです．「クリーミーな」，「頑丈な」，「もろい」，「ゴム状の」といった表現（キーワード）がその例です．これは，定量的な官能評価の実施と，食品産業での使用の双方で重要です．その成果として，テクスチャー表現の基盤となる種々のパラメーターの定義がより明確になっています．また非常に重要なことは，ある食品に対して肯定的な感覚を与えるために，テクスチャーを使用できることです．

　第 4 章において，テクスチャーを言い表し，食感と直接関連するパラメーターについてより詳しくふれます．いくつかのパラメーターは，実験により定量的に測定可能である簡単な力学的特性です．ほかにも，より大まかに定義され，個人の感覚的な印象による定性的な定義が適しているパラメーターもあります．食感は五感の中で視覚と聴覚とも関係していますが，とくに重要です．食感は，食品

---

[*]　**グレイビーソース**：調理した際の肉汁を使って作るソース．マッシュポテトやローストビーフのソースとしてよく使用される．

が口に入れられ，唾液や体温にさらされた場合や，舌により口腔内を移動させられ咀嚼された場合に，テクスチャーが変化させられるということによって，複雑になっています．さらに，そのような口中での機械的操作の仕方が，完全に一致する人はいません．同じ食品でも，噛み砕く力と速さによって，早く噛む人は硬くもろいと感じ，ゆっくり噛む人は軟らかく，なめらかと感じるでしょう．

多くの食品は同じ状態ではなく，あるときは素早く，あるときはゆっくりと自然に変化します．これは品質を保つという意味で重要です．料理がすぐに提供される飲食店のように，調理前に長期間保存されることになる市販の製品を使う場合は当てはまらないかもしれません．パンの例のように，テクスチャーの変化は，しばしば加工食品の賞味期限を決定します．

固体，液体，気体の食品

すべての生の食材や調理済み食品の構造は，物理的状態に関連した安定した特性といえます．これは，固体，液体，気体のどの形態であろうと当てはまります．しかしその構造はいつも同じ状態ではなく，時間とともに別の段階に変化します．構造は，外部の力によっても劇的に変化します．たとえば，氷砂糖のような硬い固体は歯で砕かれ，バターのような軟らかい固体は口中で体温や小鍋で熱で溶かされ，フルーツジュースのような液体は流れ，鼻に入っていく揮発性物質である香り分子が放出されます．

同じ状態にあり混合物がない，純粋な物質の状態を定義することは，比較的簡単です．典型的な例である水では，凍った氷は固体，流れる状態は液体，水蒸気は気体と見なせます．

まず「固体」は，多くの場合，分子同士が固定された規則正しい分子構造である結晶の形で存在しています．食卓塩がその例です．逆に無秩序な分子レベルの場合もあります．これは，結晶構造を欠いている非晶質か，カラメルのようなガラス状態のいずれかです．非晶質では，分子同士は適当に固定されていますが，場合によっては時間をかけて変化します．非晶質は固形状の物質ですが，とても粘性の高い液体のように流れます．また，ガラス状態はより不安定な状態と思われていますが，食品の特性と食感にとって非常に重要です．たとえば，チョコレート，硬いキャンディ，パンの耳，乾燥パスタ，粉類，冷凍食品はすべてガラス状態の食品です．

次に，「液体」は分子レベルで無秩序な状態です．部分的に分子同士が密接に結びつけられたとしても，多かれ少なかれ分子は動き回ることができます．液体は流れることができます．一方で濃厚なシロップの例のように，信じられないくらいゆっくりと流れる場合もあります．

そして，「気体」は分子が他の分子と連動することなく自由に流れ，かなり遠くまで動くことができる状態です．その結果，私たちの鼻に入ることもできます．料理は気体の状態ではありませんが，ホイップクリーム，メレンゲ，スフレ，焼

き菓子では，大量の空気が含まれています．空気は，生の食材にとっても多くの場合，重要な構成要素です．たとえば，リンゴの体積の25％は空気が占めています．

さらに，液晶といわれる純粋な状態があります．これは，固体と液体の間に位置する中間的状態として知られる構造をもっています．多くの脂質は液晶を形づくることができ，細胞膜，チョコレート中のココアバターがその例です．

より複雑な状態

すべて同じ状態の物質から構成されている食品はわずかです．その場合，ワイン，ビール，油のような液体か，油脂と砂糖からなるキャラメルのような固体の状態が多いです．通常ほとんどの食品は，異なる状態の物質の混合物から構成されており，より複雑です．たとえば，ドレッシング，ソース，ビールの泡は二つの状態，バター，ダークチョコレートは三つの状態，パフェ，ミルクチョコレートは四つの状態，バタークリームは五つの状態からできています．

異なる状態の物質が同じ食品中にどのように存在しているかは，簡単な例で説明できます．それは，魚の筋肉中に小さい油滴があることや，硬いゼリーのくぼみに水が入っていること，エマルション中での2種の液体の混合といった例です．そのほかに，気体と液体の混合物が固体に近くなるように作られた構造もあり，泡がその例です．ヨーグルトやカスタードクリームのように，半固体状態と呼ばれるものもあります．そして，ゲルのように，見た目とは違い実際は固体の物質もあります．

物理化学的観点から見ると，原理上は食品の状態とその物理的構造は，その構成成分間の多種の物理的相互作用と分子力によって決められます．この力は他の物質へ溶解や混和する際の接触によっても生じています．競合しているそれらの力は，付加的要因に大きく左右されます．可溶性塩からの荷電粒子の存在，酸と塩基のバランスによる酸度，砂糖（ショ糖）や大きな炭水化物分子のような重合体の混和度，水と油を結びつける乳化剤といった要因です．また，わずかな変化が構成要素の構造を大きく変える場合もあります．その例としては，ゆで汁中の少量のカルシウムコロイドによる野菜の硬化，レモン果汁による牛乳タンパク質の凝固やクリームソースの凝固，少量のレシチンによるマヨネーズ中の油と酢の混合物の安定化，ペクチンによる果物のデザートやゼリーの凝固があげられます．

私たちはしばしば，均質化，粘度の増加，凝固により，液体，溶液，混合物の食感を改良したいと考えます．そして，これを達成するために，増粘剤，安定化剤，乳化剤，ゲル化剤を昔から使ってきました．これらの添加物は，飲み物を含む食品の混和性（他の物質と混ざる性質），粘度（濃さ），状態を変えることができます．

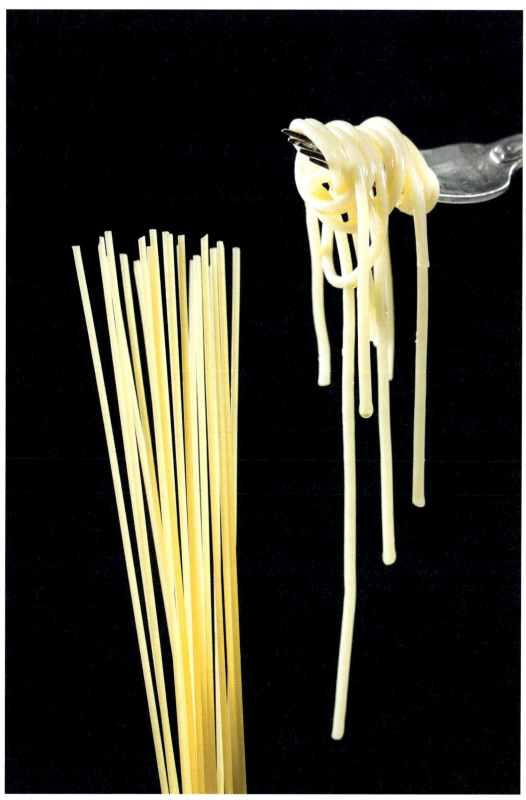

弾力があり硬く，丈夫で調理されていないパスタと，柔軟性があり，軟らかい調理されたパスタ．

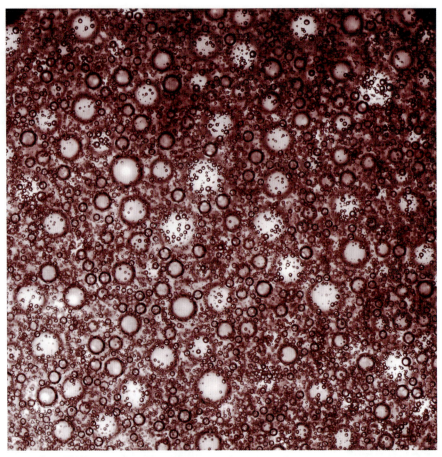

メレンゲの顕微鏡写真．色が薄い部分は気泡で，最も大きいもので約 80 マイクロメートルである．

溶液と混合物

　最もシンプルな混合液は，水，油，アルコールという異なる物質からなる溶液です．一般的に，物質は，溶液中に個々の分子として分布しています．ある物質がどのタイプの溶液に分散できるかは，溶媒中で物質がどのように分子に作用するかによります．もしその相互作用が良好であれば，通常，物質は溶解できます．一方，沈澱したり，分離したりする物質もあるでしょう．2 章で述べたように，水溶性の物質は凝固点降下の原因となります．

　塩化ナトリウムのイオン結晶である食塩と，ショ糖の結晶からなる砂糖は，すぐに水に溶けます．それぞれ水中の分子との結合するイオン，極性分子から構成されているためです．逆に，水と結合することができないので，固形油は水に溶けません．これは，液状の油にも当てはまります．結果として，水と油の混合物は分離します．しかし，アルコールに簡単に溶ける脂質もあります．

　これとは別に，水とアルコールのように，簡単に混和する場合もあります．酢のような少量の酸を水に添加することは，混和性に影響を与えません．

　物質が所定の液体に溶けたとしても，多くの場合，溶解できる量には飽和と呼

ばれる限界があります．溶解度はとくに温度の影響を受けます．たとえば，室温において，水１Ｌに対する溶解量の限界は，グラニュー糖では 200 g，食塩では 360 g 程度です．気体も液体に溶けることができ，その容量は温度と圧力の影響を受けます．たとえば，室温で標準的な大気圧の場合，１Ｌの水に溶けることができる炭酸ガスは 900 mL に相当する 1.7 g です．こういった条件は，気泡の多いシャンパンや炭酸水のピリピリする食感にとって非常に重要です．

　ある条件下では，溶液中で混ざり合えない物質を混ざり合った状態にすることができます．これは，どちらかの物質が，懸濁液中で保持され得るのに充分な小さい粒子の形であった場合です．恐らく，気体中か液体中の液体あるいは固体の小滴として，または固体に埋め込まれた小さな粒子としてでしょう．それらの混合物は，食感において非常に特別な性質をもっています．これについては，これから詳しく説明します．まずは次の節で微粒子について説明しましょう．

粒子，粉，抽出成型の物質

　気泡，液滴，粒子，粉状のような小さい粒子で構成される状態で，物質を調理することができます．それらの微粒子は，単独か，他の物質に分散した状態で存在しています．そこで，まず粉について説明し，次にエマルションと関連する小滴，気泡と関連する気体粒子についてふれます．

　食品と添加物には，用途に応じた機能性の改善や保存性の向上のために，乾燥させているものがあります．たとえば，粉ミルク，ハーブ，スパイスなどがそうです．それらの食品の水分含量は，ほとんどの水分が除去された乾燥後に残ったものといえます．しかし，水は生物にとって不可欠な成分であるため，すべての水分を除去することはほぼ不可能です．干し魚やドライフルーツでさえも 15 〜 20％，粉ミルクでも約 5％ の水分を含んでいます．

　乾燥した食品の固体，とくに植物の乾燥物は挽かれて微粒子や粉状になります．前の章でふれたように，液体の食品に含まれる固形成分は噴霧乾燥，凍結乾燥，押出成型によって単離することができます．

　粉は乾燥しており，粒子の大きさに応じてジャリジャリした食感であるため，そのままの状態で食べることはめったにありません．例外は，マルトデキストリンと油脂から作られたもので，舌の上で溶け，脂味を呈することができます．たとえば，オリーブ油のふわふわした粉のようなものです．ヒトの食感は，7 〜 10 マイクロメートルほどの小さい粒子を感知します．それより大きい粒子は，舌の上でつぶしたり，噛んでパリパリした食感を感じます．結晶化しているグラニータやアイスクリームの食感は馴染み深いでしょう．もしそれらの粒子が口中で唾液に溶けたり，分散できなかった場合，塊になり，粉っぽい不快な食感になるでしょう．このため，一般的に，粉類は液体や固体といった別の相に分散した状態にして食べます．少なくとも食感においては，粉類のこのような特徴が，食品としての機能性を完全に決めています．

特殊な溶液：分散

「分散」とは，密集し連続した物質の層と微粒子の混合物です．粒子は，気体か液体や固体に分散した液体または固体の形で存在しています．分散状態の食品のほとんどは，連続相が水であり，固体の粒子からなっています．例としては，クリーム，果汁，チョコレートミルクがあります．水滴が固体相に分散している食品も，バターやマーガリンのように少数ですが存在します．また固体相中に固体が分散している例として，連続相がココアバター，固体粒子が砂糖やココアパウダーであるダークチョコレートがあります．

粒子の微細構造の大きさは，構成分子サイズと肉眼で見られるものの大きさの中間程度です．その構造はとても小さいにもかかわらず，粒子にはテクスチャーがあります．それどころか，クリーム状のような，とても面白い食感を示します．

懸濁液は，液体中に固体の粒子が分散したものです．通常1マイクロメートル以下のように粒子が非常に小さければ，液体中に分散したままの状態で，濃度もただの液体の場合とは異なります．このタイプの懸濁液は，コロイド溶液とも呼ばれます．コロイド溶液は粒子同士が塊（凝集体）にならない限り安定しているため，濃度によっては液体の底に沈むか，浮きます．懸濁液のほかの例としては，溶けたチョコレート（溶けたココアバター中のココアパウダーがついた脂肪）とクリーム（ミルク中の固形脂肪粒子）があげられます．懸濁液の食感は，分散している粒子の大きさに左右されます．つまり，より小さい粒子は，軟らかく，粘度があり，より均一な懸濁液です．粒子が極端に小さくない限り，懸濁液は不透明です．懸濁液中の粒子は時間とともに沈殿する傾向があります．熱を加えるなどして液体の量を減らしたり，脂質やデンプン，ゲル化剤の添加により連続相の粘度を高めたりすることによって，沈殿を防げます．

エマルションは，長期間にわたって液滴を懸濁状態に安定化している，特殊な懸濁液といえます．エマルションの安定性は，液滴の大きさが小さいほど増します．エマルションは食感という面では，非常に特別なはたらきをしており，これについては別途説明します．ソース，クリーム，ドレッシングの多くはエマルションです．

分散状態のなかでもゲルは，水のような液体を大量に保持している固体相から構成されている，特殊なタイプです．原則として，ゲルは，長い分子同士がネットワーク内で結合した場合に形成される固体です．たとえば，水を含むゲルは，ゼラチン，ペクチン，海藻から抽出されたある種の多糖類（アルギン酸塩，カラギーナン，寒天）といったゲル化剤を添加することで作られます．結合し合っている溶質分子のみから作られている場合，ゲルは透明です．一方，粒子も存在している場合，そのゲルは不透明です．

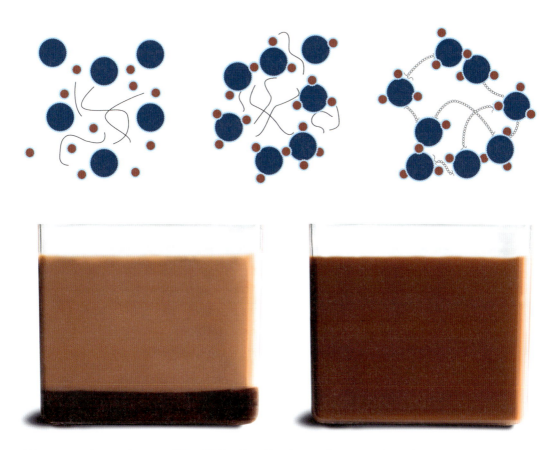

(上) チョコレートミルク中のカカオ粒子の懸濁液．粒子が底に沈むのを防ぐために，安定剤が粒子を緩やかなネットワークに結びつける様子が，左から示されています．(下) 安定剤を含まないチョコレートミルク (左) と，カラギーナンで安定化されたチョコレートミルク (右)．

安定剤

　懸濁液やゲルの安定化について話すとき，増粘剤，乳化剤，ゲル化剤を含む安定剤と呼ばれる広く曖昧に定義された物質のカテゴリーを使うことが多いでしょう．これらの表現をどう使用するかは，明確には区別されていません．その理由の一つは，ある安定剤の役割は状況に応じて決まるためです．たとえば，安定剤は，チョコレートミルク中の懸濁したココア粒子の沈殿を防ぐためや，サラダドレッシング中の油と酢が二層にならないように保つために使用されます．安定剤は，加工食品を望みのテクスチャーにするため，組み合わせて使われることが多く，たとえば，ローカストビーンガムパウダーとキサンタンガムパウダーはよく一緒に使われます．これらは単体ではおもに増粘剤としてはたらきますが，一緒に使用する場合はゲル化剤としてはたらきます．粉状のローカストビーンガムは，アイスクリームの冷凍・解凍への耐性を改善するために，カラギーナンと混ぜても使われます．

増粘剤，凝固剤，酵素

　増粘剤は，液体をより粘稠にし，よりゆっくりと流動させることができる物質です．粘性を増した液体と，固体の性質をもつゲルを区別する境界線はありません．食品のテクスチャーを変化させるための増粘剤の使用は，キッチンで最も頻繁に行われるテクニックでしょう．

　増粘剤なしで，液体の粘性を増すことは通常可能です．たとえば，ソースは過加熱での濃縮や冷却によって粘性が出ますが，香り成分の損失や予期しない味の変化が起こる場合が多いです．一方で，増粘剤は，温度，酸度などの条件を考慮し，求めるテクスチャーを形成するのに適しているものを選ぶ必要があります．よく知られている増粘剤は，水分を吸収して膨潤するデンプン（スターチ）です．ペクチン，ゼラチンもまた水と結合し，液体の粘性を増します．より高濃度では，それらの増粘剤は，場合によっては他のゲル化剤と組み合わせることにより，ゲルを安定化させることができます．またパン粉，卵黄，牛乳は，より複雑な増粘剤です．

　凝固剤は，溶液中の物質を集合させたり，ゲルの形成を助けたりできる添加物です．凝固剤は調理では固形状にする際によく使われます．凝固過程では，イオンや酸が溶質分子（溶けている分子）間や粒子間の引力を変え，一緒に凝集させることが多いです．例としては，酸を生じる乳酸菌を加えて発酵バターを作ること，同じく乳酸菌を牛乳に加えチーズのカードを作ること，塩化マグネシウムを主成分とするにがりを豆乳に加え豆腐を作ることがあります．

　酵素は，好ましい効果も好ましくない効果もあげられます．凝固やゲル化を促進するものもあれば，分解したり阻害したりするものもあります．

エマルションと乳化剤

　エマルションは，とくに水と油といった二つの液体の混合物です．水と油は自然には混和しません．一緒に振り混ぜたとしても，その直後に水と油は再び分離し，比重が軽い油が水の上に膜のように浮く状態になります．しかし，ある条件下では水と油は混ざり合うことができます．その一つは，バターやマーガリンのように油の連続相中に小さい水滴が埋め込まれている状態で，油中水滴型エマルションといわれます．もう一つは，その逆で，マヨネーズのように水の連続相中に小さい油滴が埋め込まれている状態で，水中油滴型エマルションといわれます．油中の水中油滴型のように，もっと複雑なエマルションも作ることができます．どのタイプのエマルションになるかは，二つの液量の比率，混和方法，そして乳化を助ける添加物（乳化剤）の種類によって決まります．

　比較的安定したエマルションを作るには，水と油の両方に馴染む性質，すなわち両親媒性がある乳化剤の添加が必ず必要です．2章で説明したように，乳化剤は，水に溶け結合する部位と脂質に溶け油に結合する部位がある両親媒性分子で

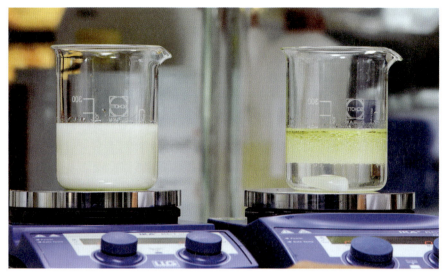
油と水の混合物．エマルション状態（左）となっていない状態（右）．

す．専門的にいうと，それらの分子は水と油の間の表面張力を低下させるはたらきがあります．卵の中の脂質とタンパク質には，乳化剤としてよく使われる成分*があります．

　水中油滴型のエマルションは，疎水性末端は油の方に，親水性末端は水の方に向いている乳化分子に油滴の表面が覆われている状態で，油滴の水中分散として想像できます．エマルション全体の容積と比べ油滴や水滴の表面積は非常に小さく，エマルションの安定のために使われている乳化剤の量はほんのわずかです．

　エマルション中の油滴または水滴の大きさと形は，さまざまな因子の影響を受けます．とくに乳化剤の種類，水と油の関係性，温度が決定的な因子です．エマルション中の液滴は近接すると，集まって大きな液滴を形成し，それによってエマルションが不安定になります．

　一般的にいって，機械的な混合，撹拌，振とうという手段をとらなければ，普通の状態のエマルションは安定ではなく，自然と形成されるものでもありません．それにもかかわらず，食品中で非常に長期間安定化しているものもあります．よく知られている例として，ホモジナイズした牛乳（ホモ牛乳）は，おもに透明な水と透明な乳脂肪の混合物であり，ごくごくまれに二つの成分に分離することがあります．

　エマルションの特徴は何かというと，個々の構成要素とはまったく異なる流動性を示すことができる点です．たとえば，2種の液体のエマルションは固体の特性を示し，これは食感に大きく影響します．

　多種の天然の乳化剤を，未加工のものも含めて多くの種類の食材中に見つけることができます．モノグリセリド，ジグリセリド，レシチンのように極性頭部が

＊　**乳化剤として使われる成分**：レシチンと卵黄リポタンパク質

73

油と水を結合する

　油と水を上手く結合させるためには，両親媒性分子を乳化剤として使い，自然にある基本原理を真似する必要があります．すべての細胞膜は，脂質の一種として知られている両親媒性分子の二重層でできており，その分子の親水性末端は細胞外側または内側を向いており，疎水性末端は分子同士で向き合っています．これは細胞の外側と内側に存在する水を隔て，内部および外部環境の間にしっかりとした「壁」を構築します．よく知られ，料理でもよく使用されている脂質には，卵黄に豊富に存在するレシチン，植物油やナッツ，種子，魚油に存在するある種の飽和脂肪酸または不飽和脂肪酸があります．

　エマルション中の油と水の間の界面だけが，乳化剤に覆われる必要があります．その結果，大量の油と水を乳化するためには，比較的少量の乳化剤があればよく，一般的には，状況にもよりますが，1% よりはるかに少量の乳化剤で充分です．エマルションは，通常，ある別の相にある1相の液滴からなっているため，小スケールでは不均一です．それらの液滴は，実際に小さく，0.01～100マイクロメートルの範囲にある場合がほとんどです．液滴が小さいほど，エマルションは安定しています．大きな液滴を含むエマルションは，多くの場合分離し，2層になります．これは液滴が融合し，より比重が大きい水が底に沈み，油が上層に浮くためです．透明な液体からなるエマルションは，液滴のサイズが非常に小さい場合は透明ですが，液滴が大きい場合は光が分散されるため不透明でしょう．

　ここ数年，非常に大量の水を油と結びつけることができる特別な乳化剤が製品化されています．その結果，最大90%の水を含むエマルションが可能になりました．これにより，製造業者は，室温では固体ですが，口で溶ける軟らかいマーガリンのような低脂肪製品を作ることができます．

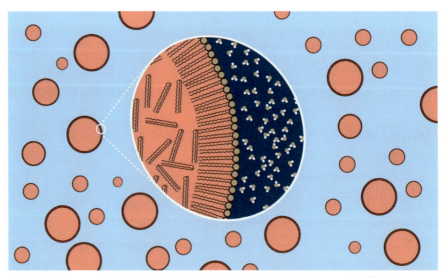

水中油滴型エマルション（略図）：油と水間の界面で作用する界面活性剤によって，油滴が安定化している．

ある脂質，両親媒性タンパク質，多糖類がその例です．合成されていない食材にそれらの物質がとても豊富な理由は，生体は両親媒性の物質の助けによって組織が作られているからです．

複合流体

　エマルションは複合流体と呼ばれ，液体と固体の両方に類似した性質をもつ，多様な物質に分類されます．分散のように，それらは，分子サイズと肉眼で見ることができるサイズの間にある規模で構造化されているという特徴があります．

　おもに単純な分子から構成されている液体2種のエマルションに関して，その構造はいくつかの要因，すなわち一方の相から他方の相への液滴の分散，液滴の大きさ，そして場合によっては液滴同士が結びつき合う方法によって決まります．この構造の特性から，エマルションは複合流体といえます．

　他のタイプの複合流体は，重合体のように非常に大きく比較的複雑な分子か，または，より小さい分子の集合体や凝集体からなっています．複合流体は，ある特別な流動性をもっており，その流動性は，巨大分子や分子凝集体がいかに迅速に構造を変化できるかによって液体がどれだけ速く流れるかが決まります．これは，「ケチャップ効果」（次ページ参照）としてよく知られており，非常に驚くべき効果です．ケチャップはボトルから直に流れ出ませんが，ボトルを思いっきり振とうすると，ほとんど抵抗なく流れ出ます．

　多くの食品は複合流体です．エマルションに加えて，多糖類のような非常に長い分子であるポリマーを含んだ混合物も複合流体です．それらの混合物は，非常に特殊なテクスチャーおよび食感の原因となる異なる流動性をもっています．ある条件下において，特殊な水結合性長鎖分子をもつゲル化剤として知られている液体は，液体を固形のゲルにすることができます．

ゲル

　ゼラチンは，一般的に使用頻度が高い添加物で，テクスチャーを変化させるために効果的です．その効果は，流動性が非常に高い食品，固める必要がある食品，不快な食感の小粒子をゲルに埋め込むことでマスキングできる食品に対して発揮されます．食品中のゲルの多くは，通常多糖類やタンパク質のような長鎖分子がゲル化剤として作用し，形成されています．少量では，これらの分子同士の接触は液体を固定させるには充分ではありませんが，液体の粘性をより高めることはできます．その結果，使用量を抑えた場合は，ソースやケチャップのようにゲル化剤は増粘剤としてはたらきます．高濃度のゲル化剤は，長い分子同士が交差し結合することにより，硬度，剛性，弾力性，パリッとした口触りといった固形物と類似した性質をもつ三次元のネットワークをつくります．このネットワークが液体とともにゲルを形成しています．多くのゲル化剤に当てはまる長所は，1％以下の低濃度においてもゲルを形成できることです．

ケチャップ効果

　多くの人は，濃厚で粘性があるケチャップをボトルから出す努力がむだになった経験があるでしょう．ボトルを数回激しく振ると，ケチャップが急に液体のように飛び出してきます．それはまるで，ケチャップの粘性が劇的に減少したようです．この奇妙な現象は，キサンタンガム*と呼ばれる長鎖の炭水化物分子の存在によるものです．キサンタンガムはケチャップ中の水を結合し，また長いキサンタン分子が相互に絡み合うため，ケチャップはボトルが静置されている間は非常に高い粘度をもっているのです．しかし，たとえばボトルを振るといったように，ケチャップを強い力にさらした場合，分子は直線状になり，とたんに分子同士の絡まりがほどけ，ずれます．これを液体がずり流動を示すといい，流れの方向にせん断力（ずり）が加えられると，液体の粘性が落ちます．同様の効果はゼリーをかき混ぜた場合でも見られます．急速に攪拌するとゼリーの粘性は低下し，ゆっくりかき混ぜると再び増粘します．

　ゲルはとても珍しい食品と思われるかもしれませんが，専門的には食パン，チーズ，加熱された卵，豆腐もすべてゲルです．

　ゲルの特性は，分子の大きさ，電荷といった構成分子の特性に左右されます．たとえば，構成分子は分子同士が交差し合い結合する方法を決めています．結合部位の数は分子の大きさに伴って増加します．より数が多い場合は，ゲルは硬くなります．より少ない場合は，軟らかく柔軟なゲルとなります．液体やゲルを作っている溶質のタイプもゲルの挙動に影響を与えています．安定性については，例外的に温度と酸性度に依存する可能性があります．

　食品として，水と水溶液のゲルは最も興味深いものです．水溶液とともに形成されたゲルはハイドロゲルと呼ばれています．

　ゲル化している分子の主要な結合方法は，化学結合と物理的な力という二つの異なるものです．化学結合によるゲルは不可逆的で，一度結合すると，簡単には離れません．加熱調理され固まった卵の白身部分がその例で，冷やしたとしても元の流動性のある状態には戻りません．寒天でゲル化したフルーツゼリーのように，ゲル中の化学結合が壊れたとしたら，そのままの状態では再結合することはできません．

　物理的な力により安定化されているゲルは，電気的な力や長いゲル化分子の絡み合いにより補強され作られています．多くの場合，これらのタイプのゲルは可逆的であり，温度，イオン濃度，酸性度の違いによって変化します．物理的な力によるゲルは，かき混ぜたり，泡立たせたりしようとしたときに「自己修復」ができることもあります．料理で使われる一般的なゲルの多くは物理的な力によるも

---

*　**キサンタンガムの使用**：市販されているケチャップには，増粘剤添加のものと，無添加のものがある．

のです．最もよく知られている例であるゼラチンは，粉状やシート状で販売されています．

ゲル中の結合の形成にはある程度の時間が必要で，温度によって決まります．これは，多くの場合ゲルは低温において時間とともに硬くなることを意味しています．ゲル化は，冷えた水での冷却で促進される場合がほとんどですが，温かい湯が適している場合もあります．熱可逆的な性質であるため，温められたら溶け，冷やすとゲルが再形成されます．多くのゲルの融点は，ゲル化温度よりも高く，たとえば，寒天のゲルは融点の85°Cで溶けますが，ゲル化温度である38°C以下では再びゲル化します．

家庭で使われているほとんどのゲル化剤や増粘剤は，多糖類からできています．ただし，動物のコラーゲンから抽出されたタンパク質であるゼラチンは例外です．多糖類のゲル化剤の原材料は多種に渡り，ペクチン，デンプン，アラビアガムといった植物の軟組織由来，ゲランガムといった微生物由来，寒天，カラギーナン，アルギン酸塩といった海藻由来のものがあります．もちろん，植物由来の炭水化物デンプンが最も一般家庭で使われている増粘剤でしょう．

また，市販されている合成ゲル化剤はとても沢山あります．たとえば，メチルセルロースのようにセルロースの化学処理により合成されたセルロース誘導体，砂糖の微生物発酵によって作られたキサンタンガムがあります．加工されたデンプンも，一般的に利用されています．

食品中に本来は含まれていないゲル化剤や，生物素材から抽出されたものについて，食品添加物として使用を明記しなければならない国もあります．ゼラチンとデンプンについて，ヨーロッパでは古くより添加物として食品表示に記載する必要がありませんが，アメリカでは記載する必要があります．[*1]

多種のゲル化剤と増粘剤はそれぞれ特有の性質をもっているため，目的に合わせて使用されています．そのため，温度範囲や酸性度といった条件に合わせて，適している添加物を選ぶことが可能です．ペクチンやアルギン酸を含むゲル化剤のように，ゲル強度を高めるために，カルシウムイオンといった特定のイオン塩の存在が必要になるものもあります．ときには，目的の食感のゲルを作るために数種類のゲル化剤を混合して使用することもあります．

ゲルの特徴はゲル化剤で決まるため，適しているゲル化剤を選ぶことは重要です．とくに重要な考慮点をあげるとすれば，ゲルの融点，溶けたり凍ったりした場合の安定性，透明度，崩壊した場合の自己修復力，撹拌による粘性への影響，離漿[*2]の可能性，味成分の有無ということがあります．

融点はゲルの食感に大きな影響を与えます．口の中で溶けて，より好ましくなる食品もあります．たとえば牛など陸生動物由来のゼラチンから作られているア

---

*1　**添加物の食品表示**：日本では，食品表示法により，食品添加物として使用した増粘剤，安定剤，ゲル化剤については，物質名と用途名を表示する必要がある．

*2　**離漿**：ゲルから水が浸み出てくる現象．おもに寒天で見られる．

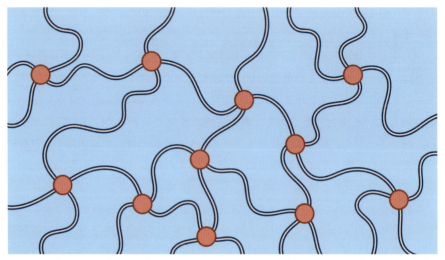

長い分子のネットワークが形成されているゲル．分子同士は，物理的力または化学結合によって，特定の部分で結合している．

スピックは，融点は 30 〜 40℃である一方，魚由来のゼラチンから作られているものはさらに低い融点です．口の中で硬さを保ってほしい食品もあります．たとえば，融点が 70 〜 85℃のペクチンから作られているジャムとマーマレードが該当します．

海藻抽出物由来のアルギン酸塩，寒天，カラギーナンは，ハイドロゲルを形成する特種なゲル化剤です．これらのゲル化剤は熱安定性と酵素的分解という点において，ある意味他のものより優れています．これらは，新しい調理技術の開発を目指しているモダン・キュイジーヌや分子ガストロノミーのシェフから注目されて使用されており，その使用例としてアルギン酸塩のゲルで液体を覆った球状化と呼ばれる方法があります．

水を含んだ食品でのゲル形成には水とゲル化剤の結合が課題であると考えると，イオンの存在や酸性度といった水の特性を変える条件がゲルの特性と安定性

ゲル化（gelation）：凍結

"*Gelare*" はラテン語の動詞で，「凍結する」という意味です．加熱した肉から出たゼラチンを含む肉汁は，冷えるとゲルを形成します．ゼリーの母と比喩される古典的なアスピックは，この方法で作られています．寒天（agar）が，紅藻類の抽出物を使って作られた心太を冷却・凍結して作られているのは，とても興味深いことです．寒天の発見は恐らく偶然であり，寒空に放置され凍った心太が，熱湯中で再び融解することがわかり見出されました．さらに脱水により，寒天は均一で，より効果的なゲル化剤となります．

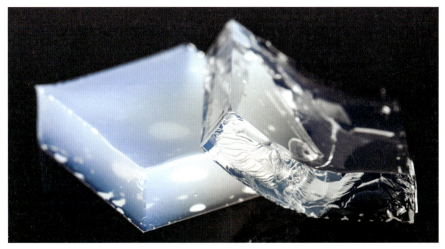

二つの異なる水のゲル:寒天(左)とゼラチン(右).

アップルファッジ

通常,アップルファッジは軟らかくて甘いキャンディのようなものだが,この「ファッジ」はアップルジュースとペクチンから作られ,本当に硬いゼリーである.

【作り方】

① リンゴ果汁とペクチン,クエン酸,グラニュー糖50gを混ぜ合わせる.
② ①を沸騰させ,残りのグラニュー糖とグルコースを混ぜる.107℃くらいまで加熱温度が上がる.火からおろし,トレーに移して,完全に冷ます.
③ ②が冷えたら,アップルファッジを小片に切る.少量のクエン酸パウダーとグラニュー糖を混合したものでファッジをコーティングする.

【材料】(作りやすい分量)

リンゴの生絞り果汁 (紅リンゴの皮付きが望ましい)	500 mL
ペクチン	15 g
クエン酸	7.5 g
グラニュー糖	400 g
グルコース(ブドウ糖)	100 g

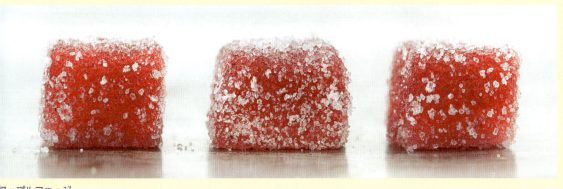

アップルファッジ

を変化させることは明らかです．さらに，砂糖，塩，アルコールのように水と結合する他の物質はゲル化剤と競合し，結果としてゲルを不安定にします．

泡

　泡（泡沫）は，可能な限り小さな気泡に仕上がるように懸命な努力により泡立てられ，補強された液体です．小さな気泡中の空気圧は大きなものと比べ高いため，小さい気泡ははじけたり一緒になったりします．このため，小さな泡の変化により泡のテクスチャーが変わる前に，好みの粘稠性（軟らかさ，流動性）にすることは時間との戦いです．

　泡中の気泡同士がはじけずにずれ合うことは不可能であるため，泡が自由に流れるのは簡単なことではありません．これは，なぜ泡は流れず山形になることができるか，なぜ泡はスプーンや舌と口蓋間の圧迫に対して抵抗を生じるのか，ということの説明になります．液体がゆっくり流れるのに比べ，泡はよりもろく，気泡がはじけ，崩壊してしまいます．この効果は，ビールをグラスに注いだ際に，はじめは沢山存在した気泡が時間とともに消える現象として，容易に想像することができます．

　気泡の数と大きさの関係や液体の硬度が，私たちがどのように泡の食感を感じるかを決めています．なめらかで軟らかい泡もあれば，サクサクしてもろいものも，とても硬いものもあります．

　卵白や牛乳の例のように，泡と気泡を安定化させるために適した脂質，タンパク質，乳化剤を用い，粘性を高めたり乳化させたりすることは可能です．乳化剤は気泡の表面張力を低下させ，はじけたり，集合したりすることを防いでいます．キッチンで簡単に作ることができる液体の商品の多くは，少なくとも食事と

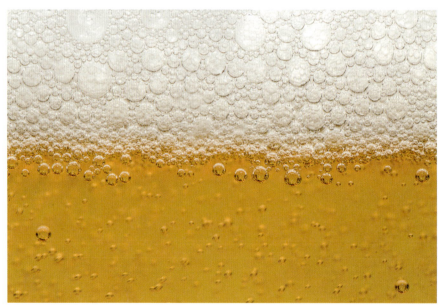

ビール中の気泡：泡層が上部にある．

3 種の泡

　カフェは，泡をじっくり観察できる素晴らしい場所です．あなたは，ケーキのホイップクリームを食べて，エスプレッソの液面に浮かぶクレマを味わい，カプチーノに浮かぶ別のタイプの泡をスプーンですくうことができます．これらの 3 種の泡は，それぞれ異なる心地よい食感をもっています．加えて，この泡は，気泡がはじけたり泡が崩壊したりしたときに放出される香り成分をもっている場合が多いのです．

　3 種の泡を作る過程はそれぞれ異なります．まず，ホイップクリームの場合，粘度の高いクリームが硬くなるまで泡立てられたとき，気泡は脂質の小球からなるネットワークに取り込まれます．そしてこれが，重たく，クリーミーで，なめらかな泡になるのです．次にエスプレッソの場合は，コーヒー豆は焙煎工程の間で生成した界面活性物質と二酸化炭素を含んでいます．挽いた豆の間に加圧下で空気と熱い蒸気が押し込まれたとき，これらの物質はコーヒーに浮かび上がる小さな気泡の形成の助けとなります．その結果，粘性がある泡の層，すなわちエスプレッソの質を保証するクレマを作ります．最後にカプチーノの場合は，熱い蒸気が牛乳をすり抜けます．牛乳は，カゼインと乳清タンパク質により安定化された気泡を形成します．そしてこの泡がすくわれて，コーヒーの上に置かれます．過剰な脂質は泡を崩壊される原因となるため，カプチーノの泡を作るためには，通常，スキムミルクや低脂肪牛乳が使われます．

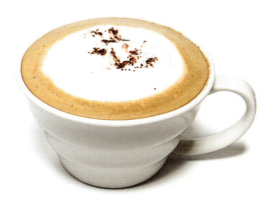

粘性がある，厚い泡の層があるカプチーノ．

して提供するまでの間，泡を安定化するのに充分な脂質とタンパク質を含んでいます．珍しい例としては，魚のエキスから作られた泡でトッピングした料理があります．

　泡を最も阻害するものは，加圧による液体の排出や乾燥による液体の気化というような，液体の損失です．乳化剤で安定化し，水の薄膜で構成されているセッケンの泡でも，同じ課題が見られます．解決策は，液体の粘性も高めるゲル化剤

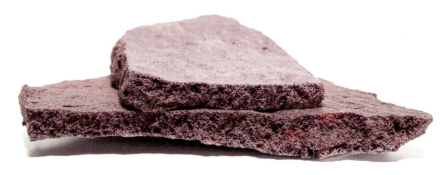

カシスジュースで色をつけた乾燥メレンゲ.

のような，水を保持できる物質を加えることです．逆にいうと，アルコールのように液体を希釈する物質は泡を不安定にする可能性があり，加えるならほんの少しです．油滴は気泡の隙間の空気間で架橋を作る傾向があり，その結果として気泡がはじけたり集合したりしてしまいます．つまり，泡に油を加えるのもよい考えではありません．

乾燥メレンゲは，気泡間の液体層が硬くなった泡といえます．強くかき混ぜながら砂糖を水分含量が高い卵白に入れ込み，この混合物の水分を気化させるために加温することで，硬い泡であるメレンゲを作ることができます．より多くの砂糖を卵白に加えたり，より水分を気化させたりすることにより，さらに硬くサクサクしたメレンゲになります．

泡は，ソースのように液体を硬くするためや，フワフワした焼き菓子を作るためによく用いられます．原理上は，焼き物の生地は，焼く前までは軟らかい泡，焼いた後は硬い泡と見なすことができます．また，スポンジケーキのようなふんわりしたケーキは，しなやかでスポンジ状の形態です．スフレも別のタイプの硬い泡です．

食品の形，構造，テクスチャーが変わるとき

生の食材の物理的特性が形状，構造，テクスチャーの点において変化することは，粉質のジャガイモが温かくパリッとしたおいしいフライドポテトになることを例に考えることができます．

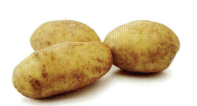 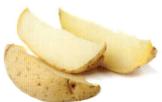 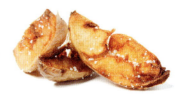

食品が形とテクスチャーを変えるとき：ジャガイモがフライドポテトになる過程．

* **粉質のジャガイモ**：日本では，「男爵」が代表的な品種．

クリスピーポテトフライ

完璧に近いフライドポテトを作るレシピである．牛のスエット（牛の腎臓の周りの硬い脂肪）の中でゆっくり揚げる．スエットは高い融点をもつ飽和脂肪酸から構成され，これを使用することによりうま味が加わる．ジャガイモに皮が残ったままである．

【材料】

皮付きのデンプン質が多い
ジャガイモ（男爵系）
牛のスエット
粒塩（挽き塩）

【作り方】

① ジャガイモをよく洗い，皮付きのまま1.5cm程度のくさび形に切る．表面にデンプンが出てこなくなるまで洗い，冷水に6時間浸す．
② 大きめの鍋に塩少々を入れた水の中にくし形に切ったジャガイモを入れ，少しヒビが入るくらいまで加熱する．少々ヒビの入ったジャガイモがパリパリするフレンチフライとなる．
③ ベーキングシートに皮の部分を寝かせるようにジャガイモを並べ，12時間くらい冷蔵庫に入れる．
④ スエットを溶かし，浮遊物を取り除く．
⑤ スエットを130℃まで加熱し，ジャガイモが黄金色になるまでじっくり揚げる．その際，脂の温度が一定になるように保つ．
⑥ ベーキングシートの上に揚げたくし形のジャガイモを並べて完全に冷ます．
⑦ 提供する前に185℃で再加熱する．カリカリ，茶色になるまでじっくりジャガイモを揚げ，ペーパータオルで油を切り，塩を挽きながら振りかけ，すぐに提供する．

　　理想的なフライドポテトを作るためのカギは，ジャガイモデンプン中の水分含量，とくにイモの内側と表面の水分割合の管理です．ここに，理想的なフライドポテトを作るという挑戦の答えを，順を追って説明しましょう．

　　まず，水分含量を最大にするために，切ったジャガイモの塊を形が崩れる直前まで加熱し，デンプンをゲル化することにより軟らかくします．これを冷やすと，硬いゲルの特徴を示します．そして，それを表面は湿気がなく，内側の水分含量は高い状態に乾燥させます．次に，表面の水分をさらに除くために，大量の低温油で揚げます．これにより，フライドポテトは，みずみずしくパリッとしたガラス状の特性をもつようになります．最後に，最も重大な操作ですが，ジャガイモを大量の高温油で揚げます．これにより，フライドポテトは表面のガラス層が内側から離れ，蒸気圧によって少し膨らみます．食べるのに適した温度まで冷めたら，フライドポテトの内側のしっとりとしたゲルは縮まり，内側とパリッとした外側との間にわずかな層ができます．内側の水分が外側にしみ出る率が低下し，弾力がありしなやかなポテトになります．そして，あとはでき立てのフライドポテトを提供する，湿っぽくまずくなる前にカリッとおいしい状態で食べる，といったタイミングの問題です．

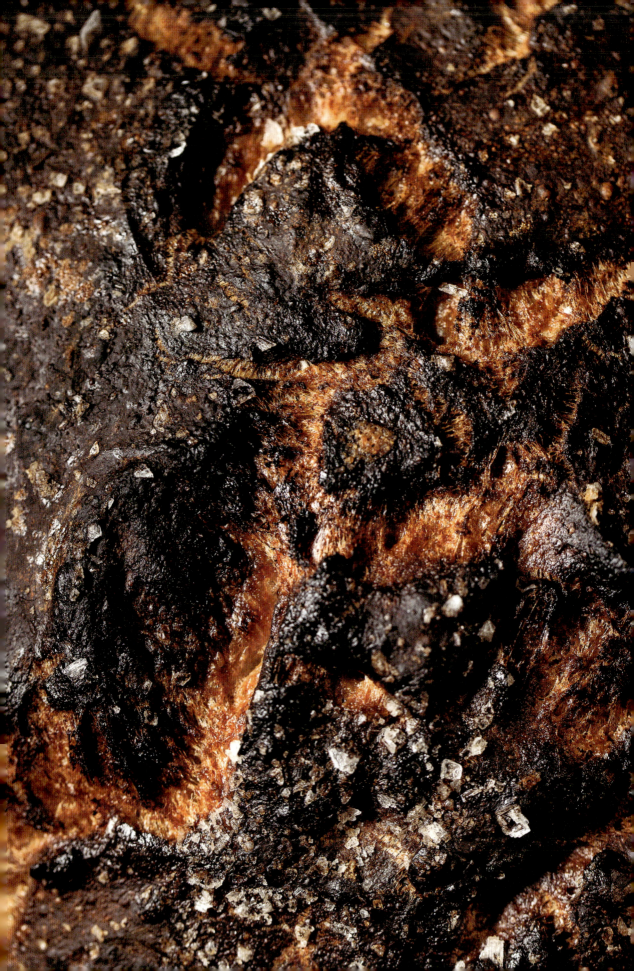

テクスチャーと食感
（口当たり，舌触り，歯ごたえ，質感など）

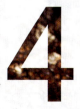

　これまでの章で見てきたように，食品の物理的テクスチャーは，次のような要因によって決まります．まず，原型構造を保っている食材がベースとなっているか，あるいは油，水，抽出物の混合物のような種々の天然物もしくは合成物質が集まって構成されているか，ということです．次に，家庭や食品工場での調理の仕方により食品の構造は変化するということです．そして最後に，口に入った食品も変化しているということです．この変化は，歯，顎，舌のはたらきによる機械的な処理といえる咀嚼や，唾液や体温による化学的・物理的変化によって起こります．多くの場合，どれだけ速く口腔内の食品に作用するかによって変化が起こります．

　これらテクスチャーの変化はすべて，食感がどのように私たちの食品の品質判断に影響するかを左右しています．テクスチャーの意味を理解するために，まず，食べることの機能的側面を見ることが役立つでしょう．

咀嚼時には「味覚筋肉」を使う

　舌と顎の筋肉は，口腔内でのすべての機械的な処理を行うために発達しています．まず，切歯[*1]はしっかりと食品をつかみ，切っていき，同時に犬歯[*2]が食品を捉えて保持します．そして，最終的に大臼歯[*3]をこすり合わせることによって咀嚼します．これにより，食品から味成分と香り成分が放出され，合わせて食品は唾液と一緒に飲み込むのに充分な大きさの小片になります．咀嚼の間，舌は活動的に動かなくてはなりません．それは，口中の食品を回転・旋回させ，最後に歯と唇の間，または頬の間に詰まっている小片を探すためです．また，液体がある場合，舌は歯の間に位置しています．咀嚼は，食品を小さくし，唾液と一緒にして飲み込みやすい大きさの塊，つまり食塊を作るのに役立ちます．

　私たちが咀嚼された食品の食感を識別するのと同時に，舌を使った最終的な動きが行われます．それは，食塊を歯から舌に移動し，咽頭の方まで押し出す動きです．気管を詰まらせずに，食塊を確実に喉の方へ落とすためには最も複雑で調

---

*1　**切歯**：上顎・下顎ともに，正面に左右2本ずつある歯．
*2　**犬歯**：上顎・下顎ともに，切歯の奥にある左右1本ずつある歯．
*3　**大臼歯**：上顎・下顎ともに，奥に左右3本ずつある歯．奥歯．

整された操作が必要です．咀嚼をしている間は口では息ができないため，香り成分が鼻後方の経路から鼻へ入っていくことがきわめて自然に行われています．「味覚筋肉」によって制御されているこの機械的な操作が行われている間ずっと，すべての感覚はフル回転の状態です．とりわけ食感がそうなのです．

切歯と犬歯で食品に嚙みつくことは，対称的な処理といえます．これに対して，驚くことに，大臼歯間でリズミカルに行われている咀嚼は，非対称な処理です．片方の大臼歯間で嚙んでいると同時に，もう片方の大臼歯間とのバランスをとっています．また咀嚼側で咀嚼できるように舌が食品を動かし，さらに下顎を横に動かすこともあります．このような非対称的な咀嚼を行う利点の一つは，食品を圧迫するためのより強い力が出せることです．

食材を小さく切ったり，加熱したりするような調理操作は，食品を嚙みやすくし，咀嚼に必要とされる力を小さくし，そしてより多くの栄養素が消化できるようにしています．同時に，飲み込まれる直前でも唾液中の酵素は食品中の栄養素を分解し，消化しています．最終的には，これらのことから機械的な動きが少なくてすむことになります．

革みたいに硬い

フルーツレザーは感覚的にプラスチックのようで，はさみで切るのが適しているような硬さです．これは大量の砂糖を使ったフルーツピューレから作られます．ピューレを6ミリメートル程度の厚さでクッキングシートに広げた後，50℃で10時間乾燥させるか，または固まるまで放置します．でき上がったフルーツレザーは，果物の味を強く感じられます．

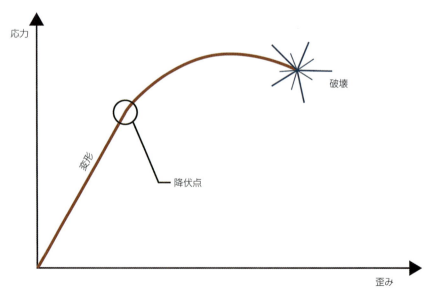

食品の応力歪み曲線．
食品にかけられた力が弱い場合は，その力（応力）と変形（歪み）の関係は直線で表現できる．非常に強い力がかけられた場合は，食品は歪み，応力がなくなった後も元の形には戻れないだろう．さらに，より強い力が加えられると，食品は砕け，粉々になると思われる．

食品はどれくらい丈夫？　弾性，塑性，粘弾性

　食品を咀嚼するおもな理由として，細かく砕くということがあります．細かく砕くために必要なことは，食品の物理的特性と力に対する抵抗力の影響をうけます．

　固体の食品を機械的に分解する必要がある場合，食品の形状を変化（変形，ひずみ）させる力（張力，応力）を使う必要があります．その結果，食品は小片に分解（破砕）されます．力が弱い場合は，通常，弾性変形をもたらし，力がなくなった後に食品が元の形状に戻ることが可能です．これは，硬いキャラメルや噛みきれない肉を噛んだときに実感できるでしょう．力が強い場合，食材は塑性変形を受け，力がなくなった後に元の形状に戻ることは難しいです．これは，硬い肉を強く噛んだときに実感できます．さらに強い力を加えると，食材が破砕する可能性があります．どの時点で食品が砕けてバラバラになるかは，破砕が直ちに進行するかによって決まります．そして，破砕が起こるかどうかは，構成食材の硬さと靱性によって決まります．ビスケットや生のリンゴのように硬い食品の場合は，破砕が上手くいくのは，力の強さによって決まります．より軟らかい食材では，変形の程度によります．たとえば，多くの場合，下顎の横方向の動きの助けを借りて歯が食品を裂くことができれば，結合組織が多い肉片や硬い野菜をかじることができます．

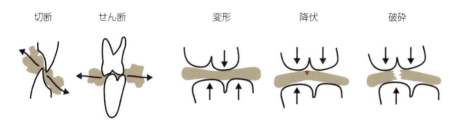

噛むメカニズム：どうのようにして歯が食品を切り，変位応力を生じているか．

　私たちの歯で感じるテクスチャーは，とくに食品の表面と内部の構造に違いがある場合，その食品の構造がどんな状態で均一かに大きく左右されます．たとえば，2枚のチョコレートウエハースに挟まれた軟らかいクリームのお菓子を想像して下さい．あなたがそのお菓子に最初にかじりついたとき，硬いと感じるでしょう．内側の軟らかいクリームは歯で容易に噛めるとしても，歯が外側の硬いチョコレートウエハースを砕くのが大変だったからです．では逆に，クリームまたは泡の層で挟まれたチョコレートウエハースを想像して下さい．外側の軟らかい層を噛むのは容易であるため，内部の硬いチョコレートウエハースを噛んだとしても，全体的には軟らかいお菓子として感じるでしょう．

テクスチャーとは何か？

長年の間，食品のテクスチャーの言い表し方は，さまざまな変化を経てきました．加えて，テクスチャーと構造はほぼ同じ意味で使われてきました．ポーランド出身のアメリカ合衆国の食品科学者ツェスニアクは，テクスチャーとそれが食品選択に与える影響についての研究の先駆者です．彼女はテクスチャーとそれに付随する食感について次のように定義しています．

- 食品の感覚的特性であり，結果としてヒト（または他の生物）だけが認識し表現できる性質．特定のテクスチャー特性のみが，物理的手段によって測定でき，測定結果には感覚的な解釈が必要となる．
- 硬いやクリーミーのように，単一のパラメーターで表現することができない多面的な性質．
- 分子レベルから顕微鏡レベルまで，すべてのレベルにおける食品の構造によって決まる性質．
- 触覚と圧力が最も重要な，いくつかの感覚によって認識される性質．

この定義は，広く受け入れられています．また，マルコム・C・ボーンによるテクスチャーについて最も権威がある書籍『食品のテクスチャーと粘度』[*1]では，次のように要約された定義が示されています．

「食品のテクスチャーの特性は，食品の構造的要因に起因する物理特性の集まりです．その特性は，おもに触覚であり，加圧下での食品の流動性，変形，崩壊に関連しており，質量，時間，距離の関数によって客観的に測定されるものです」

定義に従うと，テクスチャーは感覚特性の集まりとなり，「テクスチャー要素」とするべきです．しかし，わかりやすくするために，本書では「テクスチャー」と「食感」という用語を使います．テクスチャーの表現に関係する，多くの異なるパラメーターを以下では検討します．テクスチャーは幅広いとともに，テクスチャーを記述するために多数の表現を使用しているということがはっきりとわかります．

テクスチャー，それに食感についての定義を難しくしているのは，テクスチャー要素には物理的次元で測定されるものもあり，その一方で，ヒトによる食品構造に対する知覚と感覚的印象に関連した方法だけで測定されるものもあるということです．その結果，測定された物理的性質を感じたとおりのテクスチャーと関連づけることは難しいです．今から約50年前，食品化学者のミュラー[*2]は，

[*1] Malcolm C. Bourne, "Food texture and viscosity: concept and measurement, Food science and technology : a series of monographs, "Academic Press, 1982（第1版）および2002（第2版）．

[*2] たとえば，H. G. Muller, 松本 幸雄 訳，『食品レオロジー入門』，医歯薬出版（1977）を執筆．

ヘブライ語聖書におけるテクスチャー

　ヘブライ語聖書では，完全食である「マナ」について書かれています．砂漠をさまよっているときに，イスラエルの民はマナを40年間毎日食べていたといわれています．『出エジプト記』では，マナは微細な薄膜状の層でできており，神がつくったもので，朝の地上の霜のようだとされています．マナは白いコリアンダーの種に似ており，ヒトが必要とするすべての栄養素を含んでいるとされています．

　味は蜂蜜ケーキのようだと言い表されています．しかし，マナはテクスチャーが乏しく，多様性に欠けていたと思われ，イスラエルの民にとってはそれが悩みでした．その結果，彼らは次のようにいったとされています．

　「ああ，肉が食べたい．われわれは思い起すが，エジプトでは，ただで，魚を食べた．きゅうりも，すいかも，にらも，たまねぎも，そして，にんにくも．しかし，いま，われわれの精根は尽きた．われわれの目の前には，このマナのほか何もない」
　　　　　　　　　　　旧約聖書，民数記，『聖書［口語］』，日本聖書協会（1955）．

　「テクスチャー」という用語の代わりに，物質の流動性と関連した物理学的な「レオロジー」と，食材の力学的挙動に対する認知を扱う心理学的な「ハプスキー」[*1]という用語を使うことを提案しています[*2]．「ハプティック（触覚）」という用語は，食材と食品の表面構造をどのように感じるかを表現するために，現在ではおもに知覚科学者によって使われています．

テクスチャーと食感についての多くの用語

　テクスチャーや食感について，沢山の用語がある国や文化もあれば，比較的少ない場合もあります．用語は一つ以上の意味をもつ可能性があるため，正確な数を明らかにすることは容易ではありません．ある調査では，テクスチャーについて，最も語彙が豊富な言語は日本語であり，406個の用語があることが示されています．オーストラリアでは105個の単語が使用されています．アメリカ合衆国では，たったの78個です．このような大きな違いがあるにもかかわらず，多くの言語に共通する表現が一定数あり，テクスチャーは世界的に重要な概念であるといえます．

　このことは，スウェーデンの食品を研究するバーガー・ドレイクによって，1989年に指摘されています[*3]．彼は22の言語を調べることにより，テクスチャー

---

*1　ギリシャ語で触覚・知覚の意味（下記のG. Muller, 1969より）．
*2　G. Muller, Mechanical properties, rheology, and haptaesthesis of food, *Journal of texture studies*, **1**（1），38（1969）を参照．
*3　Birger Drake, Sensory Textural/Rheological Properties—A Polyglot List, *Journal of Texture Studies*, **20**（1），1（1989）．

について特定の意味をもつ要素として54語を抽出しています．これらの用語は，六つの大きなカテゴリー，すなわち「粘性」，「可塑性」，「弾性」，「圧縮性」，「粘着性」，「接着性」に分類できるものでした．

　欧米で使用頻度が最も高いテクスチャーに関する単語は，「サクッとした（crisp）」です．日本では，最も使用頻度が高いものは「硬い」です．「サクッとした」，「ジューシーな」，「軟らかい」，「クリーミーな」，「パリパリした」，「硬い」は，アメリカ合衆国，オーストリア，そして日本で最も一般的に使用されるテクスチャーの用語です．

テクスチャーの重要性

　ピューレ状にしたさまざまな生の食材を対象としたブラインドテスト（目隠しをして実施する検査）において，元の食材を当てることができた若者の被験者はたった40％でした（次ページ参照）．高齢者の場合は，正解率30％とより低下しました．また，食材別の正解率に大きな違いが見られました．たとえば，若者の場合，リンゴ，イチゴ，魚について80％以上が識別することができましたが，牛肉は40％，キュウリは8％，キャベツは4％でした．

　食感を重視する度合いは，社会的にもジェンダー的にも差があります．教養があり，裕福な人，なかでも女性が食感を重視する傾向があるようです．

食感についての用語

　日本は，食品のテクスチャーに対する意識が高い国です．食品の口の中での感じ方である「口当たり」，舌での感じ方である「舌触り」，歯の動きによる食品への抵抗である「歯ごたえ」はすべて別の概念です．また，「crisp」に対する用語が7種はあることからも説明できるように，テクスチャーの用語が膨大に分類されています．

食品について不満をいうとき

　食料品店や市場で購入した食料品や，レストランで出された料理に対して客が不満をいうときは，ほとんどの場合，食感が関係しています．私たちは好ましくない味については，めったに不満をいいません．その代わり，スフレが崩壊していたり，肉がとても硬かったり，フライドポテトが湿っていたり，パンがパサパサだったり，コーヒーがぬるかったり，辛子がピリッしなかった場合，不平不満をいうでしょう．または，単純に「おいしくない」というかもしれません．テクスチャーに関連する満たされない気持ちを言い表すことは，味や香りといった化学的感覚に関する気持ちを言い表すよりも簡単です．加えて，テクスチャーは，食材の新鮮さや調理の適切さについても関連づけられることが多いです．

---

* **crisp**：硬いが砕けやすいものという意味．たとえば，サクッとした，パリッとした，カリッとした，パリパリした，サクサクした，バリバリした，シャキシャキしたなど．

実験：ピューレ状にした食品を特定できますか？

　ピューレ状にして裏ごしした食品を目隠しをして食べたときに，味だけで，どの程度特定できるのかを検証するための実験が行われています．その結果，標準体重の若者は，多種の食品のうち約41%を特定できました．肥満の人はより結果がよく，51%を判断できました．しかし，標準体重の高齢者の結果は，たったの30%程度でした．また，異なる種類の食品間については大きな差がありました．すなわち，標準体重の若者の場合，リンゴと魚は約80%が区別して特定でき，ニンジンとレモンについては約50%，米とジャガイモについては約20%でした．一方で，ラム肉とキャベツについては約4%の人しか区別できませんでした．この新たな発見の特筆すべき点は，多くの人が特徴的なラム肉の味とキャベツを関連づけたということです．

　みなさんはジュースを使った簡単な実験を行うことで，ある食品を特定するためにはテクスチャーが重要であることを示すことができます．

　5種の食材を原料にゼリーを作り，対照として水のゼリーも加えましょう．

野菜，フルーツ，水の6種のゼリー

【作り方】
① 異なる5種の生の材料から，各125 mLずつ果汁を絞り出す．125 mLの水を準備する．
② 各絞り汁および水に0.6 gのゲランガムを加え，すべてに同色の着色料を加える．
③ すべての液体をそれぞれ，火にかけ，沸騰させ2分間煮る．軽く混ぜながら温かい液体を型に入れ，冷やし固める．冷えて固まったら，小さな角状に切り分け，爪楊枝を添えて提供する．

味だけで，それぞれのゼリーがどの絞り汁からできているか見分けることができるか，違った色でも繰り返してみよう．

【材料】
ニンジン
黒キャベツ
イチゴ
ビーツ
生姜
水
ゲランガムまたは寒天　3.6 g
着色料

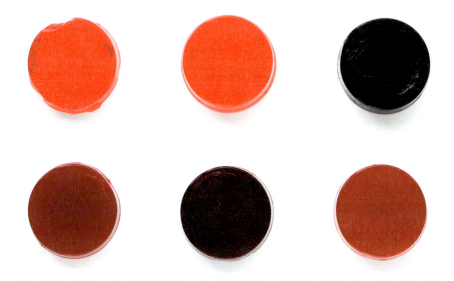

固形の食品のテクスチャーの特性	
パラメーター	一般的な表現
力学的	
硬さ	軟らかい，しっかりした，硬い
凝集性	パリパリした，もろい，軟らかい，靭性がある，粉状の，ペースト状の，ゴム状の
粘度	薄い，濃い
弾性	柔軟な，弾力性のある
付着性	ねばねばした，ドロドロした
幾何学的	
粒子サイズ	きめが粗い，ザラザラした，微細な，きしむような，砂のような
粒子形状	繊維状の，筋が多い
粒子の空間的配置	結晶構造の
その他	
水分含量	乾いた，ぬれた，水っぽい，湿った
脂質含量	油っぽい，脂肪が多い，脂っこい

A. S. Szczesniak, Texture is a sensory property, *Food Quality and Preference*, **13**, 215 (2002)

食品評論家と食感

アメリカ合衆国のスタンフォード大学で言語学およびコンピュータ科学専門の教授であるダン・ジュラフスキー[*1]は，コンピュータガストロノミーとして知られる新しい学問分野の主導者です．彼はコンピュータのアプリケーションを使って，インターネットで利用できるビックデーターを取り込み，食品，レシピ，食習慣に関する情報を抽出しています．著書の一つである，『食べ物の言語：言語学者がメニューを読んで[*2]』では，デザートに関するものを含めて，オンライン上での100万ものレストランのレビューに関する分析結果が報告されています．

デザートのレビューは暗に性的な意味をもつと解釈できる表現が多いことに，すぐに気づくでしょう．これは，香り，味，音，外観と比べ，食感では顕著です．とくに使用頻度が高いと思われる典型的な感覚的用語としては，「絹のような」，「なめらかな」，「ジューシーな」，「湿った」，「クリーミーな」，「粘着性がある」，「ツルツルした」，「とろけ出ている」，「弾力がある」，「溶ける」，「熱い」があります．

ジュラフスキーは，女性の評価者は男性と比べ，デザートに言及することを好み，通常はポジティブな意見が出されていると述べています．

さらにジュラフスキーによると，レビューでのデザート関連用語は，アメリカの広告で見られる，典型的な語彙と一致しています．「軟らかな」，「べたつき」，「クリーミー」，「しっとりした」という用語は，食品の快楽的要素を強調するものです．

[*1] 日本では，ダン・ジュラフスキー，小野木明恵 訳，『ペルシア王は「天ぷら」がお好き? 味と語源でたどる食の人類史』，早川書房（2015）が翻訳本として出版されている．

[*2] Dan Jurafsky, "The Language of Food: A Linguist Reads the Menu ," W. W. Norton & Co. Inc（2015）.

なぜリンゴはサクサクしている？

　通常，熟していないリンゴはしっかりしていて，硬いです．これは，ペクチン（ペクチニン酸）がプロトペクチンという形状になっているからです．リンゴが熟すにつれて，酵素ペクチナーゼによる酵素的加水分解によって，プロトペクチンが水溶性のペクチンに変換していきます．ペクチンは，ゲルの形成によって，硬い細胞壁をもったリンゴの細胞同士を非常に強固に結合します．結果として，リンゴは未成熟の間は硬いですが，熟すとサクサクした状態になります．リンゴの容量の約25％を占めている空気は，リンゴの細胞全体に均一に分布しており，サクサクした状態に関わっています．比較として，洋ナシの空気含量は5％にすぎません．リンゴはサクサクしているため，歯での圧迫に最初は抵抗がありますが，充分な圧力が加わった場合には崩れ，破れた細胞から果汁が噴出したり浸み出たりするのと併せて，バラバラになります．果汁の放出と同時に崩れることへの抵抗による食感により，リンゴはサクサクし，ジューシーなものと見なされます．

　リンゴのペクチン含量は，完熟しているときが最大量です．過熟すると，ペクチンはゲルを形成することができないペクチン酸に分解してしまいます．

　リンゴの過熟がさらに進むと，ペクチン量の減少により，細胞同士を保持するのが困難となり，含有空気による大きな空洞ができます．そして，リンゴをかじったときに，細胞同士がより簡単に滑って動くため，食べた人は軟らかく感じます．細胞同士が容易にはバラバラにならないものの，簡単に動くために，リンゴをかじっても，もはやジューシーには感じられません．水分含量はある程度あるにもかかわらずです．その代わり，乾いて粉っぽく感じられます．

　ところで，熟したリンゴ，または過熟したリンゴを丸ごとを皮つきで焼いた場合，空洞中の含有空気が強い膨張圧で急激に膨張し，皮を破裂させる可能性があるため，注意が必要です．

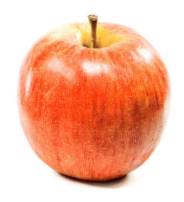 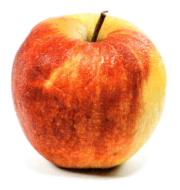

サクサクとしたリンゴ（左）と軟らかく，粉っぽいリンゴ（右）．

4章　テクスチャーと食感（口当たり，舌触り，歯ごたえ，質感など）

テクスチャーをどのように言い表すか？

　表（p.92参照）に，ツェスニアクが提案した分類（2002）を基に作成した，テクスチャーを言い表すために使われる多種の表現をまとめています．この表は，テクスチャーの分類に関して，物理的側面と感覚的側面の関連性を示しています．例をあげながら，私たちがどのようにテクスチャーについての種々の特性を決めているのか，そしてどのようにテクスチャーを向上させ，変化させることができるのかを，以下の節で説明しましょう．どの状態（固体，半固体，または液体）の食品に用語を適用するかがしばしば影響するため，テクスチャーの言い表し方の分類はより複雑になっています．そして，ある段階での食品の状態の境界線は曖昧な場合が多いことから，テクスチャーの表現は一つ以上の意味をもつことになると思われます．

固体および半固体の食品

　表（p.92参照）では，固体または半固体の状態の食品について，そのテクスチャーが物理的，幾何学的，その他のパラメーター別に分類されています．併せて，テクスチャーについて使用頻度が高い一般的な表現でどう言い表されているかによっても，分けられています．

硬さ

　「硬さ」とは，特定の方法で変形させるために，食材にかけられる圧力に対する物理的な表現です．食材が硬くなるほど，より強い圧力が要求されます．感覚的には，「硬さ」は大臼歯間で固形の食品を，または舌と口蓋間で軟らかい食品を圧縮するために必要とされる力について表しています．「軟らかさ」は反対語であり，簡単に圧縮できる食品を言い表しています．

　「サクサクした」，「パリパリした」，「カリカリした」は違いを明確にすることは難しく，多くの場合，これらはさまざまな食品に対して無意識に使われています．これは，ある食材の硬さに対する知覚は，触覚，視覚，聴覚といった感覚的印象と関連し混同されていることを示しています．

　サクサク状態のものという用語は，薄くて硬い食材（たとえばポテトチップス，パンの耳，炒ったカボチャの種子），および多孔質で硬い食材（たとえばメレンゲ）に適用されます．「サクサクした」，「パリパリした」，「カリカリした」という用語は，乾燥し砕けやすい食品（たとえば，ポテトチップス，トースト，クッキー，朝食用シリアル）に対して，無作為に使用されることが多いです．これは，湿っているかまたは乾燥している食材（たとえば，生か，さっと蒸した野菜，リンゴや洋ナシといった生の果物），内部よりも外側がより硬い食材（たとえば，堅焼きパン，フライドポテト，パイ，キッシュ）についても同様です．

凝集性

「凝集性」は，食材中の凝集力についての物理的表現です．食材が壊れる前に変形することができる程度でもあります．感覚的にいえば，食品の凝集性は，どの程度圧迫されたら食品がバラバラになるかを意味しています．凝集性には「靭性がある」，「ゴム状の」と言い表されるタイプのものもあります．「皮状の」はゴム状で硬い食品に適応されます．「もろい」は，咀嚼に対する抵抗力がほとんどない食品の特徴を示すために使用されます．「堅い」は，適度な咀嚼に耐えることができる食品を意味しています．「パリパリした」は，クッキーのように食品を一度に少しずつ小片に分解することができ，その小片は連続した咀嚼に対する抵抗が少ない場合に使用されます．「パリパリした」と「サクサクした」は同じ意味で使われることが多いです．

「靭性がある」は，食品を飲み込む前に咀嚼に必要な力に関連している物理用語です．靭性，硬さ，弾力性を区別することはできません．感覚的にいえば，靭性は一定の割合で食品を咀嚼するのに必要な時間に関係しています．

「ゴム状」は，固体の食品を小片へと咀嚼するために必要とされるエネルギーに関連した物理用語です．ゴム状の食品はそれほど硬くありませんが，凝集性は非常に高いです．感覚的には，ゴム状の状態は，変形しやすい食品を小片まで分解するのに抵抗があるのが特徴です．このため，飲み込みやすい大きさに咀嚼するのに時間がかかります．

食品など	粘度
ホイップクリーム	0.02
生卵の黄身	0.09
シロップ	0.96
クレームフレーシュ	2.9
ギリシャヨーグルト	3.0
マヨネーズ	12.1
蜂蜜	18.3
ヌテラ[*2]	28.1
歯磨き粉	43.8
マーマイト[*3]	43.9

補足：粘度は $Pa \times s^{-1}$ 単位で示され，10 ヘルツ，25℃において測定．
C. Vega, R. Mercadé-Prieto, Culinary biophysics: On the nature of the 6X ℃ egg, *Food Biophysics*, **6**, 152 (2011).

粘度

粘度は，流れている液体中の分子同士が内部でこすれ合う摩擦に対する物理用語で，食品のレオロジー特性についての表現です．別のいい方をすれば，粘度は，せん断力[*1]が加えられたときに，液体の流れに抵抗する性質といえます．食品の粘度は，テクスチャーや食感と関係がないとは考えられません．液体以外の食品が流れるのを話題にすることは奇妙に思われるかもしれませんが，大多数の食

---

*1 物をはさみ切ろうとする力．
*2 フェレロ社（イタリア）が販売している，ココア入りヘーゼルナッツスプレッドの商品名．チョコレート風味で，トーストやクラッカーに塗って食べる．
*3 酵母エキスのペーストで，おもにイギリスで市販されている．トーストやクラッカーに塗ったり，スープに調味料として加えたりして食べる．

液状の食品についてのテクスチャーの表現

分類	典型的な表現
粘度関係	濃い，薄い，粘性がある，粘稠性
軟らかい組織表面の触感	なめらか，軟らかな，クリーミーな
炭酸化関係	泡状の，チクチクした，泡の立つ
濃度関係	ずっしり，水っぽい，軽い
化学的影響	渋い，ヒリヒリした，辛い
口腔内のコーティング	口を覆っている，粘着性の，脂っこい，油っぽい
舌の動きに対する抵抗	ネバネバした，ベタベタした，粘っこい
口の中での後食感	スッキリした，乾く，なかなか消えない，さっぱりした
生理的な余韻	気分をスッキリさせる，温める，喉の乾きをいやしてくれる，満腹感
温度関係	冷たい，熱い
湿気関係	湿った，乾いた

品について液体と固体の明確な境界線はありません．これは，生の食品のほとんどが，ソフトマターから構成されているという事実に起因します．食品は，外部からどれくらいの早さで力が加えられるかによって，液体と固体の両方の特徴をもつことができます．そして当然ながら，食感は，食品に対する口や舌，歯の動きにも密接に結びついています．たとえば，スプーンから口に吸い込むとき，同じ液体であっても水と蜂蜜には大きな違いがあることがわかります．

粘性だけでは食品の食感を充分には言い表すことができません．これは，サワークリームの一種であるクレームフレーシュとギリシャヨーグルトの比較から説明することができます．この二つは，実質上粘度が等しいですが，食感は異なります．液体の粘性は，興味深い挙動を示すことがあります．たとえば，複合糖質（キサンタンガム）でとろみをつけられたケチャップは，振ることにより，大きな力をうけると粘度が低下します．

弾性

「弾性」は，圧力を除いたときに，変形していた材料が元の形に戻ろうとする速さについての物理的表現です．感覚的には，「弾性」は，たとえば舌で抑えるような圧力をかけた後に，食品が元の形にどれだけ速く戻るのかということです．

付着性

「付着性」も物理的表現であり，どれだけ食材が他の食材にほどよくくっつくか，逆にある食材が付着している食材をどれだけ簡単に引きつけられるのかということです．感覚的には，「粘着性」は，舌，歯，口蓋にくっついた食品をいかに簡単に除くことができるかを示しています．

3層のコーヒーショット，セロリアーク添え

【作り方】

【パウダーとホイップクリーム】
① セロリアークの種を6時間浸漬する．
② セロリアークの種を水中に30分浸し，65℃のオーブンで2時間，脱水させる．
③ セロリアークの種をフライパンに入れ香りが出るまで，煎る．そこにインスタントコーヒーを加える．
④ ③をコショウ挽きに入れ，細かなパウダーになるまですりつぶす．
⑤ クリームを軽い感じになるまでホイップし，冷蔵庫に入れておく．

【軽くて，ふわふわのミルク風味とカラメル風味のアイスコーヒー】
① 小さな鍋を弱火加熱し，マルトースを入れ，弱火でカラメル化させる．
② そこに温めたエスプレッソ50mLを注ぎ，火を止める．それらをかき混ぜ，シロップを作り，鍋を移動し冷ます．
③ エスプレッソ200mLと牛乳を混合し，3/4量のカラメルシロップで風味づけし，冷ます．
④ 提供する直前まで氷の上でこれら混合物を攪拌しながらチルド冷却し，氷を取り除く．
⑤ ミルクコーヒーにキサンタンガムを入れ，ハンドミキサーでキサンタンガムが完全に溶けるまで攪拌し，冷蔵庫に入れておく．

【温かくて，黒っぽいセロリアークコーヒー】
① セロリアークの皮をむき，小片に切り分け，ジューサーにかけ100mLの果汁を作る．
② セロリアークジュースと残りのエスプレッソを混ぜる．カラメルシロップを加える．
③ 提供する直前に②を90℃になるよう加熱する．

【盛りつける】
① 5つのショットグラスの底に温かいセロリアークコーヒーを2cmくらい注ぎ，その上に注意を払いながら，静かに牛乳とカラメルシロップ入りのアイスエスプレッソを3cmくらい加える．そこに2cmくらいになるようにホイップクリームを注ぎ，一番上にシードミクスチャー（セロリアークのパウダー）を散らす．

【材料】（5人分）

セロリアーク　　　　　　　　1個

【パウダーとホイップクリーム】
セロリアークの種	6.5g
インスタントコーヒー	3.5g
有機ホイップクリーム	150mL

【軽くてふわふわしたミルク風味とカラメル風味のアイスコーヒー】
甘藷糖（マルトース）	100g
高品質の抽出エスプレッソ	350mL
牛乳	100mL
キサンタンガム	0.5g

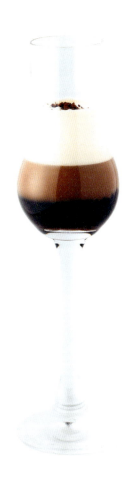

液状の食品

液状の食品についてのテクスチャー表現は，一連のカテゴリーに分類できます（p.96 参照）．それぞれのカテゴリーにおいて，テクスチャーに対する典型的な表現が数多くあります．多くの表現は，感覚的な表現の複雑さを反映して，心理的・生理学的要因を含んでいます．

さらに半固体の状態や炭酸化，気泡の形成，ゲル化，温度の違いによる異なるテクスチャー要素を含んでいる飲み物は，意外な効果を示すこともあります．たとえば，特有の層があるコーヒーが例としてあげられます．

粘稠性

「粘稠性」ははっきりと定義できず，多くの異なる文脈で使用されている表現です．しばしば粘性の同義語として使用され，食感とすべてのテクスチャーの特徴を一般的に言い表すために使われる場合もあります．

コーティング

口を覆う，すなわちコーティングするというテクスチャーは，脂肪が多く，油っぽい食品にとくに目立つものです．これは，クリーム，植物性油，動物性油，バター，マーガリン，ココナツオイル，ココアバター，濃厚クリームチーズといった食品がその例です．このテクスチャーは，口腔内の温度が食品の油脂の融点より高い場合に，最大限まで引き出されます．

ジューシーさ

ジューシーさは，圧力に屈する早さ，流れ出てくる果汁の量，唾液分泌への刺激の程度に関してかじられた果物から果汁が出てくる性質と昔から関連づけられています．この用語は，肉汁と液体の脂を多く保持した肉料理を特徴づけるときにも使われます．

クリーミーさ

クリーミーさの特徴はとくに複数の感覚が関与するため，定義するのが難しいことです．視覚，嗅覚，味覚，食感のすべてが，クリーミーさに関係しているのです．視覚が関与していることに驚くかもしれませんが，その影響を明らかにすることは簡単です．たとえば，艶がなく明るい色のカラメルは，なめらかで暗い色のものと比べ，クリーミーであると知覚されます．

「クリーミーな」という表現は多種の食品を特徴づけるために使われ，さらに食の専門家と素人による品質評価がほぼ一致することから，クリーミーさは特別なテクスチャーです．これは，クリーミーさを感じることは，とても基本的な感覚であることを示しています．もう一つの特徴は，他の味覚とは異なって，完全に満足できるクリーミーさを手に入れることは難しいだろうということです．

牡蠣は好きですか？

　多くの人が，殻から外して食べる生牡蠣を，究極に食欲を刺激するものとして認識しています．たとえ「海のような味が強すぎる」という理由や，まだ生きているものを食べたくないという理由から，牡蠣を食べない人が多いとしても，牡蠣のテクスチャーはとても価値があるものです．しかし牡蠣についてのとくに否定的な意見としては，ネバネバし，身がくっついており，嚙むのが不愉快というものです．牡蠣のマントル，えら，内転筋，内臓はすべて食べることができます．これは大きな内転筋と恐らく卵を食べているホタテ貝とは対照的です．ホタテ貝は，しっかりしており，わずかにゼリー状で，均一な食感があり，私たちはこれを気持ちがよい食感と結びつけます．

　嚙んだときの本来の新鮮な味を残しつつ，ネバネバしていると感じる生牡蠣の食感を変えることは難しくはありません．その方法は，牡蠣をさっとゆでることで，身を少し縮ませ，中身は生の状態のままで表面を凝固させることです．牡蠣のゆで方は，シンプルに沸騰水に新鮮な牡蠣を落としゆでるか，温めたオーブン中で牡蠣白身の水分と一緒に加熱するかです．後者の方法は，牡蠣の味を可能な限り保持できます．

　テクスチャーへの抵抗感を心配せずに，牡蠣を味わう簡単な魚料理は，生牡蠣を冷凍し，そして料理を提供する直前にすりおろした牡蠣を料理の上に盛りつけたものです．

　東京の二つ星レストラン「エディション・コウジ シモムラ」のオーナーである下村浩司シェフは，異なるテクスチャーをもつ牡蠣の料理を作っています．下村シェフは，日本の技術や原材料に刺激を受けたり情報を得たりしたフランス料理を提供しています．下村シェフは，川崎寛也博士（味の素株式会社）をはじめとする研究者と共同で，科学的原理に基づくことを意識し，健康的でおいしい料理を作る新しい方法を探しているとても珍しい存在です．

　下村シェフは，さっとゆでた牡蠣を，レモンで味つけ，ゼラチンで固めた海水のジュレと牡蠣クリームを盛りつけた料理を作りました（次ページ参照）．上には，あぶった天然の海苔を少量散らします．この料理のベースはクリーミーで，ジュレは軟らかく，弾力性があります．さっとゆでた牡蠣は表面がしっかりしており，内部は粘性がありクリーミーで，そして散らしている海苔はパリッとしています．これらは一緒になって，テクスチャーのハーモニーを奏でています．

　クリーミーさは，食品が流れ粘膜と擦れ合うという点で，粘性と結びついています．そして，クリーミーさはなめらかさやまろやかさと言い表されることもありますが，脂っこい，乾いた，ザラザラしたとは表現されません．クリーミーさは，食品と唾液との混ざり合い方やその速さ，食塊の大きさとも結びついています．単に粘度によってクリーミーさを調整することは不可能です．デンプンを含む食品については粘度の増大は通常，クリーミーなテクスチャーを導くでしょう．進化の過程で，私たちはクリーミーな食品を楽しむことをプログラムされている

4章　テクスチャーと食感（口当たり，舌触り，歯ごたえ，質感など）

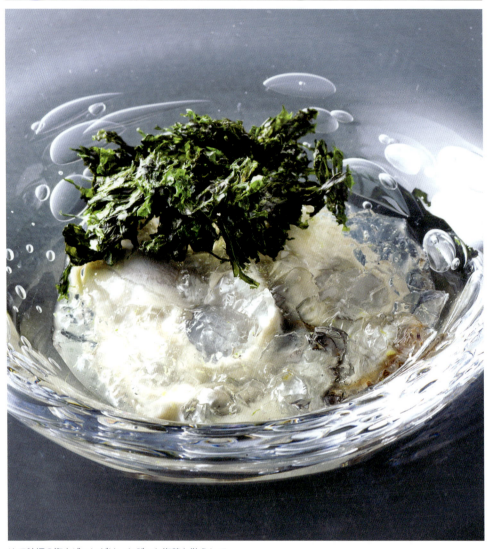

ゆで牡蠣の海水ジュレがけ，あぶった海苔を散らして．

可能性があります．なぜなら，クリーミーさは脂肪含量が高く，高カロリーの指標となるからです．

　ほとんどの人は，食品の脂肪含量とクリーミーさを関連づけていますが，必ずしもそうではありません．たとえば，脂肪含量が大きく変動しても，乳製品のクリーミーなテクスチャーを均一になるようにすることは可能です．味の印象を決定する要因は，口中の表面，とくに舌表面への脂質の広がり方や，揮発性の香り成分が脂肪分子の膜からどのように放出されるかということです．脂肪含量は，クリーミーな食品の代わりに脂っこいテクスチャーを生じさせるために，過剰にならず適量であるべきです．ニューロガストロノミーの分野では，クリーミーさは複雑なテクスチャー特性とみなされています．粘度の触感に加えて，その特性としては，香り，色，場合によっては脂肪が小さな脂肪球の形態で食品中でどの

ように構成されているのかということに対する知覚を含みます．

　乳製品では，クリーミーさは牛乳中の小さな脂肪球に関連しています．これは脂質部分には多くの香り成分が溶けていることから，味と香りの印象とクリーミーさの印象を区別することは難しいためです．クリーミーさに不可欠な物理的要素には，食品が口の中を動き回る際にずれ合う小さな脂肪球の性質との関連が示唆されています．この効果はボールベアリングの機能になぞらえられています．低脂肪の乳製品のクリーミーさを望ましいレベルにするためには，特別な工夫が必要です．

　液体や半液体の食品におけるクリーミーさの知覚について，次のような調査があります．クリームチーズのような液体または半液体の食品では，テクスチャーの触覚要素が優位に立っていますが，ある種のヨーグルトやプリンのような固まったタイプの食品では，味と香りによって主として決定されるという調査です．このため，クリーミーさと関連づけられている味成分や香り成分は，プリンでのバニラの例のように，クリーミーさの知覚を高めます．すべての場合において，私たちはしばしば，なめらかで豊かな後味をもつ食感とクリーミーさを関連づけます．

　さらに，食品を小さく分解するときに口の中で起こっている変化と，クリーミーさを切り離すことはできません．おいしい飲むヨーグルトは，クリーミーさを感じますが，そうではない液体もあります．たとえば，水，レモネード，クランベリージュース，粉の懸濁液のように，個々の粒子の存在が気になり，感じられる液体です．

粘弾性

　この説明は大部分が理想化されていますが，多くの種類の食品はとても複雑で非線形的に振る舞います．食品は，ある条件下ではゴム状やプラスチック状の固体のように振る舞い，別の条件下では流れることができる液体のように振る舞います．これは，粘弾性として知られています．短期間に急激な力にさらされた場合，粘弾性がある物質は固体のように振る舞い，一方で長時間ゆっくりと力にさらされた場合，その物質は粘稠液のように流れゆっくり広がるでしょう．そのような物質が流れ出した時点で，力を除いたとしても，元の形には戻れません．粘弾性挙動は，ポリマー，すなわち互いに絡み合っている長鎖分子からなる材料においてよく見られます．力が急速にかけられた場合，長鎖分子は結びつきをほどく時間がなく，物質はゴムのように挙動します．しかし，もし力がゆっくり，長い時間加えられた場合，分子はそっとすれ違うことができ，物質は流れ，変形状態が長く保たれます．ハイドロゲルがそのよい例です．脂質，水，空気の複雑な混合物も粘弾性を示すことができます．このような場合，長期間に渡って力が加えられると，不可逆的に変化して流れる微細構造があります．マーガリン，ベイクドケーキ，アイスクリーム，野菜，果物，チーズは粘弾性を示します．

テクスチャーの変化

　料理の重要な目的は，味を向上させ栄養価を最大限に高めるため，噛んだときにバラバラになるように食品の特性を変化させることです．一番よい例は，生の食材を調理し，噛みやすくすることです．肉は，結合組織の細胞構造は崩れますが，逆に，なぜか咀嚼は簡単にはなりません．加熱調理は一部の食物繊維を軟化するため，火を通した野菜は口にするとより容易に変形します．対照的に，加熱された肉は，結合組織のコラーゲンが変性し収縮するため，硬くなり，身はほぐれやすくなります．このとき，私たちは肉がより軟らかくなったとしばしばいいます．しかし，当然，肉を変形させるための非常に強い力を使わなければ歯で割くことができないほど結合組織が多い肉も存在します．

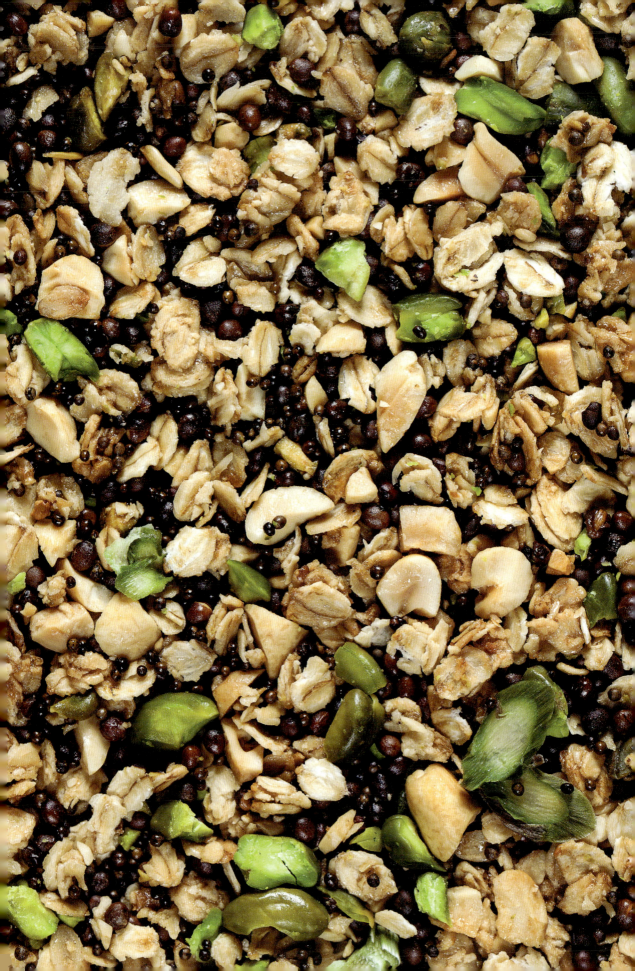

5 食感を楽しもう

　食べ物を料理するときはいつでも，食べ物特有のテクスチャーや質感があるため，それらの特徴をつかみます．これは，自宅のキッチンと食品加工工場の両方に当てはまります．食品へテクスチャーや食感を付与する明白な方法として加熱操作がありますが，これは当然調理方法の基本的な操作の一つです．

　生の食材の特性を変えることは，テクスチャーを変化させることと，食品の保存性を高めるために行われます．食品が商業的に加工される場合は，その加工品は輸送されたり，長期間スーパーマーケットの棚で保管されたままかもしれないので，料理の最終段階で生じる変化を考慮する必要があります．どのような場合も，食品が口に入るときに何が起こるのかを考慮することは，食感を楽しむ上で重要です．食品のテクスチャーは，私たちが咀嚼する方法，そして温度，唾液，消化酵素および噛み方などに影響されます．

　食感に与える因子を考えるとき，レオロジー（液体や軟らかい固体における流動性）を考慮することが重要になります．私たちは口腔内でどのように食材が動くか，舌，口蓋および歯によって感じることができます．私たちは食べ物のレオロジーを，粘着性（シロップ様），粘液性（希薄なゼリー様），あるいは脂っぽさ（油脂様）などで判断しています．飲料のような液体は，口腔内を素早く満たして流れます．エマルションのような半固形物では，よりゆっくりとした流動性と粘弾性を示します．固形物はまったく動きませんが，それらはときどき舌と歯の動きにより唾液中に溶けて溶解したり，小さく噛み砕いたりできます．

　食べ物の調理，調理法，および美食（ガストロノミー，料理スタイル，美食法）が中心となり，味がよく，面白く，栄養価が高い料理が作られます．キッチンで調理されたり，口腔内に入るときに生じる食品の変換が，すべての食感の感じ方に必ず影響を与えています．

　キッチンにおける多くの調理工程は，不可逆反応です．一度ゆでたジャガイモは，冷ましても元に戻すことはできません．同様に，調理後の卵は固まり，再び生の液状に戻ることはありません．また，いくつかの方法を組み合わせて生の食材を調理する場合，異なる順序で工程を進めると，同じ料理にはなりません．この例として，牛乳やクリームを含むソースに酸性の物質を加えることがあげられます．

調理担当者はキッチンで行う調理操作を勝手に変更できませんが，料理の出来上がりを左右する操作や過程に気づき，その原理，制御方法および操作のコツを理解したとき，より単純で正確な調理操作の方法に修正されます．このように修正されながら用いられる調理操作の説明書を，一般に「レシピ」と呼びます．

生の食材の変化

通常，生の食材は元々の特性が時間経過によりどのように変化するかを考えなければなりません．結局のところ生の食材は生きており，酵素反応，微生物，多数の化学反応，あるいは水分や揮発性成分の蒸発などにより，壊れたり変化したりします．キッチンで調理する前の生の食材の捕獲・収穫，保存，および塩漬けなどの条件は，新鮮さを保つために急いで運ぶべきか，あるいは食品中の味物質が充分に熟成するまでにどの程度の期間が必要かを判断する必要があります．

私たちが調理したい食材の多くは，限られた季節にしか入手できません．旬の生の食材は，味もよく多くのビタミンや栄養素を含んでいます．しかし，私たちはさまざまな加工処理（腐敗を減らしテクスチャーと栄養価を向上させるための処理，咀嚼しやすく消化しやすくするための処理，特定の味の印象を引き出すための処理など）した食材を，感覚的に新鮮な食品とみなしがちです．そのため本来の「新鮮」という意味ではないのですが，私たちが風味や面白い食感と最も密接に関連づける多くの食材が広く扱われています．その例として，熟したチーズの発酵，乳製品の酸処理，果物や野菜の塩漬けおよび酢漬け，乾燥処理，肉や魚の燻製処理などがあげられます．

次に，食品の調理による物理的な操作と生の食品とその構成要素が関連して，食感と味物質およびアロマの放出に非常に大きく影響します．生の食品自身がいくらかの水と油を含んでおり，これにより食品が親水性か，疎水性か，あるいは両親媒性かが決まるとともに，水や油が加えられることもあります．一方，水はさまざまな方法により食材から取り除かれる場合があります．温度と圧力などの熱力学的な状況が変化することで，脱水などの影響が生じる場合もあります．

最後に，料理の構造とテクスチャーは，ほとんどの場合平衡状態にあるわけではなく，時間とともに変化していくことがとても重要であることを述べておきます．温かい食品が寒いときに，冷たい食品が室温で食べられるかもしれません．食品成分が分離しているか一緒に混ざっているかにより，食品の鮮度が落ちたり，簡単に変化したりします．具体的には油と酢のドレッシングは通常しばらくすると分離する，氷はフリーザーから取り出したり口の中に入れたりすると溶ける，パンが乾く，フレッシュチーズ作りにおいてカードと乳清が分離するなどの変化があります．このため，時間は調理する上で重要な要素です．また，時間をかけてこれらの調理工程を行った後は，その食品が本来もつ構造やテクスチャーに戻すことはできません．

テクスチャーは食品における静的構造あるいは分子構造のみでなく，力をかけ

たときに食品が変化するかどうか，変形するか，細かく砕かれるか，流動的かどうかなどの動的条件に影響されます．また，食品のテクスチャーは口腔内で，食品が元々どのような構造をもつか，唾液により軟らかくされるか，嚥下されるまでにどれくらいの時間口腔内に留まるか，などのいくつかの因子により変わります．

　食感とのかかわりにおいて，食品が他の影響をどのようにうけるかで特徴づけられ，判断されます．食品のもつ粘性，脂っぽさ，ざらつき，湿っているか乾いているかの説明は，食品そのものと同じように，私たちの指，口唇，口と食品の相互作用をどのように認識しているかの説明と同じです．ワインは舌を潤したり唾液腺を刺激したりするため湿り気を感じますが，もし私たちの口腔がテフロン製であるなら，ワインを口に含んでも乾いて感じるでしょう．寿司に用いられる海苔（のり）は乾いて感じますが，これは海苔が口腔内や唾液の水分を吸い込んでしまうためです．油脂を脂っぽく感じるのは，油は唾液とは混ざりにくく，口腔内でゆっくりと広がり口腔内をコーティングするためです．ミルクアイスのきめは粗く感じますが，アイス中の氷の結晶はとても大きく，これを舌や歯で感じ取ることができるためです．水と油はなめらかに感じますが，これらを含む食品は口腔内で簡単に動かせたり，食品や食品中のいくつかの成分を溶解したり軟らかくしたりすることを助けるためです．

加熱と温度

　キッチンに暖炉がなくても，今後，オーブン，焼き網や鉄板（ホットプレート），レンジ（コンロ）や最新の真空調理器具などが，キッチンにおいて最も重要な設備となります．生の食品を加熱調理することは，健康的で栄養価が高い食事の基盤となります．食材を加熱するときの温度コントロールは，食品のテクスチャーの変化に最も影響を与える調理操作の一つです．これは卵の調理，野菜の蒸し調理，あるいはステーキを焼くことを想像してみるとわかるでしょう．この反対の調理作業として，冷蔵や冷凍により食品を冷やすと，食感へ著しい影響を与えることがあり，この例として，ゼリーが固まる，液体混合物がアイスクリームになることがあげられます．

　異なる三つの調理原理により，以下の加熱方法が使用されています．それは，伝導，対流および放射による加熱です．卵をゆでるときは，卵の周辺の温水から熱が直接伝導しています．食品を真空パックに入れたまま温浴中で加熱する真空調理も，ゆで卵と同様です．オーブンによる加熱では，庫内でファンが熱風をぐるぐると対流させることで，食品の周りを高温で均一に包みます．標準的なオーブンでは，熱の放射により食品は乾燥し，焙煎，焼成されます．

　焼き物においては，放射が最も重要な役割を果たします．放射熱はステーキの表面において，最初に非常に素早く吸収され，肉の主要な味および香りの元である褐色の焼き色をこんがりと付けます．ゆっくりとした伝導過程の結果として，ス

食品	テクスチャーの変化	理由
パン粉	硬さの上昇，弾力の低下	デンプンの老化，デンプンの水分がグルテンへ移行
パンの耳（皮）	新鮮さの減少，硬さの上昇	水分がパンの軟らかい部分から耳へ移るため
バターとマーガリン	硬さと粒状性の上昇，伸展性（のび）の減少	脂肪結晶の肥大，結晶構造の変化，付着性の上昇
熟したチーズ	硬さと破壊性の上昇，弾力の低下	酵素による変化
チョコレート	粒状性が生じる	ココアバターの結晶構造の変化
クラッカー	新鮮さの消失	空気中より水分を吸収するため
新鮮な果物	軟化，枯れる，新鮮さの消失，ジューシーさ（みずみずしさ）の消失	ペクチンによる分解，呼吸，傷む，水分と膨圧の減少，細胞間層の衰え
アイスクリーム	粒子の粗さの上昇，バターらしさ，ざらつき感，もろさ	氷結晶の肥大，脂肪球の凝集，ラクトース（乳糖）の結晶化，タンパク質の水和の不足
マヨネーズ	乳化	脂肪の結晶化
肉，魚	はじめに硬さが上昇し，時間が経つと軟らかくなる	死後硬直，自己消化
練り辛子（マスタード）	水の漏出（離漿，離水）	粒子の集合
漬物（ピクルス）	軟化	酵素と微生物による（構造の）破壊
パイ	表面の新鮮さの減少，生地の乾燥，生地中の水分の減少	ゲル化剤から水分が漏れる（離漿，離水）
貝類，甲殻類	軟化と形の崩れ	酵素による構造破壊（消化，分解）
砂糖菓子	結晶化，粘度の上昇	砂糖が結晶化する
新鮮な野菜	硬化	細胞壁のリグニンの凝集（アスパラガスやさや豆など），砂糖のデンプンへの転換（さや豆やスイートコーンなど）
	軟化	ペクチンによる分解，水分の損失（トマトなど）
	穴が開く	冷害（ピーマン，パプリカ，さや豆など）
	鮮度低下	水分と膨圧の減少（レタスやセロリなど）

M. Bourne, "*Food Texture and Viscosity: Concept and Measurement*, 2nd. Ed.", Academic Press (2002).

テーキの表面から内部へ熱が伝わる過程があります．これらの過程のバランスが，ステーキの焼き上がりを左右します．焼き料理においては，たくさんの化学反応が生じます．たとえば，アミノ酸は熱分解により香りに関与する芳香族アルデヒド類となる，メイラード反応によりいくつかのおいしさにかかわる化合物を誘導する，カラメル化反応により肉を褐色に仕上げたり味と香りの両方に寄与するフランと呼ばれる有機化合物を生成する，などがあげられます．

熱分解（Pyrolysis）

Pyrolysis（熱分解）とは，ギリシャ語である"*pyro*（放火魔）"（火を示す）と"*lysis*（溶解）"（分離する）という語句に由来しています．熱分解では，無酸素条件下で高熱をかけることで，有機物が壊されます．熱分解により食品に生じる物理的・化学的変化は，不可逆的です．

温度管理

温度計は何世紀にもわたり，調理器具の一つとして使用されてきました．シェフはたいてい氷点や沸点において水がどのように振る舞うか，という知識に頼って適正で正確な温度管理を行います．ほとんどの生の食材は水分量が多く，食品中の水分を温めたり冷ましたりする際の温度測定に重要です．沸点は液体が沸騰して泡が生じはじめると目視で簡単に確認できるため，レシピにもよく書かれています．実際には，液体食品の特徴により本来の沸点は高かったり低かったりするので，温度管理には正確な指示はありません．たとえば，澄んだスープとクリーミーなスープでは，沸騰する温度が異なります．

脂質もまた温度の指標としての役割をもっています．熱した油は，食材に焦げ目をつけたり，あるいは揚げ料理の際に温度維持などの役割を果たします．脂質はその種類，とくに飽和脂肪酸か不飽和脂肪酸か，あるいはその純度などにより，融点，煙点および沸点が異なります．

真空調理法

自然科学のうち化学は長い歴史の中で調理法と関連していることが知られており，温度管理における重要性がとくに注目されています．一方で，近年出現した分子ガストロノミーは，より正確な温度測定と制御方法をもたらしました．真空調理法は，生の食材を真空パックに入れ，温度管理された湯浴中で通常よりも長時間加熱する調理法です．この調理技術は1960年代から食品産業のために用いられているもので，フォアグラの調理時に，食感，色および調理による損失を減少させます（通常50％損失するものが，たった5％ほどの損失ですみます）．調理への応用としては，1974年にはじめてフランスの高級料理店で用いられました．このように，真空調理は前衛的なレストランで使用されはじめましたが，器具は入手しやすく利用しやすい方法であるため，しだいに一般家庭にも普及しました．

原則として，真空調理法は非常に単純です．まず，生の食品を専用の袋に入

れ，真空パックします．真空パックした食品を袋ごと，正確な温度管理ができる循環した温水の入った温浴に入れます．真空調理では，伝統的なオーブンにおける熱の放射とは対照的な熱伝導により加熱されます．

真空調理は，肉類をゆっくりと低温で加熱する際に用いられ，何よりもまず，肉料理のテクスチャーをジューシーで軟らかく仕上げるために用いられます．

真空調理の他の利点として，真空パックの袋は食材のエキスの損失を防ぐ点があげられます．また，真空パック中のマリネにおいて，長時間の調理中に，加えたスパイスと味成分が食材全体に均一に広がり，味を増強させることも可能です．

真空調理では通常，肉類では 55 〜 60℃，魚類ではこれよりも若干低い温度帯，野菜類ではこれよりも若干高い温度帯でそれぞれ加熱されます．このような低い温度帯であるため，微生物の殺菌ができないなどの問題が生じる場合があります．真空調理法ではパック内の空気は除かれ，好気性菌による食材の腐敗を防ぎますが，微生物が繁殖するうえで理想的な温度帯に長時間置くことで，予期せぬ結果を招く場合があります．これを回避するために，真空パック処理を行う前に，肉の表面に焦げ色がつくまでガスバーナーであぶるなどして表面を素早く高温にして殺菌するなどの方法があります．

真空調理の調理時間は，大部分が食材とでき上がる料理によって決まります．軟らかい牛肉，ラム肉（子羊の肉）および豚肉の切り身を調理する場合，通常は 4 〜 8 時間必要であり，とても硬い部位の場合は数日が必要になることもあります．魚の場合は通常は 30 分程度で，野菜の場合は 2 〜 4 時間かかります．

真空調理では，逃げ道のない大量の水分が，パック内に溜まることがわかっています．これが，皮つき肉，たとえばカモのもも肉や胸肉の場合ではこのようには見られません．真空調理の温度は皮を軟らかくするには低すぎるため，不愉快

分子ガストロノミー

分子ガストロノミーの一般的なイメージとして，液体窒素による急速冷凍とウォーターバス（温浴）を用いた真空調理の厳密な温度管理が最も認識されていますが，実際には分子レベルでの説明や理解はほとんどなされていません．

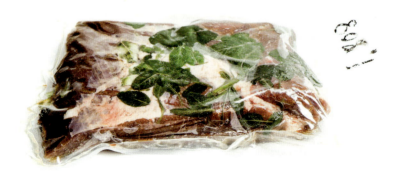

肉のマリネの真空パック

ステーキ用牛肉のアントルコート*

塊肉は軟らかく調理する必要があるため，素早く焼くか，あるいは真空調理ではパウチに塊肉を入れる．真空調理では，とくに手間暇はかからない．しかし，真空調理で軟らかくカットされた肉はうま味をいく分失ってしまう．低温でゆっくりローストすることで，真空調理法に頼らず上質の軟らかいステーキを作る方法を示す．

【作り方】

① 肉に塩，コショウをよくまぶし，ハーブ類と一緒にステーキ肉を焼き用のラックに置く．このとき，肉の周りを空気が循環することが重要である．
② 90℃にオーブンを予熱し，30〜45分オーブンの中で肉を焼く．肉の中心温度が54℃になったらオーブンから取り出し，アルミホイルで覆う．
③ 提供する前に，鴨脂，牛脂，あるいはバージンオリーブ油を敷いたフライパンの中で高温で素早く加熱し，焦げ目をつける．

【材料】

ステーキ肉（テンダーロイン）　220g
塩，コショウ
サボリー，セージ，ローズマリー，タイムなどのフレッシュハーブ類
鴨脂，牛脂またはバージンオリーブ油

*アントルコート
　フランス語．ビーフステーキに使用される牛肉の部位の中で，最も高級な部位．

な湿った粘着性のある食感となります．

50〜55℃を超えない温度条件下による真空調理では，肉自身がもつ酵素もまた，肉を軟らかくする助けとなります．

肉を真空調理する場合の最も大きな問題は，肉の皮や表面に焼き色がつかず，カリカリした食感がなく，まずいことです．これは，肉の焼き色やカリカリした食感などに関与するメイラード反応が，110〜170℃で加熱すると素早く起こるのに対し，50〜60℃ではきわめてゆっくり進行するためです．このため，焼き色のついた肉にするためには，真空調理による加熱を短時間で終了し，焼いたりガスバーナーであぶったりする必要があります．

軟らかくジューシーな肉

一切れの肉を食べるとき，噛んだ一口目で肉のジューシーな味わいを感じます．より持続的なジューシーさは，脂質とゼラチンからなる肉汁が多いことによるとされていて，これが多いと私たちが肉を噛み終わるまでジューシーさが続きます．この肉汁は，口腔内でゆっくり広がることでジューシーな味わいを引き出します．

さまざまな肉料理において，真空調理は理にかなわなかったり，味や食感を改善する目的でない場合にも多く利用されています．完璧にジューシーでピンク色のレアな断面の肉に仕上げるなど，審美的な理由で，真空調理により肉が調理されています．薄切りの肉は真空調理でも素早く加熱されますが，硬くなります．

加熱した一切れの肉がどれくらい軟らかくジューシーかは，肉における筋肉と結合組織量などの繊細なバランスにより決まります．このバランスは，肉の構造と調理する際の温度，および加熱時間が影響します．また，肉の構造は，肉のどの部位であるか，それがどのくらいの年齢（週齢）か，どのような方法でどのくらい熟成されているのかなどにより決まります．

5章　食感を楽しもう

牛バラ肉の真空調理

【作り方】

① 切れ味のよいナイフで牛バラ肉の形を整え，脂肪に切れ込みを入れる．
② 小さな鍋にオリーブ油を注ぎ，手でつぶしたニンニク片を入れる．ニンニクの香りが油に回れば，ニンニクを取り出し，油を冷ます．
③ 肉の両面に塩をまぶし，香りづけした②の油をまぶす．焼き色をつけるために少量の油は取っておく．
④ セージ，月桂樹（ローリエ），粒コショウとともに牛肉を真空パック用袋の中に入れ，空気を抜く．
⑤ 真空調理用ウォーターバスを57℃にセットし，袋を入れ，5〜7時間保温する．
⑥ 肉を取り出し，残しておいた香味油で焼いて色づけする．
⑦ 肉を5cm角に切り，適当なつけ合わせとともに提供する．

【材料】

牛バラ肉	2kg
高品質のオリーブ油	200mL
ニンニク	2片
塩	
セージの葉（生）	10〜12枚
月桂樹の葉（ローリエ）	1枚
粒コショウ	15粒

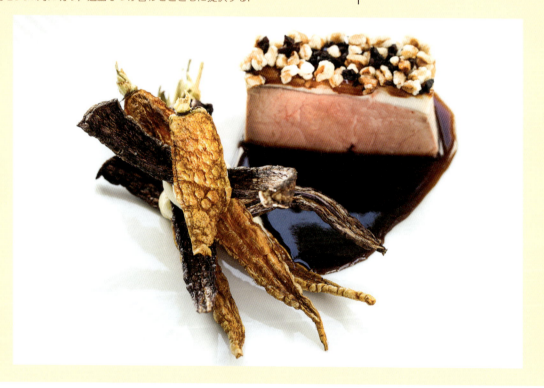

　高温で調理すると，結合組織中のコラーゲンはすぐに縮み，肉汁が出てくることで，軟らかいが乾燥した焼き上がりとなります．一般に70℃以上の高温長時間の加熱により，肉中のコラーゲンがゼラチンに分解され，より軟らかくソフトな食感となります．筋肉タンパク質の変性は肉を加熱したときに生じ，より硬く食べやすくなりますが，肉汁が出尽くしてしまうことでジューシーさが消失します．

　要約すると，ゆっくり長時間かけて加熱する真空調理法は，肉をとくに軟らかく仕上げるために効果的です．温度と時間の適切な組み合わせにより，すべての

問題が解決できます．

瓶詰と缶詰のテクスチャー

　調味料を加えて調整できる味や香りとは対照的に，「テクスチャー濃縮物」を添加するだけで，テクスチャーや口当たりを簡単に変化させることはできません．理想的には，生の食品固有の構造などに由来するテクスチャーをもっているか，調理などによりその料理特有のテクスチャーが加わるはずです．増粘剤，安定剤，ゲル化剤および乳化剤などの添加物は，ほとんどの場合テクスチャーを変化させるために使用されます．最も有名な増粘剤として，ソースやフルーツジュースに濃度をつけるために用いられるジャガイモデンプンやコーンスターチがあげられます．

　加工食品へ用いられる添加物は数千種類あり，このうち約10％は液体食品やヨーグルトのような半固形食品の硬さやテクスチャーを変えるものです．生の食品に由来するテクスチャーに比べると，添加物によりテクスチャーをつけ加えることは比較的簡単です．これらの添加物の最大の特徴は，非常に少量で充分なテクスチャーの変化が実現できることです．テクスチャーは巨大な産業です．大規模な多国籍企業の多くは，特定のテクスチャーをもつ加工食品を開発するために，またテクスチャーをコントロールするために添加物を製造し，食品科学技術を組み合わせて作る巨大食品企業です．

デンプン：とても特殊な増粘剤

　デンプンは家庭でもよく使用される，最も一般的に用いられる増粘剤の一つです．デンプンは，たとえば米，小麦，トウモロコシ，ジャガイモといった穀類やイモ類などの植物において，エネルギー源として蓄えられている炭水化物です．世界的にも，ヒトにおけるエネルギー消費量の50％前後がデンプンに由来します．デンプンは2種類の多糖類であるアミロースとアミロペクチンからなり，これらは植物細胞において小さなデンプン粒子として一緒に貯蔵されています．植物の種類により，このデンプン粒子の大きさと形が異なり，米に含まれるデンプン粒子は通常約5マイクロメートルと小さく，小麦の場合は約20マイクロメートルとこれよりもやや大きく，ジャガイモの場合は30〜50マイクロメートルとかなり大きいです．

　食品中のデンプン粒子はさまざまなタンパク質に覆われており，このタンパク質の性質はデンプン粒子の吸水性と酵素反応に対する抵抗性に影響を与えます．これらのタンパク質は，水と結合することができます．低温条件では，タンパク質を多く含むデンプンは，タンパク質含量の少ないデンプンよりも保水性が高い傾向があります．タンパク質が水分と結合したとき，デンプン粒子は互いに結合することで，それ以上の吸水が阻害されます．これが，タンパク質を多く含むデンプンが塊を作る理由です．

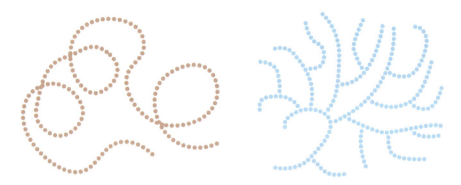

デンプンを構成する二つの多糖構造：アミロース（左）とアミロペクチン（右）．

　アミロースとアミロペクチンの関係は，植物の種類により少し異なります．通常アミロースはデンプンの 20 〜 25% を占めていますが，場合によって 85% にまで達することがあります．たとえば，エンドウ豆から抽出したデンプンは 60% がアミロースで，反対に，モチ種の植物中のデンプンは，ほとんどがアミロペクチンから構成されます．この例として，モチ米，ワキシー種（モチ種）のトウモロコシ，大麦，およびヤナエリ（緑豆の種子）などがあげられます．

　この 2 種の多糖類は，増粘作用としては異なる役割を果たします．多糖類は，多数のグルコースが結合した構造をとっていて，アミロースは長い鎖状となっており，アミロペクチンはとてもたくさんの枝分かれ構造をとります．1 分子のアミロペクチンは 100 万個ものグルコースから構成されます．これらがゲル状になるとき，アミロースは分子内に水が結合するのに対し，アミロペクチンでは水とは結合せず沈殿を生じます．この例として，キャッサバイモ由来のタピオカデンプンの 83% がアミロペクチンで，これが固まった粘着性のゲルであるタピオカがあげられます．

　ほとんどのデンプン粒子は冷水には溶けませんが，水分量が 30% 程度になれば溶かすことができます．一方で，高温条件下ではデンプンの溶解度が変化します．この例として，加熱して潰したジャガイモや，お粥にした穀類があげられます．55 〜 70℃ の温度条件下でデンプン粒子は溶けはじめ，水への溶解度が上昇します．デンプン粒子の構造破壊は，約 100℃ で最大となります．

　アミロース含有量が多いデンプンは水によく溶けます．この例としてあげられるものが，ジャガイモデンプンで，コーンスターチよりも水によく溶けますが，これはコーンスターチの方がアミロペクチン含有率が高いためです．ジャガイモデンプンは，水を加えると生のジャガイモ中のデンプン粒子の 100 倍にまで膨らみます．マッシュポテトはジャガイモの 3 倍量の水と容易に結合し，ポテトの塊を形成します．

　デンプン粒子が水に溶けるとき，アミロースの一部が水中にゆっくりと漏れ出し，溶液の粘度を上昇させます．アミロースの長い分子は徐々に寄り合わさり一

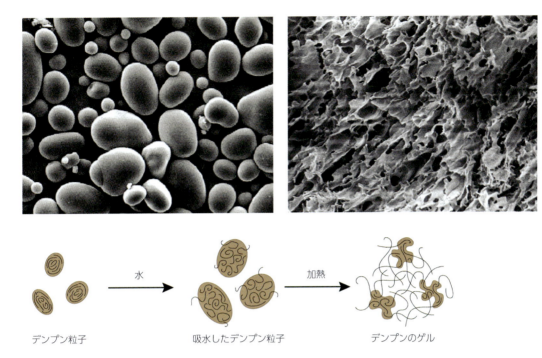

(上図) ジャガイモデンプンの電子顕微鏡による写真.
生 (左) と調理後 (右). 生のジャガイモデンプンの粒子径は通常 30 〜 50 マイクロメートルである.
これを調理すると,吸水とゲル化によりデンプン粒子の構造が壊れる.
(下図) デンプン粒子がゲル化する際にどのように水を吸水するかについて図示した.

部は固まり,流動性が低下します.これら二つの現象により,デンプン溶液の粘性はより上昇します.

　とても低い温度条件において,アミロース濃度が非常に高くなった場合,アミロース分子の硬度は上昇し,固まりはじめます.これがデンプンによるゲルの形成です.このようなデンプン粒子が水に溶解したり吸水したりすることでゲルが生じる現象を,ゲル化と呼びます.このゲルをかき混ぜると,アミロースの網目構造がバラバラになり,デンプン粒子が壊れはじめ,粘度が低下します.この溶液を冷ますと,再びアミロース分子の網目構造が部分的に構成されますが,壊れ

ジャガイモデンプンは特別なものである

　ジャガイモデンプンは,他の食品由来のデンプンと比べてアミロース分子が長く粒子径も大きいため,とくに優れた増粘剤となります.ジャガイモデンプンはおいしくて甘いソースの増粘剤として有用ですが,デンプンの粒子径が大きいため,コーンスターチや米粉よりもダマになりやすいです.幸い,強くかき混ぜるとジャガイモデンプンは壊れるため,手作業で簡単に対処できます.調理後のジャガイモから取り出したデンプンが片栗粉です.片栗粉はジャガイモデンプンとは異なる粘性を示しますが,これはタンパク質や食物繊維を含むためです.

粘度のある食品が液体に戻りはじめるとき

　デンプンはしばしばグレイビーソースやお粥などの粘性に利用されたり，パスタが硬くなったりする原因となります．デンプンと同量の水が結合すると，水はゆっくりとデンプンから漏れ出し，食品は液体に近づきます．これは，食品を沸点まで温めその間激しく攪拌すると生じますが，デンプン粒子が膨らんで小さく壊されるためです．デンプン粒子のアミロースの割合が多いほどよく水に溶け，網目構造を作りやすくなりますが，とくに濃いピューレなどのようにはじめにデンプン粒子の濃度が濃い食品の場合は，加えたデンプンが希釈されその粘性は低下します．

たデンプン粒子は元に戻りません．この例として，小麦粉の調理，かき混ぜる操作およびお粥が冷めたときなどの物性変化がよく知られています．

　デンプンのゲル化は，温度だけでなく水分量にも影響を受けます．前述のように，デンプン粒子は表面を覆うタンパク質により維持されますが，脂質も同様にゲル化をコントロールする役割を担っています．これらは小麦粉とバターを均等に混ぜて作るルーにおいて重要な因子で，デンプンへの吸水を抑制しています．

　デンプンゲルを冷却して一定時間放置すると，ゲルはゴムのように固まり離水します．アミロースは冷水には溶解せず，結晶構造を再構築しはじめますが，このときのデンプン粒子の構造は，実際には元の構造と異なります．この過程を老化と呼びます．ちなみに，老化は，パンを冷蔵庫で保管すべきでない理由の一つです．私たちは，パンを冷蔵すると新鮮さを失ったり乾燥したりするためよくないといっていますが，その理由を正しく理解できていません．パンのおいしさの低下は水分が失われるためではなく，デンプンが老化するためなのです．水分の漏れは，この場合離水（離漿）と呼ばれ，アミロース分子は結晶化することで，水が絞り出されます．これは，デンプンでとろみをつけたグレイビー（肉汁を用いたソース）でも生じます．グレイビーソースを冷やして一定時間放置すると硬くなり，表面に水が浮かび上がります．

　老化は，冷凍したデンプンを含む食品においても生じます．これは冷凍した食品が溶けるとき，水が漏れ出るためです．例としてパイの詰め物から水が漏れることがあげられます．アミロペクチン含量の多いデンプンを使用すると，ある程度この老化現象を防ぐことができます．またアミロースの場合とは異なり，アミロペクチンに老化が生じたとしても温めることで元に戻すことができます．さらに，ケーキやパンは脂質や乳化剤を含みますが，脂質はデンプンの結晶化を防ぐことから，これらは老化しにくくなります．

　パン生地などのようにデンプンを多く含むゲルを焼いたり乾燥させたりすることで，デンプンがガラス化（ガラス状態となる）することにより，焼き立てのパンの表面，クッキーおよびポテトチップスなどはサクサクとしたテクスチャーとなります．

エマルションと乳化剤

エマルションは特殊な原理により二つの液体が混ざる現象を指しますが，原則として混和とは異なります．これは機械などを用いて二つの液体を充分に振とうすることで，片方の液体をとても小さな粒子（小滴）にして，もう一つの液体（溶媒）中に分散（懸濁）させることを指します．これらの小滴は懸濁液（サスペンション）中に短時間あるいは長時間留まりますが，最終的には徐々に分離し，再び二つの液体となります．エマルションは家庭において，水溶性の液体（水，酢，レモン果汁）と脂溶性の液体（油脂と脂肪）を混ぜる際にしばしば見られます．

日々の調理で最もよく用いられるエマルションとして，油脂80％，水分20％で構成されるバターとマーガリンがあげられます．専門的にいうと，これらは油中水滴（W/O）型のエマルションであり，この場合は脂質の連続した相の中に水滴が分散した状態となっています．バターは飽和脂肪酸が豊富な動物性油脂より作られており，これら牛乳中の脂質やリポタンパク質などのような自然に含まれる乳化剤が水を脂質中に分散することを助けます．一方で，マーガリンはおもに植物性の不飽和脂肪酸から作られていますが，これは現在，少量の乳化作用をもつタンパク質である乳タンパク質やレシチンなどを添加することで，生産されています．料理で一般的に用いられるエマルションとしては，ビネグレットソース，マヨネーズやドレッシングなどがあります．すぐに入手できる乳化作用をもつ食品として，卵，蜂蜜およびマスタード（辛子）があげられます．

食品	天然の乳化剤
卵白	タンパク質
卵黄	リン脂質（レシチン）
亜麻仁	亜麻のゲル（多糖類）
粉乳	カゼインと乳清タンパク質
辛子の種（マスタードシード）	辛子（マスタード）の粘液（および多糖類）
大豆	リン脂質と大豆タンパク質
乳清（乳清パウダー）	乳清タンパク質

P. Barham et al., Molecular gastronomy: A new emerging scientific discipline, *Chemical Reviews*, **110**, 2313 (2010) より引用．

多くの乳化剤が工業的な食品製造のために用いられていて，それらは食品を製造する上で，特定の製造工程を最適化するためによく用いられます．例として，乳化剤は大量生産されているケーキにおいて，容量を増やし安定させるためや，水分を含むしっとり感を保持した生地にするために用いられます．他の例として，マーガリンがケーキのクリームの安定感やフワフワ感をつけ加えたり，ペストリーなどへサクサク感をつけ加えるために必要であることなどがあげられます．

マーガリン：複雑なエマルションの長い歴史

マーガリンは古くから広く利用されていたわけではありません．これまでの歴史の中で，た多くの歴史的変遷があります．最終的に現在の形になる前，1世紀半前にバターの安全で安価な代替品として登場し，健康志向から低コレステロール食に用いられたり動物性食品を控える人に支持されました．マーガリンは家庭から工業用の食品製造の場まで広く使用されています．使用されていくにつれ，その高い品質から，工業用の乳化剤へと用途が拡大してきました．

マーガリンの歴史には，経済的にも歴史的にも影響をうけた多くの争いが存在します．産業が発達した19世紀中頃のヨーロッパにおいて，食品価格が急騰しました．バターに変わる低コストの代替品が，低所得であった一部の軍人において必要とされました．そこで1866年，フランスの皇帝ナポレオン三世は，バターの代替品となる安い素材の開発をした者に対し賞金を出すことを発表しました．

恐らくナポレオン三世は，叔父であるナポレオン・ボナパルト（ナポレオン一世）が陸軍の食料の安全な保存方法について発見した者に賞金を出していたことに影響をうけ，このようなキャンペーンを行ったのでしょう．この競争にはニコラ・アペールの方法である，調理した食品を密封されたガラス瓶に詰めて保存する方法が採用され，これはほどなくして缶詰として応用されました．半世紀後，ルイ・パスツールにより，瓶詰・缶詰の保存性が高い理由は，加熱により微生物が死滅したためであることが発見されました．

バターの代替品についての競争に勝利したのは，フランスの化学者イポリット・メージュ＝ムーリエであり，彼は牛脂と少量の牛乳と水を混ぜることで代替品を作り，1869年に特許を取得しました．彼はこの代替品を「オレオマーガリン」と呼び，これがのちに「マーガリン」と短縮されました．この原理は，フランスの化学者であるミシェル＝ウジェーヌ・シュヴルールが提示した原理に基づいています．1813年，シュヴルールは飽和脂肪酸の1種であるマルガリン酸（ヘプタデカン酸）（のちにパルミチン酸とステアリン酸の混合物であることが判明する）を発見しました．マーガリンの発明は当初あまり有名ではなかったのですが，1871年にダッチカンパニーがこの特許を買い取りマーガリンの大量生産が現実のものとなりました．マーガリンの生産技術は農業国であるオランダ，ドイツおよびデンマークなどを足掛かりとして急速に広まっていき，バター製造のために生じるスキムミルクが大量に使い残されました．

厳密にいうと，マーガリンは油中水滴（W/O）型エマルションで，動物性脂肪か植物性脂肪と，スキムミルクかスキムミルクパウダーと水の混合物を加熱して，味付けと保存性向上のために塩が添加されるなどして作られます．乳タンパク質が乳化剤として，マーガリンに硬さを与え，バターのようなわずかな酸味を与えます．

次に，上記の混合物は機械により混ぜてこねることにより即座に固形化します．開発された直後のマーガリンは，現在の製品とは大きく異なっており，1919年にデンマークで開発された乳化剤を取り入れた画期的な方法により，均一に安定しているマーガリンが製造されるようになりました．この興味深い物語は次記の「食感とマーガリン」(p.121参照) で説明します．

コスト削減のため，マーガリン製造に使用する動物性油脂が植物性油脂に変更されるのにそれほど時間はかかりませんでした．植物性油脂の大きな欠点として，主要な脂肪酸が不飽和脂肪酸であ

化学同人の知的読み物をご紹介！

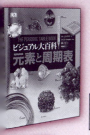

ビジュアル大百科
元素と周期表

T. Jackson 著／藤嶋　昭 監訳
A4変・4色刷・ハードカバー・208頁
元素周期表ポスター付／本体2800円

日本発の新元素ニホニウムを含む118個の元素がぜーんぶのってる！元素図鑑の決定版.

← YouTubeでも紹介中！

数学パズル大図鑑
──名問・難問を解いて楽しむパズルの思考と歴史

Ⅰ．古代から19世紀まで／Ⅱ．20世紀そして現在へ
I. Moscovich 著／東田大志 監訳／櫻井香織 訳
AB・4色刷・Ⅰ：232頁／Ⅱ：180頁
本体各2500円

古今東西のパズル315問を詳しく解説しながら紹介．知的欲求を最大限に満たすパズル本の決定版．

どうして心臓は動き続けるの？
──生命をささえるタンパク質のなぞにせまる

大阪大学蛋白質研究所 編
B5変・4色刷・128頁・本体1900円

タンパク質のかたちや働き，身体のしくみなど25項目を，身近な例をあげながらイラストで解説．

13歳からの研究倫理
──知っておこう！科学の世界のルール

大橋淳史 著
A5・160頁・本体1600円

中学・高校生から知っておきたい科学研究のルールが学べる初めての本．ケーススタディも充実．

2019.2（価格は税抜き）

知のナビゲータ DOJIN選書

80 AI社会の歩き方
―― 人工知能とどう付き合うか

松尾豊氏 推薦！

江間有沙 著・272頁・本体2000円
AIと社会の関係を，国内外の事例とともに整理し，見取り図を描き出した意欲作

79 フェイクニュースを科学する
―― 拡散するデマ，陰謀論，プロパガンダのしくみ

津田大介氏 推薦！

笹原和俊 著・192頁・本体1500円
フェイクニュースはなぜ拡散するのか．人の認知特性やSNSに見られる情報環境から読み解く

78 単位は進化する
―― 究極の精度をめざして

安田正美 著・224頁・本体1700円
なぜ単位の高精度化をめざすのか．社会的なニーズへの対応と科学の進歩の観点から説き起こす

77 生物多様性の謎に迫る
―― 「種分化」から探る新しい種の誕生のしくみ

長谷川眞理子氏 推薦！

寺井洋平 著・200頁・本体1600円
ここまでわかった，新種の誕生と進化のしくみ．生物多様性の原動力「種分化」からたど

76 100年後の世界
―― SF映画から考えるテクノロジーと社会の未来

鈴木貴之 著・248頁・本体2000
生殖医療から人工知能まで，未来のテクノロジーとどう付き合うか，気鋭の哲学者による論

るため，室温では固体でない点がありました．この問題は，ニッケルを金属触媒として水素を添加する水素添加と呼ばれる工程が発見されたことで解決しました．水素が不飽和脂肪酸の二重結合のすべてあるいは一部に結合することで，融点が上昇し，固形の油脂を作ることができます．しかし，水素添加はすべての二重結合を除去できないため，この過程で脂肪酸鎖が二重結合の周りを包むようになります（シス型がトランス型に変化する）．

トランス型の結合をもつ脂肪酸をトランス脂肪酸と呼びます．トランス脂肪酸は不飽和脂肪酸であるにもかかわらず固体です．水素添加により製造される初期の硬いマーガリンの脂肪酸の20～50%はトランス型で，このマーガリンは高い安定性を示し，腐敗する可能性も低かったのです．のちにわかることですが，トランス脂肪酸が健康へ悪影響を与えることが明らかになったのは，今からたった20年前です．

生の食材を組み合わせて作られたマーガリンは，やや淡い白色がつく点がバターと異なりました．消費者はパンに塗ったり揚げ物を行うときにマーガリンを使用しましたが，その黄色い外観が問題となりました．これはバターの黄色に似せるための解決策として黄色い色素が添加されたためで，これがとくに北アメリカで激しい論争を招き，1970年代まで酪農家によるマーガリン反対活動が行われました．このしつこい反対活動により，問題は大きく広がりました．これが功を奏し，多くの国でバターに似せるためにマーガリンへ黄色い色素を添加することが禁じられました．カナダにおいては，1886～1948年の間，第一次世界大戦の終了直後の短期間を除いて，マーガリンの販売が完全に禁止されました．アメリカの乳製品の生産量が多いミネソタ州とウィスコンシン州では，1960年代半ば直前まで，黄色く着色したマーガリンの販売が禁止され，カナダのオンタリオ州とケベック州ではそれぞれ1995年および2008年まで，着色マーガリンの販売が禁止されていました．

ここまでの話はさておき，バター不足や反対運動などと関連して，マーガリン誕生後，過去150年間において，マーガリンの評判や人気は上がったり下がったりしました．とくに健康との関連については大きなインパクトがありました．まず，1960年代に高脂肪食品の有害性が話題になった際には，多くの消費者がバターではなくマーガリンを使用しました．マーガリンは植物性油脂から作られているため，バターよりも不飽和脂肪酸が多くコレステロールを含まない点が健康によいと選ばれたのです．しかしこれは，よく知られていることですが間違いです．上述のように，水素添加はマーガリンの融点を上昇させ，硬くして固形化を可能にし，これはマーガリン製造上望ましい変化ですが，トランス脂肪酸生成という第二の懸念を招きます．

1990年代中盤頃，デンマークにおいてトランス脂肪酸の潜在的な悪影響が問題となりました．たっぷりの油で揚げたさまざまなファストフードだけでなく，バター，チーズ，他の乳製品およびヒツジの肉中に，反芻動物の胃内の細菌の影響でトランス脂肪酸が作られているため，少量（1～5%）のトランス脂肪酸が含まれることが明らかとなりました．2003年には，デンマーク人の医師であるヤーン・ダイアーバーグとスティーン・ステンダーが，食品中のトランス脂肪酸が動脈硬化と虚血性心疾患のリスクを上昇させることを報告しました．その結果この1年後に，デンマークでは2%以上のトランス脂肪酸を含む食品の販売が，世界ではじめて禁止されました．他の国でも同様の規制が行われ，今やマーガリンはトランス脂肪酸をほとんど含んでいません．

私たちはしきりに，マーガリン製造者やファストフードのメーカーと他の製品において，トラン

ス脂肪酸が含まれないかを気にしています．多くの場合，単純に飽和脂肪酸をより多く添加するか，飽和脂肪酸と不飽和脂肪酸を混合して添加するかなどの対応がなされていることがわかっています．

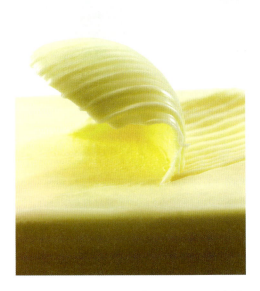

　現代では，マーガリンは，信頼できる万能の材料，多くの料理に用いることができる油脂として広く定着しました．誰もがいつでもさまざまな種類のマーガリンを選ぶことができ，そのほとんどが植物性油脂からできています．一般的に揚げ物や焼き物で用いられますが，マーガリンの80%は脂質で，このうち30%は飽和脂肪酸です．さらに，パン用のマーガリンや液体マーガリンはより不飽和脂肪酸を含んでいて，これらの軟らかい種類のマーガリンはとくに多価不飽和脂肪酸を含んでいます．これらのうち最も脂質が少ないものでは10%未満で，特殊な乳化剤を添加することにより製造されています．

　マーガリンは工業的に製造されているにもかかわらず，バターと同様に，いろいろな意味で自然な食品とされています．マーガリンは元々，戦争やバター不足に瀕した場合に，バターの代替品として簡単に安く作れ，高エネルギーで，たくさんの人々が安価で購入できることを目的として開発されたことを忘れてはなりません．不幸にも，そのマーガリン製造の過程で有害なトランス脂肪酸の産生を招きましたが，この問題もすでに解決されています．マーガリンは低コレステロール食や，倫理的な理由で動物性食品を避ける人々にとって価値のあるバター類似食品です．

ゲルとゲル化

　さまざまな増粘剤を適切な量で用いることで，最適なゲル状態にすることができます．これらの増粘剤のほとんどはさまざまな自然食品由来で，果物，海藻，肉，魚などから抽出した純粋な物質です．他のゲル化剤では，酵素反応や微生物などの化学的で生物工学的な技術を用いて，人工的に作られるものもあります．これら増粘剤は共通して大量の水を固めるなど優れた性能をもっています．これらの増粘剤は添加した食品のテクスチャーの追加と形の維持に関与しますが，味やアロマを固め，それらを口腔内で遅れて放出させる作用もあります．

　ガムは別のタイプの増粘剤で，水との結合もよく，まれにゲル形成に関わりますが，ガムは液体に強い粘性と硬さをつけ加えることで安定化させます．ガムはさまざまな素材に由来します．例をあげると，ローカストビーンガム，グアーガムおよびアラビアガムは植物より抽出され，キサンタンガムおよびゲランガムは微生物発酵により生産され，メチルセルロースは植物から抽出後に化学的工程を経て製造されます．これらのガムは，それぞれのゲル化剤によりその詳細な特徴

食感とマーガリン：デンマークにおける工業的な成功物語

　この物語は，技術的な専門知識と起業家精神をもつある人物が，家族経営の企業を，帯電防止剤から乳化剤まで広く利用できる食品添加物の生産を行う大手多国籍企業へと成長させた物語です．

　1869年にバター代替品としてマーガリンが発明されてから，この油中水滴（W/O）型エマルションは西欧諸国の至る所で重要な食料として利用されました．試作品はヘット，スキムミルクおよび水から作られ，すぐに植物性油脂を用いたマーガリンの開発が行われましたが，植物性油脂のマーガリンは不安定ですぐ変性しやすいという欠点がありました．料理に利用することができるよい食感とテクスチャーをもったマーガリンを作るために必要な乳化システムが，まだなかったためです．これは，デンマークの発明家であり企業家でもあるアイナー・ビゴ・スコウ（1866～1925年）の働きにより解決されましたが，それは簡単なものではありませんでした．スコウは，マーガリンを商業的に大量生産する方法を開発するために，飲料雑貨店への卸売業者と食品製造業者であったオット・モンスティド（1838～1916年）とともに研究を行いました．オット・モンスティドは，1883年にデンマークにおいてはじめてのマーガリン製造工場と，1894年にイギリスで世界一大規模なマーガリン製造工場を設立した人物です．しかし，スコウがこれを実現するにはかなりの年月が必要でした．

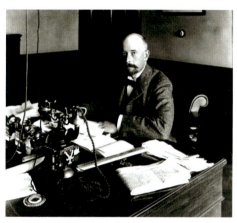

アイナー・ビゴ・スコウ氏．
マーガリン製造機のはじめての開発者．

　スコウははじめ，モンスティドの会社の簿記のアシスタントとして働いていました．1886年から2年間にわたり毎年，賃金を1,000デンマーク・クローネ（通貨の単位）から1,200デンマーク・クローネへ上げる要望を会社に出しましたが，却下され続けました．スコウはその会社をすぐに退社しました．これは，個性の強い2人が衝突する最後の機会とはなりませんでした．

　1888年に，両者はロンドンの道端で偶然再会しましたが，このときスコウは金融機関で働いていました．モンスティドはマンチェスター近くに新しく設置されたマーガリン工場の簿記として働かないかと，スコウにもちかけました．スコウはこれを受け入れ，1年もしないうちに，運営に関与するポジションとなりました．この会社の経営がとてもうまくいき，5年後，モンスティドはこの工場のほかに新しいマーガリン工場を設立しました．これは当時世界一大きなマーガリン工場で，ロンドンのすぐ近くに建てられました．モンスティドはスコウにこの大規模なプロジェクトの監督を任せました．1894年，スコウ監督のもと，この工場がオープンしました．

　たくさんの信頼や賞賛がスコウに集まりました．彼はこの仕事をおよそ20年間にわたり首尾よく行ってきましたが，突然辞任しました．その理由は，1907年に彼とその兄弟により取得されたマーガリン製造のための画期的な機械の特許を，許可されている以上に使用されたことを長年不満に思っていて，その不満により論争が生じたためです．この機械は，二重の冷却ドラムと呼ばれ，

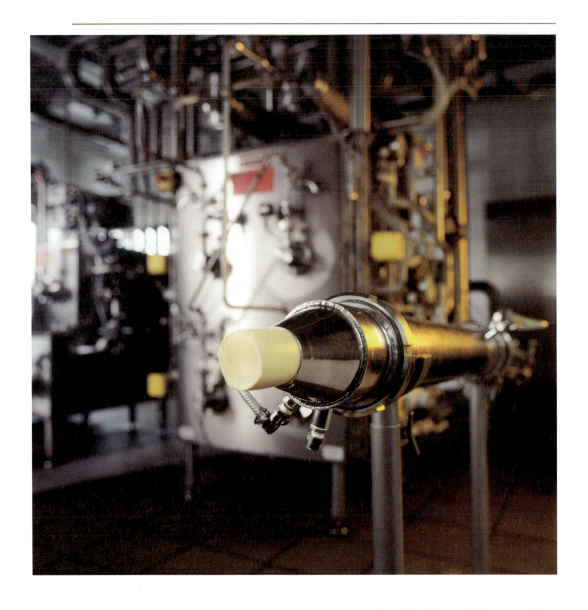

　水による冷却をせずに連続的にマーガリン製造を行うことが可能な技術をもった機械で，マーガリン製造現場に大革命をもたらしたものでした．この機械により伸びがよく，おいしく，ちょうどよい硬さのマーガリンを，低コストで製造することができました．

　その数年前の1908年に，スコウはユトランド半島のジュエルスミンデに，美しい邸宅パルスギャーアードを建てましたが，まだイギリスで仕事をしていました．1912年にモンスティドと絶縁した際，スコウは家族とともにパルスギャーアードへ移住しました．地主と農場経営者としての平凡な日々でしたが，彼はあまり満足していませんでした．モンスティドが仕事の話をもち掛けたとき，スコウの才能は創作性と企業家精神に向けられました．このニーズを満たすため，彼は所有地内の農舎に工場を設置し，よりよいマーガリンを製造する従来法とは異なる方法の開発に再び取り組みました．6年後，スコウは世界ではじめて工業的なマーガリン製造機を開発しました．

　2種の異なる脂肪酸（リノール酸とリノレン酸）の混合物を油脂内で加熱し，ホモジナイザー内で

油と水を一体化させることができる機械で，これにより安定したよい食感のマーガリンが製造できました．この発明をさらに改良した機械により，加熱時に材料が飛散せず，とてもバターに近いマーガリンが製造されました．さらに，この機械では従来よりも水の割合を増やし油脂の割合を減らすことが可能で，コスト低下にもつながりました．

　スコウはこのマーガリンの特徴は，外側が油層であり内側が水層となっているエマルションだと説明しました．植物性油脂内において，小さな安定した水滴が乳化した油脂によってコーティングされている構造でした．この発明を基礎として，1919 年にスコウはエマルション A/S 社を設立しました．この企業は，食品工業用の乳化食品製造用機器を世界ではじめて開発した会社でした．

　この乳化機器の開発と取得された特許には，マーガリン製造用に改良されたもののみでなく，現在も用いられる乳化機器の種類である焼き菓子，チョコレート，乳製品，マーガリン，マヨネーズ，およびドレッシングなどの製造機器の権利も含まれています．これらのすべての乳化機器において，食感の主要な因子である味わい，感応性および品質の維持を食品につくり出すことができます．

　スコウは 1925 年に亡くなり，彼の息子であるハーバート・スコウが，父が開発したとても興味深い乳化機器を受け継ぎ，エマルション A/S 社における社長に就任し，有名な国際的企業にまで成長させました．彼は，1949 年にパルスギャーアード社と共同で動くネクサス A/S 社という研究開発企業を設立しました．彼は子どもを授からなかったため，1957 年にスコウ財団を設立し，結局，彼はこれらの企業のオーナーとして働き続け，その地位を維持しました．

　スコウが残したこの優れた発見とその技術は現在でもパルスギャーアード社の最先端の現場において利用され続けていて，国際的に広く知られているこの乳化機器の会社は歴史的遺産として，海辺の近くの美しい公園のような環境にあります．この会社は一つの特許を元に大きな発展を遂げ，現在は五つの親子会社に分かれ，乳化機器製造会社として世界をリードする企業となっています．

が異なります．

　ゲル化剤の水との結合能力やゲル化後の性状などは，水の添加の仕方や水温などに影響を受けます．一般的に最適な溶解方法は，全量の水を加える前にゲル化剤を少量の水で完全に溶解させるとよいでしょう．一度に大量の水を加えると，ゲルは膨らみ形を作りはじめます．

　アルギン酸などのいくつかのゲル化剤は，カルシウムイオンの存在下のみゲル化します．ある種のペクチンも，カルシウムイオンにより硬いゲルを生じます．たとえばヨーグルトのような乳製品などの食品はカルシウムイオンを含んでおり，塩化カルシウムや乳酸カルシウムなどのカルシウムイオンを添加する前であっても，上記のゲル化剤によるゲル化を生じさせます．硬水もカルシウムやカリウムイオンを含んでいるため，ゲル化させることができます．寒天（アガー）やペクチンなどを用いたゲル調製時は加熱しなくてはなりませんが，アルギン酸やゼラチンは室温で固まります．寒天やゲランガムは，攪拌したときに液体のゲルとなることが知られています．これらの液体ゲルは口腔内に入ると，素早く唾液と混ざることで味成分がさらに広がることになります．

ゲル化剤と増粘剤	特性	用途	食感
寒天（アガー）	冷却により固まる．熱による変化は可逆性である．濁ったとてももろいゲルである	増粘剤，安定剤，ゲル化剤	単純で複雑でない味
アルギン酸（アルギン酸ナトリウム）	カルシウムイオンの存在により固まる．冷水に溶ける．熱による変化は可逆性である	増粘剤，安定剤（アイスクリーム，氷菓など），ゲル化剤（マーマレードなど），球状化に用いる	単純で複雑でない味，口に残る
カラギーナン	タンパク質を含んでおり，やや透明で壊れやすいゲルである．イオタ-カラギーナンはカルシウムイオンの存在で弾性のあるゲルとなる	増粘剤，安定剤，ゲル化剤（乳製品であるヨーグルトやチョコレートミルク（チョコレートシロップ））	クリーミー，単純で複雑でない味，口に残る
ゼラチン	冷却によりとても透明で，軟らかい弾性ゲルである．熱可逆性を示す	広く食品製造上ゲル化剤として用いられる	単純で複雑でない味であり粘着性があり口に残る
ゲランガム	寒天，カラギーナンおよびアルギン酸ナトリウムと同様のゲル化性を示す．120℃でも安定である	増粘剤，安定剤	単純で複雑でない味，クリーミー
グアーガム	冷水に簡単に溶ける．不透明であり，ゆっくりとした流動性を示す	増粘剤（ケチャップやドレッシングなど）安定剤（アイスクリームやパンなどの生地など）	口に残る，なめらかさ
アラビアガム	水に簡単に溶ける．高濃度で酸性条件下では不透明であり，粘性の液体である．キャンディの砂糖結晶化を防ぐ	増粘剤（ワインガム，ソフトキャンディ，シロップなど），乳化剤，安定剤，砂糖シロップの衣の結合剤，香料や着色料の溶剤	粘着性があり口に残る
ローカストビーンガム	濁った弾性ガムであり，とくにキサンタンガムと組み合わせて使用される	増粘剤，安定剤，凍結融解時の悪影響の改善（アイスクリームなど），パン生地への軟らかさと弾性の付与	粘着性があり口に残る
メチルセルロース	加熱すると膨張し粘性を示す．単純で複雑でない味を示す（透き通っている）	安定剤，乳化剤および増粘剤（アイスクリームなどで）	単純で複雑でない味であり粘着性があり口に残る
ペクチン	砂糖を多く含む酸っぱい食品において透き通ったゲルとなる．いくつかの種類ではカルシウムイオン存在下で硬いゲルとなる	増粘剤（アイスクリーム，ドレッシング，ケチャップなど），ゲル化剤（マーマレード，ジャム，キャンディなど），エマルションやいくつかの飲料における安定剤	単純で複雑でない味，口に残る
デンプン	熱水中で膨潤し溶ける．不透明である	さまざまな食品製造における増粘剤	粘着性があり口に残る
キサンタンガム	冷水にも温水にも溶ける．透き通ったゲル（ローカストビーンガムと混合で）で，ゆっくりとした流動性を示す．液状の複合体はずり流動化を示す．熱可逆性を示す	幅広い増粘剤（ソースやサラダドレッシングなど），安定剤	口に残り，なめらかで粘着性を示す．

P. Barham et al., Molecular gastronomy: A new emerging scientific discipline, *Chemical Reviews*, **110**, 2313 (2010), N. Myhrvoid, *Molecular Cuisine: The Art and Science of Cooking*, **4** (2010) より引用．

ゲル化剤とガムは，通常家庭で使用する場合，① 低温条件下や液体で使用するものと，② 高温条件に耐性を示すものの２種類に分かれます．低温で調製するゲルには，ペクチン，ゼラチン，カラギーナン，ローカストビーンガム，グアーガムおよびキサンタンガムがあり，加熱して用いるゲルには，寒天，ゲランガムおよびメチルセルロースがあります．アルギン酸は冷たい料理にも熱い料理にも使用できます．

　ある種類のゲルの食感と味には，「クリーン」と表現されるものもあります．この表現はあまり明確に定義されているわけではなく，ゲル化した食品における視覚的な影響を分けて評価することは困難です．この場合，「クリーン」は単純で複雑ではない味と食感であると理解されています．

ペクチン

　ペクチンは水溶性の多糖類の複合体であり，多くの陸上植物のうち，ほとんどが果物に存在し，とくにリンゴや柑橘類の皮に含まれます．ペクチンは植物細胞同士を結合させる接着剤のようなはたらきをもち，その構造維持に関与しています．ペクチン含量がピークに達するのは，その果物が完熟したときです．未熟な果物に含まれるペクチンをプロトペクチンと呼び，これは非水溶性で，一方で果物が熟しすぎた場合，ペクチンは酵素により分解されます．

　ペクチン含量は植物の種類により大きく異なります．ペクチン含量が多い食品として，リンゴ（とくに野生種），カシス（クロスグリ．とくに未熟果），マルメロ（カリン様の果物）およびプルーンがあり，ペクチン含量が少ない果物として，サクランボ，イチゴおよびブドウがあげられます．

　ペクチン分子が水に溶けるとき，負の電荷を帯びて他のものと混ざりません．ペクチンをゲル化させるためには，この反作用を弱める必要があります．この反作用を防止するためには砂糖添加が有効で，ペクチンは水に溶け，ペクチン分子同士がよりきつく結合します．他の方法として，酸を加えることにより電荷の帯電を防止することがあげられます．さらに他の方法としては，プラスイオンであるカルシウムイオンを加えることで，負に荷電したペクチン分子と結合させてゲル化させることが可能です．

　ペクチンのさまざまなゲル化特性のうち，どのような方法でゲル化させればよいでしょうか．高メトキシルペクチンを含む硬い弾性ゲルを作る場合，酸性処理か砂糖添加が必要です．ペクチンのうち 60 〜 80% がメトキシルペクチンであるリンゴと柑橘類の皮が，その例としてあげられます．イチゴなどの低メトキシルペクチンを含む食品では，砂糖や酸の添加なしで，カルシウムイオン存在下において，硬いけれど，とてももろいゲルが得られます．これらのゲルは高温で溶け，高メトキシルペクチンを含むゲルよりも低温で固まりますが，その固まり方はゆっくりとしています．カルシウム添加量が多いと溶解する温度が上昇します．ペクチンを含む食品におけるカルシウムイオンの役割は，野菜の漬物や料理

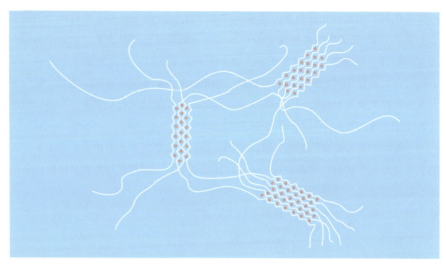

水中におけるペクチンあるいはアルギン酸のゲルの構造．単一の多糖分子同士がギザギザした「鶏卵箱（エッグボックス）」状の構造をとっている．ペクチンあるいはアルギン酸のどちらにおいても，赤丸はカルシウムイオンを示し，ゲルが安定化していることを示している．

の硬さを維持するのに役立つことで，これは，単純に少量の海塩やクエン酸カルシウムの添加により可能となります．

　商業的には，ペクチンはレモンやライムの皮やリンゴジュース製造時に出るリンゴの固形残渣から，酸およびアルコールにより抽出されます．ペクチンは粉末か液体状のものが販売されています．

　ペクチンは，ジャム，マーマレードや果汁を固めてゲルやキャンディを調製する場合に用いられます．このほかにも，低脂肪ヨーグルトや焼き菓子の安定化に関与し，これらにクリーミーな食感を追加したり，巨大な氷結晶ができるのを防ぐために，ソルベ（シャーベット様の氷菓）に加えられます．

　ほとんどの果物ゼリー，マーマレードおよびジャムの粘性は，砂糖，酸およびペクチンが関係しています．リンゴ由来のペクチンは弾性ゲルを生じますが，一方でレモンの皮由来のペクチンはもろくて壊れやすいゲルを生じます．ペクチンによりゲル化させるためには，ペクチン濃度は 0.5 〜 1.0％，砂糖濃度が 60 〜 65％，酸処理により pH3.5 以下である必要があります．また，この混合物中の砂糖を加熱してグルコースとフルクトースに分解することで，水との充分な結合が可能になります．

　他のゲル化の工程と対照的に，果汁入りの食品などにおけるペクチンを用いたゲル化には，ペクチンや砂糖などの混合物中の余分な水分を蒸発させ，ペクチンと砂糖が適切な濃度に達するまで加熱濃縮することが有効である場合があります．このように加熱により濃縮する場合，ペクチン濃度が低いと粘性のある仕上がりになってしまうため，気をつけなければなりません．ペクチンを用いた食品を冷やす場合，ペクチンゲルは 40 〜 80℃でゲル化するので，低メトキシルペクチンにより固める場合は低温で行います．

ペクチンにより調製するゲルは，すっきりとしていてさわやかな食感が続くとともに，口腔内で簡単に砕けて，味やアロマを広げる働きがあります．ゼラチンとは対照的に，70〜85℃でないと溶解しないため，口腔内の温度で溶けることはありません．

ゼラチン

　ゼラチンはコラーゲンからなるタンパク質で，すべての動物組織における結合組織の主要構成要素です．哺乳類において，総タンパク質の25〜35%をコラーゲンが占めていて，コラーゲンの多くは筋肉よりも皮膚と骨に含まれています．「コラーゲン」という言葉はギリシャ語の *kólla*（接着剤，接着するの意）に由来しています．コラーゲンとは異なり，ゼラチンは水に溶解します．

　結合組織におけるコラーゲンの強さは，タンパク質分子の化学的な結合，トロポコラーゲン分子の架橋結合に影響することが知られています．動物が筋肉を動かすとき，コラーゲンは強くなり，加齢により筋肉は硬くなります．同様に，高強度の活動を行う場合もコラーゲンは強くなります．生まれたての動物ではコラーゲンの架橋構造が緩く，ゼラチンを簡単に破壊することができます．動物の年齢が若いほど肉が軟らかい理由は，コラーゲン含量が少ないためではなく，コラーゲンの架橋結合が少ないためなのです．

　販売されているゼラチンのほとんどが豚の皮から抽出され，一部は牛の皮や骨から抽出した製品もあります．結合組織は長時間70℃以上で加熱することで，トロポコラーゲンの架橋結合が壊れていき，フィブリル（小繊維）が個別の分子にほどけていき，ゼラチンが水にゆっくり溶け出してきます．この工程は不可逆的で，トロポコラーゲンの構造は元に戻りません．一度15℃で冷却すると，ゼラチン分子全体の99%は，多くの水の中でより開放的な構造の集合体となります．この構造はゲル状で，固形の状態です．動物の肉，鶏肉および魚から抽出した煮汁を冷まして同様のゲルとすると，アスピック（煮凝り）ができます．この冷却して得られたゲルを30℃以上に加熱すると，ゲルは溶解して水溶液となります．

　どのような食品や製品にゼラチンを使用できるか，その特性を充分に評価します．粉状と板状のゼラチンを使用する場合はとても簡単で，ゼラチンを冷水に溶かすことができます．しかし，溶解は加熱しないとはじまらず，ゲル状に固めるには再び冷却する必要があります．寒天を用いたゲルとは対照的に，ゼラチンの融解および凝固温度は同じです．ゲル化に必要なゼラチン濃度は水溶液の1%以上で，とても硬いゲルにしたいときは3%の濃度を用います．

　ゼラチンのみで作ったゲルは，すっきりとしていて弾力があります．板ゼラチンは粉ゼラチンに比べて気泡が残っているため，板ゼラチンで作るゲルはとくに透明です．ゲルの外観は，もちろん他に使用する食材の色に影響を受けています．

　食塩はゼラチン分子間の結合を弱めるため，食塩の添加により軟らかいゲルと

なり，一方で砂糖はゼラチンから水分を奪うため，砂糖の添加により硬いゲルができ上がります．牛乳タンパク質とアルコールもまたゲルの硬さを強める傾向がありますが，30%以上のアルコールはゼラチンを硬いバラバラの塊に変えます．ゼラチンのゲル化阻害因子として酸があり，これにより作ったゲルは凝固できません．ゼラチンは37℃以上で混ぜると溶け出し，ゲル状に戻すためには再び冷却するとよいでしょう．

ゼラチンは幅広い食品，果物のデザート，ムース，ワインガムおよび脂肪含量の低いさまざまな食材などをゲル化させるために使用できます．パパイヤ，パイナップルおよびショウガなどに含まれるいくつかの植物エキスには，ゼラチンの構造を壊す酵素が含まれるため，もしこれらのエキスをゼラチンで固める場合は，ゼラチンを入れる前にそのエキスを加熱して酵素を失活させる必要があります．

ゼラチンを用いたゲルの長所として，融解温度が通常のヒトの体温付近の37℃であるため，口腔内で溶け出す点があります．その結果，ゲルの弾力性と口腔内で味が持続するなどの楽しい食感をもたらします．

海藻から作られる非常に特殊なハイドロゲル

ゲル化剤である寒天（アガー），カラギーナン，およびアルギン酸は多糖類で，食品産業においても広く利用されており，近年ではヨーロッパや北アメリカの美食家にも利用されています．アジアの料理において，これらのゲル化剤のうちと

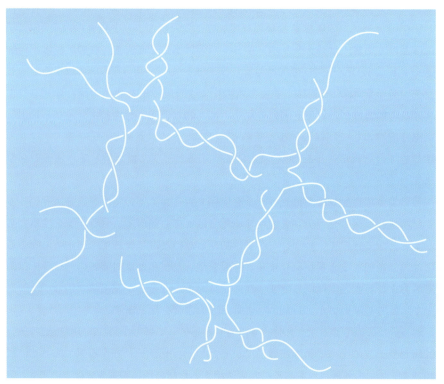

ゼラチンで作ったゲルの構造．

くに紅藻類から抽出された寒天は，何世紀にもわたり使用されています．ヨーロッパにおいて，カラギーナンの名前の由来は紅藻の1種であるカラギーン (*Chondrus crispus*) であり，伝統的にプディングのゲル化剤として用いられてきました．

寒天

寒天はアガロースとアガロペクチンと呼ばれる2種類の異なる多糖類が組み合わさった構造をもち，加熱後の紅藻エキスを熱いうちにろ過し，凍結乾燥したものです．商業的には，パウダー状，顆粒状および細い棒状のものが用いられ，しばしばベジタリアンにおけるゼラチンの代替品として食されます．寒天は冷水には溶けませんが，熱水にはよく溶ける熱可逆性のゲルです．寒天によりゲルを作るときは，はじめに寒天を冷水に加えて軟らかくし，沸騰させてよく溶かした後に約38℃まで冷まして調製します．一度固めた場合，85℃まで再加熱しない限り固まったゲルは溶解しません．固体のゲルは攪拌により液体となりますが，冷凍に対する耐性はありません．ゼラチンを用いたゲルと比べ，寒天のゲルの粘性は低く，さっぱりとしており歯ごたえのある食感で，口腔内では溶けずに塊が留まります．この特徴を利用し，構造の面白さを付与したり，添加した味成分が放出されることなどを期待して，寒天は温かい食事に応用されています．

また，寒天はゼラチンよりも低濃度で，水を99.5％まで増やしても固まります．しかし寒天の欠点としては，ペクチンやゼラチンのゲルと比べてすっきりしておらず，ザラザラしたテクスチャーともろいことなどがあげられます．アルギン酸とは異なり，寒天は多くのイオンの影響はうけず，酸への耐性もあります．

カラギーナン

カラギーナンは，紅藻類が原料のいくつかの複合多糖類の総称です．ゲル化の特徴はさまざまで，温度，pHおよびとくにカリウムやカルシウムイオンの存在下などの条件により，ゲル化反応が影響を受けます．カラギーナンは，いくつかのらせん構造のような丸まったゲル同士が緩く結合した構造をもっています．

カラギーナンには三つの重要な種類があり，このうち2種がゲル化剤として用いられています．強く硬いゲルを呈するκ(カッパ)-カラギーナンと，壊れた後に再構築できる軟らかいゲルであるι-カラギーナンです．三つ目のλ(ラムダ)-カラギーナンは冷水にのみ溶解する特徴をもっていますが，これはゲル化せずにとくに乳製品におけるタンパク質との乳化作用を示します．κ-カラギーナンとι-カラギーナンはゲルを作ることができ，沸騰させると液体になり冷やすと固まります．両者とも熱可逆性を示し，約70℃で溶けて約60℃で再びゲル化します．これらは水中では0.8～1.0％，牛乳中では0.3～0.5％の濃度でゲル化します．ι-カラギーナンとは対照的に，κ-カラギーナンのゲルは凍結融解するとそのゲル構造を持続できません．わずか0.02％の濃度で，カラギーナンはアイスクリームの融解速度を低下させます．さらに脂質含量が少ない混合物中においても，カラギーナンは油中水滴（W/O）型エマルションに近い食感を与えるとともに，ア

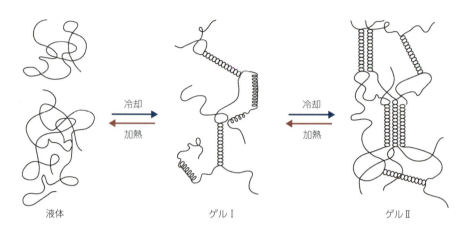

寒天あるいはカラギーナンにより作られる2種類のハイドロゲル（IとII）．

イスクリーム中の砂糖や氷の結晶化を防ぐことでそのザラザラした歯触りを感じない役割があります．

　最近になって，カラギーナンはタンパク質と水を一緒に抱き込むことで，脂質の少ない肉類においてもそのジューシーさを持続させることから，肉製品の「脂質のデザイナー」と呼ばれています．また，カラギーナンを乳製品とパンに添加すると，その構造が形成され保水性が加わります．最後に，チョコレートシロップ（チョコレートミルク）中において，その懸濁液中のココア粒子を抱き込むことで，ココア粒子の沈殿が生じるのを防ぐ働きがあります．カラギーナンは単純ですっきりしており，クリーミーな食感をもっています．

アルギン酸（アルギン酸ナトリウム）

　アルギン酸は褐藻類から抽出された複合多糖類です．アルギン酸は水溶性であるため，汎用性に優れ，工業的にも料理にも用いやすく，商業的な加工食品や美食のための料理の調製などに広く用いられています．アルギン酸のゲルの融点は，水の沸点よりも少し高く，アルギン酸は大量の水と結合するため，優れた増粘作用と安定性を示します．一方，アルギン酸は酸により簡単に壊されない点が，他の安定剤と比べて強みとなりますが，その食感はややドロリとした粘着性を示します．

　アルギン酸ナトリウムは多様な料理に最も用いやすく，食品や美食のための料理において面白いテクスチャーを作り出すことができます．水中において，アルギン酸ナトリウムはナトリウムイオンとアルギン酸イオンに分かれます．次にカルシウムイオンあるいはマグネシウムイオンの存在下でゲル状となるとともに，ペクチンを用いたゲル化の場合と比べてとても低い温度でゲル化できます．アルギン酸ナトリウムは増粘剤，ゲル化剤，結合剤，乳化剤および安定剤などとして，肉と魚の保存，サラダドレッシング，果物とデザートのゼリーおよびプディングなどのさまざまな種類の料理や製品に用いられます．アルギン酸は二つの方法により調理中のさまざまな食品（パスタなど）の形を保つためにも用いられま

泡と球体：テクスチャーの新しい世界

　寒天は多くの国のアジア料理において，増粘剤やゲル化剤として用いられています．寒天は1998年に，現在は閉鎖されているスペインのレストラン，エル・ブリのシェフであるフェラン・アドリアによる有名なモダン・キュイジーヌと分子ガストロノミーが提唱されたことにより，再注目されました．寒天のゲルはゼラチンと比べて脂肪感，油っぽさおよびもろさが少ないです．高い融点をもち，これらの特徴は，パルメザンチーズのスパゲッティ，ポテトゼリーおよびワインビネガーのスナックチップスなどのように想像力に富む奇抜な料理を創造するために最大限に活用されました．

　アドリアはアルギン酸に関心をもち，2003年からこれを用いた球状化と呼ばれる新しい調理技術を発案し，利用しはじめました．この球状化の技術は分子ガストロノミーおよび前衛的な料理のトレードマークとなりました．アドリアが考案した球状化の技術は，アルギン酸ナトリウムによる小さな球（球状体）を簡単に作るもので，アルギン酸溶液を，カルシウムイオンを含む液体に滴下することで球状体にするものです．いくつかの例において，球の中に一定時間液体を閉じ込めることが可能です．この技術からインスピレーションを得て，はじめて導き出された創作料理が人工卵黄と球状のラビオリ（パスタ）です．人工（分子）キャビア，バルーン状の球体，麺，および球体入りジュースなど，すぐにそのレパートリーは増えていきました．

　逆球状化技術と呼ばれる発明が，2005年に大成功を収めました．この技術は食品を正確に球状化させることが可能で，酸性（pH5.0未満）でも，アルコール含量が高くても，すでにカルシウムイオンを含んでいる食品（乳製品とオリーブ類など）においても適用できます．通常の球状化技術の場合の難点として，球体の内部がゲル化する前にゲル化を止める必要がある点があげられます．多くの場合，球状化したらすぐにカルシウムイオン溶液から取り出し，純水中で充分に洗浄する必要があります．逆球状化のプロセスでは，カルシウムイオンを含む液体をアルギン酸溶液に漬けることで，小滴が殻状に液体を覆うような形で球状化します．この場合アルギン酸は球の中身まで浸透できず，中身は流動的な球状体となります．

　料理の観点から，この球状化の技術は独特で非常に優れた条件や大きな驚き，テクスチャーを料理に付け加えることができます．外側が固形化し内側が液体である球状体は，飲料に充分な面白さが追加され，イクラのような歯ごたえ，食感を付与することができますが，これは見た目とは完全に異なる味や華やかな作用を創造できます．この例として，「人工の卵黄」があり，見た目は卵黄ですがパパイヤのような味がします．

　フェラン・アドリアとその兄弟であるアルバートは，これらの料理の発見の商業的可能性を秘めたテクスチャ社を設立し，現在はいくつもの増粘剤やゲル化剤を販売しています．アルギン酸および寒天に加えて，カラギーナン，ゼラチン，メチルセルロース，ゲランガム，キサンタンガム，さまざまな乳化剤およびこれらの複合製品など，分子ガストロノミーのために用いる多くの製品が販売されています．

　この企業がよいビジネスであることは，一目瞭然です．テクスチャ社が販売しているアルギン酸は魅力的なラベルが瓶に貼られていることや，レストラン，エル・ブリで出される魔法のような趣のあるアルギン酸を用いた料理が，通常の食品グレードにすぎないアルギン酸をとても高価にしています．

日本語版レシピ　その1　麺つゆキャビア

アルギン酸分子とカルシウムイオンが融合するときに「分子キャビア」と呼ばれる球状のゲル化物ができる．人工いくらのようにアルギン酸塩を含む溶液がカルシウム溶液中に滴下されると液体を中心とする球体がすぐに形成され，外側の膜のみがゲル化し，プチプチ感を味わうことができる．通常液体状で麺つゆは食されるが，これを球状化することにより外観や食感を変えることができる．

麺つゆキャビアそうめん【作り方】

① 1％アルギン酸ナトリウム入りの麺つゆをマルチブレンダーで攪拌し，冷蔵庫で3時間程度冷やす．
② その間に乳酸カルシウム10gを水200mLに溶かし，乳酸カルシウム溶液を作る．
③ シリンジで①の麺つゆを乳酸カルシウム溶液に滴下し，1～2分後取り出し，水洗いする．
④ たっぷりの湯を沸かし，そうめんを好みの硬さに1～2分ゆで，水洗いをする．
⑤ そうめんを器に盛りつけて，液体麺つゆをかける．
⑥ 真ん中に麺つゆキャビアを盛りつけて，ねぎをちらす．

【材料】（1人前）

そうめん	1束50g
そうめんつゆ（液体）	40g（使用濃度）
麺つゆキャビア	約100粒（20g）
ねぎ（小口切り）	2g

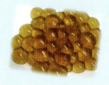

麺つゆキャビアサラダ【作り方】

① キャベツとニンジンはせん切り，レタスは食べやすい大きさにちぎる．
② 器に野菜をバランスよく盛りつけ，ツナをのせ，その上に麺つゆキャビアを盛りつける．

【材料】（1人前）

キャベツ	30g
レタス	10g
ニンジン	5g
ツナ	20g
麺つゆキャビア	約50粒（10g）

手巻き寿司【作り方】

① 炊き立ての白飯に酢，砂糖，塩を混ぜ合わせて酢飯を作る．
② カニカマは長いものは3等分に切り，キュウリと厚焼き卵もカニカマの長さに合わせて切る．
③ 海苔の上に酢飯を敷き，カニカマ，キュウリ，厚焼き卵をのせて巻く．
④ 最後に巻き寿司の上に麺つゆキャビアを散らす．

【材料】（1個分）

海苔	10×10㎝
酢飯	約50g
（寿司酢：砂糖：塩＝5：3：1）	
カニカマ	約10g
キュウリ	約10g
厚焼き卵	約20g
麺つゆキャビア	約20粒（4g）

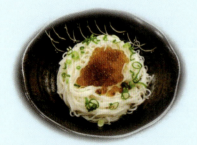

麺つゆキャビアそうめん．

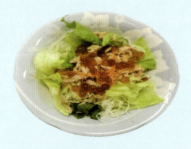

麺つゆキャビアサラダ．

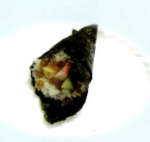

手巻き寿司．
（麺つゆキャビアのせ）

す．アルギン酸は料理中の大量の水と結合するとともに，この構造は力学的にとても高い安定性を示すため，食品がバラバラになることや再溶解を防ぎます．また，グルテン含量の少ないいくつかのパスタ製品において，その安定性を助けます．アルギン酸の具体的な使用例として，アイスクリームにおける安定剤として結晶構造が生じることや，水と油の分離を防止することがあります．また，ビールの泡立ちを保つためにも用いられます．

最近では，アルギン酸は新しく分子ガストロノミーの創作分野における球状化の技術に用いられていて，この技術により，細い管状や球状の液体を作ることができます．アルギン酸は食品の食感と味の間に大きな面白さをつけ加えます．

栄養学的に見ると，寒天，カラギーナンおよびアルギン酸は水溶性食物繊維に分類され，ヒトの胃や腸で消化されません．そのため，これらは事実上エネルギーをもたず水と結合するため，消化作用上とても望ましい効果をもたらします．

ガム

ガムは，穀類や野菜類などのさまざまな生の食品から直接抽出することができます．最も重要な種々のガムは植物細胞から抽出されますが（ローカストビーンガム，グアーガムおよびアラビアガムなど），微生物の発酵により得られるもの（キサンタンガムおよびゲランガムなど）や化学的なプロセスにより人工的に製造されるもの（メチルセルロースなど）もあります．これらすべては水によく溶け，増粘剤や安定剤として利用されます．これらガムは，ゲランガムを除き，その分子構造にとても複雑な分枝構造をもっているので，実際のゲル化剤も存在しない限りゲル化することができません．しかし，これらのガムは液体中において微量で強い粘性を示すとともに，アイスクリームなどの食品に安定したエマルションや軟らかいテクスチャーをつけ加えます．これらは広い温度域で安定し，冷凍もできます．高濃度で使用すると柔軟性（可塑性）を示し，これはある種のキャンディに有用です．

ローカストビーンガム

ローカストビーンガムは粉末状であり，イナゴマメの木の莢から得られ，水溶性で，分枝構造をもつ多糖類です．この粉末を水に溶かすと膨らみ，粘着性を示します．この性質から，チーズ，サラダドレッシングおよびソースなどのさまざまな食品において，エマルションの安定化やとろみ剤として，カラギーナンと組み合わせて用いられます．通常のゲル化剤とは異なり，ローカストビーンガムの粉末は低温でも用いることができるため，不必要な粘性のある食感を追加することなく，融解や冷凍に対するアイスクリームの耐性を上げることができます．パンの生地に用いると，パンに軟らかさと弾力性が加わります．しかし，ローカストビーンガムは単独ではゲルを形成することができません．キサンタンガムと組

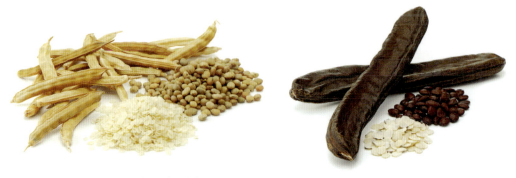

グアーガム（左）とローカストビーンガム（右）．

み合わせて使用すると，さまざまな温度域と酸性条件下においても安定したゲルが得られます．ローカストビーンガムの粉末を用いた食品の食感は，多少の粘性と口腔内において残りやすいなどの特徴があります．

グアーガム

　グアーガムは，グアーと呼ばれるマメ科の植物の莢から分離されます．グアーガムは分枝構造をもつ多糖類で，水にもよく溶けます．グアーガムは液体にもなり，非常に高い粘性を示し，通常，8倍量のコーンスターチと同等の粘性を示します．グアーガムで固められた液体はずり流動化を示し，その表面と平行にずり応力を受けると，より容易に流れます．ローカストビーンガムのように，グアーガムは単一でゲルを形成できません．グアーガムは増粘剤や安定剤として，エマルションであるアイスクリームやサラダドレッシングなどに使用されます．グアーガムにより粘性が加わった食品の食感は，なめらかで口腔内に残りやすいなどの特徴をもっています．

アラビアガム

　アラビアガムは，多糖類と糖タンパク質の複雑な混合物で，アカシアの木の樹液が固まったものから得られます．非常に高い水溶性を示し，シロップや飲料への増粘剤，グレーズ（砂糖の衣），マシュマロやワインガムなどのソフトキャンディにおける乳化剤や安定剤として使用されます．硬くて甘いキャンディにおいては，砂糖の結晶化を防止します．アラビアガムを含む食品の食感は，やや粘性を示すとともに口腔内に残りやすいなどの特徴をもっています．

キサンタンガム

　キサンタンガムは多糖類による分枝構造をもち，*Xanthomonas campestris*（グラム陽性菌）により産生されます．温水にも冷水にも溶解し，0.1～0.3％という低濃度の使用で増粘作用を示します．キサンタンガムにより固まった液体はずり流動化を示しますが，この特徴から一般的にケチャップやドレッシングへ利

用されることがよく知られています．キサンタンガムは食品に硬さを加え，保存中にもその硬さは維持されますが，キサンタンガム添加食品はこぼれ落ちることなく，注がれたボトルの中や口腔内において，簡単に変形します．キサンタンガムにより食品につけ加えられた粘度の変化は，0～100℃の範囲では非常に小さいものです．キサンタンガムにはアイスクリームなどの乳化安定作用があり，この安定性は酸の影響を受けません．キサンタンガムを含んだ食品は口腔内に残りやすく，少しの粘着性となめらかさを示します．小麦粉やデンプンの代わりに噛み応えやサクサク感をつけ加えるために，通常キサンタンガムかグアーガムのどちらかが，グルテンフリーの焼き製品に加えられています．

ゲランガム

ゲランガムは酸味のある多糖類で，*Pseudomonas elodea* を培養して分離されます．ゲランガムの構造には，多糖鎖が短いものと長いものがあり，それぞれのゲル化および融解の特徴は異なります．ゲランガムの構造は分枝構造をもちませんが，水中では網目構造を形成することから，ゲル化食品に用いることができます．そのため，寒天，カラギーナンおよびアルギン酸などのより高価なハイドロゲルの代わりのゲル化剤としてよく用いられます．寒天のようにゲランガムをゲル化させるために必要な最小の濃度は，0.1％です．溶解条件として，温水か冷水を用いるかについては意見が異なります．しかし，ゲル化の過程には酸やカルシウムイオンなどの陽イオンの存在が必要になります．ゲランガムで作られたゲルは非常に硬く，120℃であっても安定しています．このゲルはとてももろいため，口腔内で簡単に砕け，溶解によりアロマや味成分が広がり，これを攪拌すると液体ゲルが得られます．ゲランガムにより粘性が追加された食品の食感は単純で複雑さはなく，クリーミーです．

メチルセルロース

メチルセルロース類は，科学的なプロセスを経てセルロースから合成されます．伝統的な分類ではガムに含まれませんが，メチルセルロースはパイの詰め物などへの増粘剤や安定化剤として使用されます．メチルセルロースは冷水には溶けますが温水には溶けず，酸にも耐性があります．カラギーナンのように，アイスクリームの結晶化やキャンディにおける砂糖の結晶化を防ぐために用いられます．メチルセルロースは温めると固まり，冷ますと融解するという非常に特異的な物性を示し，メチルセルロースにより調製した食品の食感は，単純で雑味はなく口に残ります．

日本語版レシピ　その2　漬物シート

ふだん食べる野菜の漬物を，加熱すると固まる性質のあるメチルセルロースを用いて，シート状にした．焼成後はパリッとしているが，湿気の多いところではすぐに軟らかくなる．軟らかいときに巻いたり，折り曲げたりして，形を整え，再度焼成すると，好みの形状でパリッとさせることができる．

【作り方】

① 水とメチルセルロースを合わせ，5％溶液を調製し，冷蔵庫で5時間以上冷やしておく．
② 各漬物を細かく切り刻み，漬け汁や水を加え，マルチブレンダーでなめらかになるまでよく磨砕し攪拌する．
③ ②にメチルセルロース溶液を加え，マルチブレンダーでよく混合攪拌する．
④ シリコンマットまたはテフロン加工シートに③を薄く平らに広げ，100〜110℃のオーブンで60〜90分焼成する（シートが厚いと90分焼成しても火が通らない場合がある）．

【材料】

らっきょう漬シート（白）
- らっきょう漬　　　　　　　50g
- 漬け汁　　　　　　　　　　50g
- 5％メチルセルロース溶液　　60g

たくあん漬シート（黄色〜オレンジ）
- たくあん　　　　　　　　　50g
- 漬け汁　　　　　　　　　　75g
- 5％メチルセルロース溶液　　60g

野沢菜漬シート（薄緑色）
- 野沢菜の醬油漬　　　　　　50g
- 漬け汁　　　　　　　　　　25g
- 水　　　　　　　　　　　　25g
- 5％メチルセルロース溶液　　60g

紅しょうがシート（紅色〜薄紅色）
- 紅しょうが　　　　　　　　50g
- 水　　　　　　　　　　　　50g
- 5％メチルセルロース溶液　　60g

キュウリのしば漬シート（ピンク色）
- キュウリのしば漬　　　　　50g
- 漬け汁　　　　　　　　　　20g
- 水　　　　　　　　　　　　25g
- 5％メチルセルロース溶液　　50g
- シリコンマットまたはテフロン加工シート（40㎝×30㎝）　各1枚

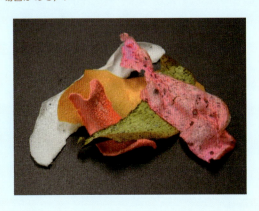

テクスチャーにおける酵素の影響

　酵素は生の食品中に多種類含まれていて，私たちはこれを調理に利用しています．酵素は食品中の分子を分解したり，再利用することができる特殊なタンパク質で，消化を助けたり微生物への防御作用など，生物における自然な機能をもっています．酵素は私たちが食べる食品中の死んだ生体物質の分解も行います．いくつかの酵素はタンパク質や炭水化物および脂質の分解に関与します．ほとんどの酵素は特定の種類の分子に対する高い基質特異性をもち，温度，塩分濃度およびpHなどの条件に鋭敏に反応します．とくに温度が重要で，高温で処理すると変性し，失活したその機能は元に戻りません．これが，食品保存時に加熱処理を行う理由の一つです．純度の高い酵素は生物由来で，現在，バイオテクノロジー的手法により大量生産されています．

　酵素を利用する上で最大の利点は食品の構造を変化させることで，これにより食感が変化します．ときどき，食品中に含まれる酵素が自然にこの効果を発揮する場合があります．例として，肉や魚が軟らかくなる，果物が熟す，などです．

このほかにも，チーズ製造時に添加される酵素であるレンネットがあります．さらに，酵素は肉製品や乳製品の表面を覆うことで，発酵工程の中心を担います．

キモシンはレンネットに含まれる酵素で，牛乳を凝固させチーズのカード調製を助けます．キモシンは乳タンパク質であるカゼインのミセルにおける電荷を弱めることで，カゼイン同士を結合させ，乳脂肪を巻き込んだ液体のゲルを生じさせます．

トランスグルタミナーゼは最近発見された酵素で，市販の食品製造や分子ガストロノミーなどさまざまな場面で用いられます．トランスグルタミナーゼは，肉類や乳製品などのタンパク質を含む食品におけるとろみ付けやゲル化に用いられます．この酵素は一種の結合剤で，タンパク質同士を接着することで食品をゲル状にできます．トランスグルタミナーゼは，すり身やハムのように肉の異なる部位を結合させることから，あまり魅力的な呼び名ではありませんが「肉の接着剤」と呼ばれます．

酵素には，ゲル状の食品を分解したりゲル構造を阻害したりするものもあります．多くのシェフたちは，フルーツのゲルにパパイヤやパイナップルが含まれていると，ゼラチンによるゲル化が阻害される

チーズは植物由来のレンネットにより作られた

ポルトガルの伝統的なチーズの作り方では，カルドン（*Cynara cardunculus* キク科アザミ亜科の植物．アーティチョークの野生種）のつぼみの雄しべから抽出した酵素を用いていました．この酵素は仔牛の胃由来の酵素と同じ働きをもち，このカルドン由来の酵素は，牛乳中で脂肪球を巻き込んだミセルの沈殿を生じさせます．

トランスグルタミナーゼの役割

トランスグルタミナーゼは，一つ目のタンパク質の自由なアミン基と，もう一方のタンパク質に含まれるグルタミンにおけるアシル基の間の結合反応を触媒します．この方法で固められたタンパク質同士の結合はプロテアーゼにより分解されず，通常は酵素がタンパク質を分解します．この酵素反応と同様のメカニズムで生じるのが血栓です．

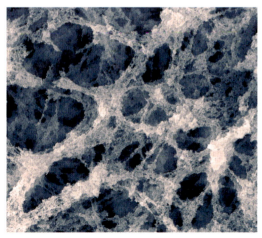 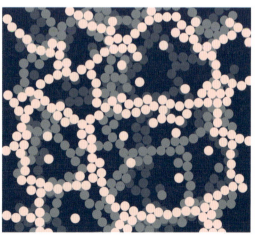

レンネットによる牛乳中のカゼインミセルの凝固した構造（左）とそのイラスト（右）．その構造の隙間に通常2～5マイクロメートルの脂肪球が存在する．

すり身

　すり身はほとんどがタンパク質からなる固形食品で，代表的なものは新鮮な魚の白身にデンプン，乳化剤あるいはトランスグルタミナーゼを用いて固めたものです．この加工技術は極東発祥で数世紀前から用いられており，魚肉団子，魚肉ソーセージおよび和風魚肉団子，かまぼこなどがあります．ゲフィルテフィッシュと呼ばれる，ユダヤ人が伝統的に食べてきた日本のかまぼこに似ている料理があります．アジア以外では，かまぼこの形，テクスチャーおよび色をカニやエビに似せた模造品（カニカマなど）が一般的に販売されており，しばしば巻き寿司に用いられます．

　魚のすり身は現在大規模かつ商業的に生産され，世界的にもその生産量が伸びており，経済的価値が低い魚の利用にもつながります．新鮮な魚をミンチにして，不要な脂質，水溶性タンパク質，血液および結合組織などの好ましくないにおいや味成分を洗浄して取り除くことで，魚のペーストはほとんど味のない状態となります．次にデンプン，油脂，卵白，塩，ソルビトール，香料，着色料，場合によりトランスグルタミナーゼなどのさまざまな添加物が加えられ，このペーストの形を整え，蒸すとかまぼこができます．

　魚のみでなく，すり身の製造には豚肉，牛肉，牛の腱および七面鳥の肉など，さまざまな食材が利用されます．これらは，ミートボールにとても似ており，トランスグルタミナーゼは用いずに作られます．これらは筋肉とは異なる特徴的な構造をもっているため従来の肉類とはあまり似ておらず，すり身は均一に混ざっており，安定していて，もろく弾力のあるテクスチャーとなっています．

ことをよく知っています．それは単純に，パパイヤにはパパイン，パイナップルにはブロメラインと呼ばれるタンパク質分解酵素が含まれていて，これらがタンパク質であるゼラチンを分解するためです．これらの果物を用いてゲルを作る場合は，酵素が影響を及ぼさない炭水化物である寒天やペクチンをゼラチンの代わりに用いるとよいでしょう．ほかの方法として，これらの果汁を加熱し酵素を失活させることでゼラチンを用いることができますが，これは果物の味を損なう場合があります．

食品中の糖類

　炭水化物（スクロース，フルクトースおよびグルコースなどの単純な糖類）は，これまでにハイドロゲルとして解説してきたものですが，これらは甘味の添加，保存性の上昇およびテクスチャーの追加などにも必要なものです．これらに特有の特徴としては，水分と結合し酵素や微生物由来の化学的活性を抑制することです．長鎖の多糖類の場合，他の多糖類との網目構造を示します．糖類は食事における食感のバランスを整えます．

単純に糖類を溶解すると，スクロースの溶けた水溶液の粘度は上昇しますが，この溶液は高濃度のスクロースを含んでいてもゲル状にはならず，水溶液の状態となります．また，砂糖が溶けた水溶液は氷点が低下し，アイスクリームやソルベにおける氷結晶の生成を抑制する効果があります．

　粘性の強い糖類として，粘液（シロップなど），軟らかい固形物（カラメルなど），硬くザクザクした固形物（ガラスのような食感のキャンディなど）があり，これらは異なる融点をもち，砂糖液を煮詰めることで作ることができます．これらすべては共通して，結晶化を防ぐように調製されます．異なる種類の砂糖がさまざまな菓子類で使用されており，サクサク感や硬さ，クリーミーさと軟らかさ，グミのような弾性，硬さ，粘性，ざらつきなどのたくさんの異なる食感を与えています．糖類を含んだ食品のテクスチャーは，クリームなどの他の食材を加えることで，コントロールすることができます．

シロップ

　シロップは高濃度の砂糖を溶かした液体です．水と砂糖は互いに結合するため，砂糖は水溶液中では結晶として沈殿せず，強い粘性を示す液体となります．シロップは砂糖を水に溶かすか，サトウキビ，白樺やメープルの樹液などから得られる砂糖を含む絞り汁の水分を蒸発・濃縮して作られます．砂糖水溶液や絞り汁を加熱し煮詰めると，砂糖の分子がさまざまな影響により茶色く着色したり，さまざまなアロマが生じます．通常，シロップの食感には粘性があり，その粘性は原料により異なります．現在スーパーマーケットなどで販売されているシロップの多くは，おもにコーンスターチなどのデンプンを原料として作られており，これはフルクトースを多く含んでいます．

転化糖

　転化糖は二糖類であるスクロースを，その構成要素である単糖類のグルコースとフルクトースに分離することで作られます．転化糖には二つの効果があります．フルクトースはスクロースよりも甘さが強いため，これを含む転化糖は通常砂糖よりも甘くなります．また，アイスクリームやお菓子を作る際に用いた場合には，グルコースは糖類の結晶化を防ぐ役割をもちます．

マルトデキストリン

　マルトデキストリンは多糖類の一種で，キャッサバから分離したデンプンを加水分解することで作られます．マルトデキストリンは通常粉末状で，少量で販売されています．マルトデキストリンはわずかに甘いのですが味はほとんどなく，増粘剤としての役割や，アイスクリームやソルベなどの氷菓の結晶化を防ぐために用いられます．

　マルトデキストリンは脂質や油脂を粉末状にすることができ，この粉末状の油

脂は唾液と混ざった際に口腔内で味物質を放出することから，モダン・キュイジーヌに使用されています．この粉末状の油脂は，液体の脂質や油脂をマルトデキストリンと混ぜてペースト状にしたのち，ふるって乾燥させることで得られます．より複雑な方法である噴霧乾燥法（スプレードライ）により作られたこの粉末は，舌の上で溶け，まるで雪溶けのような食感を示します．

食品中の脂質

脂質には固形と液体のものがあり，食品の食感にさまざまな影響を与えます．脂質は融点の違いにより，水溶性の液体とともにどのようなエマルションとなるかが決まります．料理に用いるすべての食品において，脂質は最も柔軟に，テクスチャーに影響を与える可能性があり，一般的な脂質として，植物性（マーガリンや植物油）や動物性（バター，マーガリン，ラード，スエット（牛や羊の脂肪組織），鶏肉由来の油）のものがあります．

純粋な脂質の大きな塊は料理には滅多に含まれませんが，ラードやスエットのような脂質に富んだ動物性食品は多くの料理でさまざまな影響を与えます．脂質は植物性と動物性の生の食材にときおり含まれていて，組織に沈着したり別々の脂質として蓄えられたりしています．このため，食品中の脂質は調理後の食品の食感に寄与するとともに，味および香気物質の放出を促します．赤身肉を用いて作られる牛肉のパテにはコクがないなど，低脂肪が料理の食感に及ぼす影響についてはよく知られています．

料理における植物性油脂

マーガリンは元々動物性油脂から作られていましたが，不飽和脂肪酸を含む植物性油脂を用いて，融点を上昇させて固形化する製法に変わってきています．マーガリンは高い融点を示しますが，多くの国で生産されているマーガリンは現在，健康上好ましくないトランス脂肪酸をほとんど含みません．

その代わりに，融点を調整するために植物性油脂を組み合わせることでマーガ

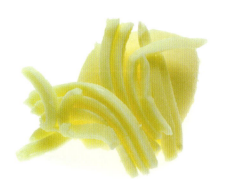 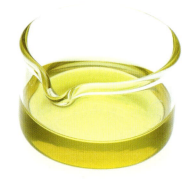

融点が高い脂質と低い脂質：バター（左）とオリーブ油（右）．

リンが作られています．たとえば，炒める場合は硬く，焼く場合は軟らかくします．

　植物性油脂から作る硬いマーガリンの約80％が脂質であり，この点はバターとよく似ています．そのため，バターの代替品として同等のテクスチャーを追加するために用いることができますが，味に及ぼす影響がよいものかどうか評価が異なります．ほかにも脂質の割合が40％で，他は水でできているマーガリンがあります．このマーガリンは加熱するとかなりの量が減少するため，揚げ物には向いていません．しかし，この脂質割合が少ないマーガリンは，軽くサクサクとしたテクスチャーを追加することから，焼き物に向いています．

　種実類から抽出された油脂は，動物性脂肪と比べて飽和脂肪酸が少なくなります．たとえば，不飽和脂肪酸の割合は，オリーブ油で82％，ナタネ油で84％です．植物油は融点が低いため，炒め油として用いられたり，冷たいソースやドレッシングを作るのにとても向いていて，室温で固まらないエマルションとして用いられます．オリーブ油は，油脂と酢のドレッシングにおいて，膜のような食感を追加することがよく知られています．

料理における動物性油脂

　動物性油脂を含む重要な食品に牛乳があり，3.5％の脂質を含みます．バターにおいては，脂肪割合が82％と牛乳よりも脂質量が多く，このうち65％は牛の飼料由来の飽和脂肪酸です．融点と味の両方のから，とくにソースや焼き物において，バターはテクスチャーの付与のために食品の調理に広く用いられます．澄ましバターとギーは，ほとんどが純粋な脂質です．

> ジュリア・チャイルド*の有名な言葉：もしあなたがバターを恐れているのであれば，クリームを使用しなさい．

　ラードは100％が脂質で，このうち61％は不飽和脂肪酸であり，豚脂から作られます．ラードはバターのように一般的な焼き物用の油脂の一つとして用いられ，肉らしい強い味をつけ加えます．

　アヒルやガン，ガチョウなどの家禽類（かきん）の白色脂肪組織は98％が脂質で，このうち70％が不飽和脂肪酸です．おもな用途の一つとして，ラード中に肉を保存する方法であるコンフィを作るときに用いられることがあります．最もよく知られるものとして，塩漬けしたカモ肉を自身の脂肪で調理し固めた料理であるカモ肉のコンフィがあります．

　スエットは99％が脂質で，このうち48％が不飽和脂肪酸です．融点が高く，揚げ物に適しています．

　魚油は不飽和脂肪酸を多く含みます．魚油の融点はとても低く，また酸化されやすく，悪臭（魚臭）が残っています．このため，魚油は脂質を多く含む魚の軟らかいテクスチャーの主要因ですが，その魚臭などが食感に直接的な影響を及ぼすため，あまり料理には用いられません．

＊ジュリア・チャイルド（1912〜2004）：アメリカにフランス料理をはじめて紹介した，有名なシェフ．

チョコレート：なぜ口で溶けるのだろう

　チョコレートはカカオの種子を原料として作られます．まず，カカオの種子を一部発酵させ，次に乾燥させ，ローストし，砕いたものを潰して，カカオ豆の種子であるココアバターが抽出されます．この残りの固形粒子はミルで粉砕され，ココア（あるいはカカオ）パウダーが調製されますが，これは高温条件下で行われます．

　ダークチョコレートは室温では固形で，ココアパウダー，ココアバターおよび砂糖の混合物です．ほとんどのチョコレートで，単一でカカオ粒子をとても細かくすり潰したものは，舌で区別できません．厳密にいうと，チョコレートはゾル（疎水性のコロイド）あるいは固体のコロイドで，ココアバターのマトリックス内に存在する砂糖とココアパウダーの固形粒子の懸濁液です．チョコレートの食感がとても特別なのは，ココアバターの特異的な融解特性のためです．

　植物性と動物性の油脂は通常さまざまな脂肪酸からなり，融点が異なります．このため，油脂はその種類によりさまざまな温度で溶解します．わかりやすい例として，バターとラードがあります．例外として，油脂の混合物においては溶解する温度間隔が低下し，ほとんどの温度がはっきりしています．ココアバターがその特殊なケースの一つで，ココアバターはおもに異なる三種の中性脂肪でできていて，飽和脂肪酸と不飽和脂肪酸の両方を含みます．しかし，ココアバター中の飽和脂肪酸の割合が上昇すると，融点が通常の口腔内温度である 32～36℃よりも相対的に高くなります．この飽和脂肪酸の割合は，とても心地よい食感で，多くの人々に好まれるチョコレートの食感に寄与する決定的な要因です．また，実際にココアバターが体温で溶けるとき，全体的な効果として清涼感を感じます．

　チョコレートの内部構造は，どのように製造したかにより異なります．製法が異なる二つのチョコレートは，同一の化学成分により構成されていても，その食感は同様でない場合があります．たとえば，溶けたチョコレートが再度固まるとその味は変わりますが，これは食感が変えられるためです．この現象は，ココアバター中の油脂が離散した六つの異なる構造の結晶を形成し，これらの種類の一つだけが表面のつやと少々のもろさをもたらすためです．

　焼成とキャンディの製造に使用されるチョコレートは，テンパリング（焼き戻し）といわれる方法を用いて調製されます．テンパリングはよい食感を得るために熟考された，チョコレートの構造中に安定した結晶を確保するための方法です．テンパリング処理を行っていないチョコレートは軟らかくパキッとした食感もありませんが，処理後のチョコレートは表面につやがあり，もろさもあり，指で握っても溶けません．この望ましい構造は，冷やす前のチョコレートの小片を含む溶解したチョコレートの塊を取り除くことにより作られます．テンパリングの他の方法として，大理石板などの上に溶かしたチョコレートを注ぎ，ゆっくりと冷ましながら繰り返し折りたたむように混ぜ合わせていく方法があります．この機械的な方法は正しい結晶に成長させます．両方のケース

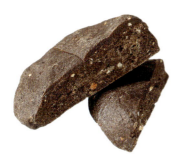 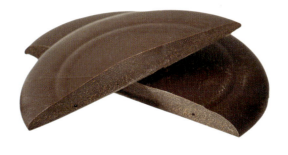

ザラザラなメキシコのチョコレート（左）となめらかなスイスのチョコレート（右）．

において，好ましくない粒状性と塊の原因となる好ましくない結晶が生じることを防ぐために，チョコレートが水と蒸気を含まないことが必要です．テンパリング処理を行ったチョコレートはレシチンなどのさまざまな乳化剤を加えることで，より安定性が向上します．

　不完全な結晶構造としてブルーム現象が知られていますが，これはチョコレートの表面に白色や灰色のスポットが生じる現象です．ブルーム現象は保存環境が高温であったり湿度が高い場合に生じ，長期間保存したり保存環境で日光にさらされていると生じます．チョコレートの保存は，ココアバターの再結晶化を防ぐため，暗所で乾燥した約16℃程度の常温で保存するのが最適です．ブルーム現象は砂糖あるいは油脂のどちらかがチョコレート表面に移動し，高い融点の結晶を生じる現象です．ブルーム現象によるスポットは，チョコレートに種実類を加えることでも生じます．ブルーム現象は，ココアバターへ乳化剤や乳脂肪などの他の脂質を加えることである程度防ぐことができ，これは焼き菓子などを調製する際に用いられます．

　ダークチョコレートとは異なり，ホワイトチョコレートはココアバター，乳脂肪および砂糖のみでできています．ホワイトチョコレートはカカオ粒子を含まないため白色で，ミルクチョコレートも乳脂肪を含んでおり，ダークチョコレートよりも淡い色です．チョコレートとケーキで詰まったガナッシュ（生チョコレート）は，チョコレートとクリームあるいはバターを混合して作られ，クリームやバターの量が多いとより軟らかくなります．ガナッシュはチョコレートと比べてより一層複雑で扱いにくい混合物です．

　生まれ育った文化により，好ましいチョコレートの食感の評価は異なります．たとえば，メキシコのチョコレートは，通常の粒子径がわずか20マイクロメートルであるスイスやベルギーのものと比べ，クリーミーさがなく粗くザラザラしたテクスチャーです．メキシコのチョコレートでは，カカオの種実は細かく砕かれておらず，カカオにスパイスが混ぜられていて，砂糖よりも大きい結晶が含まれます．そのため，より複雑な砂のようなザラザラしたテクスチャーになります．この粒子の大きさはチョコレートの流動性にも大きな影響を与え，これはチョコレートが溶けるときの食感に影響します．細かい粒子径だと，溶けたチョコレートの粘性が低下しクリーミーさが上昇します．スイスのチョコレートは，ロドルフ・リンツにより1897年に開発され，とくに軟らかい

テクスチャーであることで有名です．リンツはコンチング（生地をこねる作業に似ている）によりカカオ粒子とココアバターを均一にし，とてもなめらかで風味豊かなチョコレートができることを示しました．リンツはのちに，このコンチングの工程を機械化しました．

　テンパリングしたチョコレートをアイスクリームや凍らせたデザートに用いた場合には，これらは冷たい食品であるため，口腔内の温度が30℃以上になることは少なく，その特性を生かすことができません．相対的に低温だと，テンパリングしたチョコレートは固まって固形のままです．一方，テンパリングしていないチョコレートを－18℃まで瞬間冷凍すると，ココアバターが従来の25℃前後という低い融点を示すため，テンパリングした場合とは異なる望ましい構造の結晶となります．その結果，テンパリングしていないチョコレートはアイスクリームとともに口腔内で溶けて広がります．このテンパリングしていないチョコレートは，フリーザーで－18℃未満で保存する限り，その結晶構造は損なわれず保たれます．このように融点を低くする方法として，ココナッツオイルなどの他の油脂を添加することがあげられます．

脂質と食感

　脂質が食品の食感に及ぼす影響は，二つあります．一つ目は，チョコレートのココアバターのように，固形化させ口腔内で溶かして味わうことができる点で，二つ目は，エマルションにおける水との複雑な層を形成することができる点です．脂質はよく液体の油として，食品に添加されます．

　脂質における飽和脂肪酸の割合はその融点に影響することから，料理によって使い分けられます．バター，硬いマーガリン，およびラードなどの硬い，あるいはやや軟らかい油脂は，すべて融点が高く，焼き物に向いています．ケーキやペストリー生地は通常空気を含んだ軽い食感で，パイ状で軟らかく，サクサクした食感を示し，例としてパイ生地，クッキーおよびデニッシュペストリーなどが知られています．油脂を多く含む生地は，その構造中に小さな水滴を含んでいて，この水滴が焼成過程で蒸発し残った空洞が，パイ状のサクサクした食感に影響を与えます．とてももろいテクスチャーの生地を作るためには，小麦粉，油脂および砂糖（必要であれば）を充分に混ぜ合わせておく必要があります．これらの材料が充分に混ざっているかどうかが，焼成後のペストリー生地のでき上がりに影響します．

　焼成に用いる場合，液体の油脂は固形の油脂とは異なる影響を料理に及ぼします．たとえば，液体の油脂には流動性があるため，簡単に小麦粉や砂糖などと混ぜることができます．焼成後のパウンドケーキやマフィンなどの菓子は，サクサク感が減少し少しもろい食感になります．ソフトマーガリンやショートニングの添加は，ショートブレッドなどの軟らかい生地を伸ばす場合に向いていません．

ほんとにカリカリした伝統的なクルーラー*

北ヨーロッパで食べられる伝統的なクルーラーはラードを使って揚げる．そして，植物油で揚げたときにはない独特の肉の香りがするうま味づけに役立っている．いうまでもなく，多くの人びとはココナッツオイルで揚げた油っぽくないドーナツを好む．カリカリに揚げるためには非常に高温で油を加熱することがきわめて重要なポイントである．このレシピは，古いスウェーデン方式を元に，クルーラーの名前の由来となっている，大きく軟らかなものよりはむしろ小さくて，カリカリしてデリケートなクルーラーである．2種のクルーラーの食感はまったく異なる．

【材料】（クルーラー30〜40個分）

卵（Lサイズ）	2個
グラニュー糖	165g
小麦粉（中力粉）	400g
マーガリン	165g
9％低脂肪クリーム	45〜60mL
レモン汁	1個分
ココナッツオイル	

【作り方】

① 卵を攪拌し，砂糖を加えよく攪拌する．小麦粉（中力粉），マーガリン，砂糖，クリーム，レモンの絞り汁を混ぜ合わせ，こねる．
② できたドウを冷蔵庫で2時間寝かせる．
③ 麺棒を用いてドウを2〜3mmの厚さに均等に伸ばす．約4×7cmの長方形に切り分ける．
④ 長方形の真ん中に切れ込みを入れ，生地の一片を真ん中に通し，ツイスト型を作る．
⑤ 底厚の鍋にココナッツオイルを7cmくらい注ぎ，クルーラーを入れたときにジュッとなるくらいまで加熱する．油が充分に熱くないとクルーラーが底に沈んでしまう．
⑥ クルーラーが薄茶色になるまで短時間で揚げる．油切り用の網で鍋からクルーラーをすくい，ペーパータオルの上にのせ，余分な油を切る．

＊**クルーラー**：ドウをねじりながら円形に成形させた揚げ菓子．

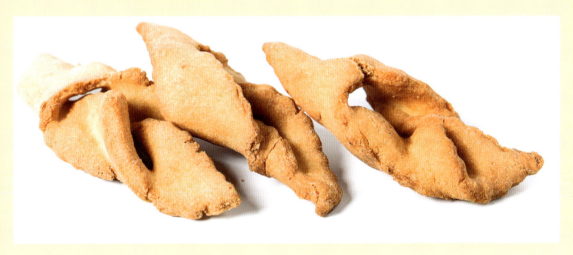

油脂は通常，口腔内で広がり溶けることで，好ましい食感を示します．しかし，油脂の粘性が高い場合，その食感を不快に感じることがあります．液体の油脂は口腔内で薄い膜状に広がって覆う食感をもっています．そのため，クリームを用いる場合など，油脂や脂肪は料理をまろやかにしたり，ソースにとろみをつけたりすることができます．

5章　食感を楽しもう

エイミーのアップルパイ

このレシピはエイミー・ロワットが考案したダブルクラスト*パイの一つである.

【作り方】

① バターを2cm角に切り,凍るまで冷凍しておく.
② 水250mLに氷を一つ入れ,冷凍庫に入れる.
③ 大きなボウルに小麦粉(中力粉),塩,砂糖を入れよく混ぜ合わせる.①のバターキューブを入れ,指あるいはフードプロセッサーのパルスですべてを混ぜ合わせる.その際,小豆くらいの大きさとアーモンドくらいの大きさのバターの塊をいくつか残しておく.
④ 30mLの②の氷水を加え,小さな塊を指で挟んで押すとちょっと粘りが出るまでフォークまたはペースト用カッターで混ぜる.ドウが硬すぎたり,ぼろぼろしているようであれば,必要に応じて氷水を加える.
⑤ ドウの表面に分量外の小麦粉(中力粉)をまぶしドウを2分し,ともに2cm厚さの円状に成形する.ドウにラップをし,硬くなるまで冷蔵庫で約1時間冷やす.フリーザーパックに入れると3カ月程度冷凍庫で保存できる.
⑥ 1個のドウをクッキングシート1枚の上に置き,円状に成形する.下のドウ生地は直径35cm,上のドウ生地はそれよりも小さめにする.
⑦ パイ用のフライパンに油を引き,底面用のパイ(35cmのドウ生地)を置く.リンゴの芯を取り除き,皮をむく,あるいは皮つきのままにする.リンゴを切って,3mmくらいの厚さにスライスし,パイクラストにまんべんなく並べる.
⑧ パイの上にトップクラスト(⑥の小さめのドウ生地.パイの蓋となる)をかぶせ,縁を広げる.二つの端を合わせ,フォークで模様をつける.
⑨ トップクラストに蒸気の抜け口を作る.
⑩ トップクラストが薄茶色になるまで190℃で1時間焼成する.

【材料】

冷えた無塩バター	230g+α (鍋用)
小麦粉(中力粉)	660g+α (まぶし用)
塩	6g
グラニュー糖	5g
氷水	60~120mL
甘味系と酸味系が混ざったリンゴ	1.5kg

*クラスト:パイ皮.

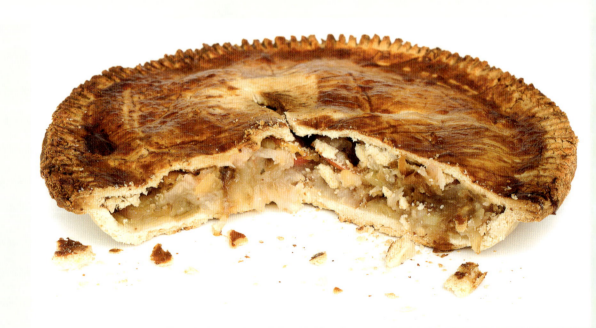

エイミーのサクサクしたアップルパイ
物理学者の食感へのアプローチ

　カナダ人の生物物理学者であるエイミー・ロワットは，デンマークにおける大学院の研究で，食品と科学の間の関連を徹底的に深く追究しました．彼女は次にハーバード大学で数年間過ごし，最も人気のコースとなる「科学と料理」の教育課程を新しく立ち上げるのに携わりました．のちにエイミーはカリフォルニア大学のロサンゼルス校へ教授として就任し，科学知識を介して食品と料理の専門知識に関する研究を通し，科学リテラシーを高めることを目指し「科学と食品」というプログラムをはじめました．彼女の講義を聞く学生や一般の聴衆の人数はとても多く，有名なシェフと研究者が実演し，食品やそれがどのような味を呈するかについての情熱を分かち合いました．

　エイミーがたくさん行った「科学と食品」のプロジェクトのうちの一つに，彼女の学生が物理学の原理を利用して考えついたよりよいパイ，いい換えると「完璧なアメリカンアップルパイ」を完成させるための研究があります．その結果はとても素晴らしく，ニューヨーク・タイムズにも掲載されました．

　この完璧なパイを作るためには，主として優れた食感を供えていることがあげられます．おいしいパイは，外側がサクサクして，軟らかく，粘性がやや低く，パイの中身がスポンジ状になっているに違いありません．

　サクサクした表面には，小麦粉と水を混ぜるときに形成されるグルテンの網目構造がかかわっています．もし，この網目構造が高密度だと，パイの表面はとても硬くなります．この問題を解決するためには，水の一部をグルテンの形成を抑制するアルコール（ウォッカやラムなどがよい）に置換することがあげられます．この効果はビールや炭酸水を用いても得られますが，その効果はウォッカやラムには及びません．

　大量の油脂（バター）を用い，水を少量にすると，とてもサクサク感の強いペストリーができ上がります．油脂の多い生地の中では水は小滴となり，この生地を焼くと，生地中に生じていた水の小滴が蒸発して小さな空洞ができ，焼き上がる頃には適度なサクサク感のあるパイ構造となります．

　パイ生地の中身は，その表面と同様に食感に影響を与えます．パイの中身がリンゴの場合は大量の水を含んでおり，その水が焼成時にリンゴのスライスを崩しながら蒸発し，パイ生地を泡立たせます．焼いたパイの内部全体を確実にリンゴで満たすために，二つのことを行う必要があります．一つ目は，水分を蒸発させて生地とリンゴがまとまるようパイの中身の隙間がなくなるように，リンゴを薄切りにしてしっかりと詰め込みます．次に，パイの中身の全体により粘性をもたせるために，小麦粉あるいはコーンスターチとリンゴの水分を結合させます．

　最後に，エイミーと彼女のゼミの学生は，パイの表面の食感をさらによいものにするための方法を見出しました．通常，パイ生地はバター，小麦粉および砂糖を充分に混ぜ合わせてもろい食感に作られています．バターは水分が小麦粉中のグルテンと結合す

るのを抑制し，サクサクとした食感を作るのに役立っていますが，これではパイの表面は硬くなってしまいいます．しかし，バターをはじめに小豆大やアーモンド大など，異なる大きさに切り分けると，それぞれ異なる影響が生じます．アーモンド大のバターの塊はパイの焼成後に大きな空気の層を作りますが，小豆大のバターの塊は生地全体に分散して均一に広がってしまい，空気層の生成に役立ちません．

　これは，知っての通り，（「エイミーのパイ」）のすべてではありません．パイの焼き色を好ましくするには，焼成時に生じる褐色化が関係しています．これは，アミノ酸（はけで塗ったパイ表面の卵白中のタンパク質に由来するものなど）と炭水化物（はけで塗ったパイ表面のクリームに含まれるスクロースなど）がメイラード反応を起こすためです．パイの底まで焼き上げるために時間がかかると硬い食感となってしまうため，あまり深さがないパイがよいでしょう．また，表面の上部の膨らみを抑制するために，上層からパイの中身の水蒸気を放出させる必要があります．

　油脂はとくに，乳化剤とともにチョコレートなどに用いると，クリーミーさを強めたり塊の形成を抑制したりします．油脂は大量に用いたときに酸味などの他の味の強度を変えたり減少させたりしますが，この影響はよい場合も悪い場合もあります．

驚くほど多様な牛乳のテクスチャー

　牛乳と乳製品は広範囲のテクスチャーを示すよい食品の例で，牛乳はバターミルク，ヨーグルト，バター，チーズなどに加工することができます．牛乳は調製方法の種類によりテクスチャーを変化させることができ，これが牛乳がもつ多様性の主要な例です．牛乳は気泡の乳化や安定化などの役割があり，とろみのあるソースの調製などに用いられます．乳製品は多くの人々に好まれるアイスクリームの主要な材料でもあることも忘れてはなりません．

　新鮮な牛乳は懸濁液であり，全体の88％に水分子が溶解しています．懸濁液の構造は，粒子を凝集させると，食感を劇的に変化させることができます．粒子の凝集は三つの主要な方法で生じます．クリームを攪拌してバターを作るときのように粒子の状態が変化する（転相），チーズ調製時などのような酵素によるもの，粒子の電荷の変化などがあります．このほかにも酸や食塩濃度を変えるなどの方法があり，これは粒子同士の誘引力を増加させる方法ですが，粒子の特性を変化させる方法もあります．これは，牛乳が酸っぱくなる，あるいはいくつかのゲル化の影響により生じます．乳製品のゲルを作る方法として，適切なゲル化剤を添加することもあります．

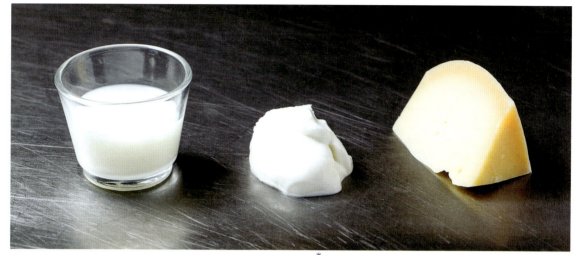

テクスチャーの異なる三つの乳製品：左から牛乳，アイスランドのスキール*およびチーズ．

牛乳，クリームおよびホモ牛乳

　牛乳の総脂質の割合は 3.5% で，主要なものは 5 マイクロメールの小さな球状ですが，最小で 0.1 マイクロメートルから最大で 10 マイクロメートルまでの大きさです．この脂肪球は水よりも密度が低く，牛乳を 12〜24 時間冷却するとクリームとして牛乳上部に浮上します．この現象は急速ですが，これは脂肪球が乳清タンパク質（ホエイプロテイン）と結合しやすいためで，乳脂肪の浮上が促進されます．牛乳表面に小さい脂肪球が浮上するのには時間がかかります．ヤギや羊の乳がクリーム状になるのはとてもゆっくりですが，これは牛乳よりも脂肪球が小さく，乳清タンパク質と結合しにくいためです．

　乳清タンパク質を加熱により変性させると，乳脂肪がクリーム状になり水から分離する割合は減少します．このため，殺菌牛乳は非加熱の牛乳よりもクリーム層が少なくなります．

　牛乳におけるクリームの分離を完全に防ぐためには，牛乳の均質化が必要です．この工程では，高温条件下で牛乳を細いノズルに通すことで，脂肪球の大きさを 1 マイクロメートル未満に小さくします．同時に，高温条件により小さくなった脂肪球に作用する酵素を失活させることができます．生の牛乳に含まれる従来の脂肪球は，脂肪の膜で覆われています．脂肪球が加熱により小さい脂肪球になる過程で，その脂肪含量は脂肪球表面全体を覆うには足りません．結果としてカゼインミセルが脂肪球と結合し，その比重が上昇します．この均質化処理後の牛乳における脂肪球は小さく，やや重く，乳清タンパク質との結合能を失うとともに，懸濁液の状態を維持することができます．

　ホイップクリームは，脂肪球の一部が小さくなるとともに凝集して，安定性と一定の硬さを付与する構造をもっています．

＊スキール：アイスランドの伝統的な発酵食品で，ヨーグルト様の乳製品である．ヨーグルトよりも濃厚で，クリーミーな食感を示す．

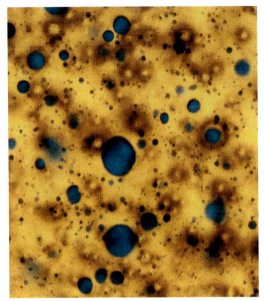 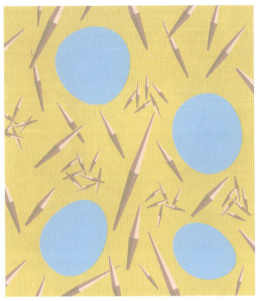

バターの構造の顕微鏡観察（左）およびそのイラスト（右）．黄色いエリアは脂肪で，青い球は水滴である．乳脂肪は一部結晶化あるいは半固形化している．水滴は 0.1 から 10 マイクロメートル程度の大きさである．

　もし，チーズのカードのようにカゼインミセルがスキムミルクから取り除かれたとすると，小さな脂肪球と乳清タンパク質で構成された乳清のみが残ります．

バターのとても特殊な食感

　バターのとても特殊な食感は，乳脂肪の融解特性に起因します．バターは15℃を上回ると徐々に軟らかくなり，30℃以上になると溶けはじめます．このため，バターは口腔内で溶けて口腔粘膜上を覆うとともに他の食品と混ざります．このため，バターは一切れのパンの満足感を高めます．

　15℃以上に温め軟らかくなったバターは，焼き菓子やペストリー生地のクリームなどの食品やハーブ類，スパイスおよびニンニクなどの香味のある食材と組み合わせると作用しやすくなります．

　通常，バターの脂肪割合は 81% で，これを詳細に分けると，飽和脂肪酸が51%，一価不飽和脂肪酸が 26%，多価不飽和脂肪酸が 4% を占めます．この厳密な組成は乳牛の食べたものにより変化し，牧草の摂取量が多いと多価不飽和脂肪酸含量が上昇します．そのため，春や夏に放牧された乳牛から採取した牛乳を用いたバターは，軟らかく伸びがよくなります．バターの自然な黄色は，ニンジンに含まれるオレンジ色の色素で，抗酸化物質であるカロテンに由来しています．放牧はバターのカロテン濃度も上昇させ，より黄色のバターに仕上がります．

　牛乳中の小さな脂肪球とクリームは，脂肪球の結合を防ぐ作用のある脂肪とタンパク質からなる膜に覆われています．牛乳からバターを作る際に行われる物理的な方法であるチャーニングはこの膜を壊す方法で，脂肪球が集まり水滴を巻き込んだ固形の脂肪層が形成されます．チャーニングにより，はじめは水中油滴

発酵バター

これは，一般家庭においては簡単には作ることができない乳酸菌カルチャーを使用した特別なタイプを作ってみないかという呼びかけである．加えて，一般家庭では作る分量を加減する必要がある．いうまでもなく，素晴らしい乳製品を生産する小さな熟練工場や，料理の材料として「手作り」にこだわるレストランが，このレシピを利用して発酵バターを作るに違いない．

【作り方】

① ボウルに生クリームを注ぎ，20℃にする．
② 生クリーム10Lに対して，1〜5単位の FD-RS Flora Danica カルチャー（あるいはそれに類似したカルチャー）を加える．
③ その混合物を室温で8〜10時間おく．
④ 10℃で冷やす．
⑤ 高速ミキサーで乳清が分離するまで撹拌する．
⑥ 味を見ながら塩あるいはそのほかの調味料を加える．
⑦ 清潔な布にバターをのせ，袋のように縛り，バットの上に吊して，室温で最低6時間水分を出す．
⑧ 防水紙（ワックスペーパー）を用い，好みの大きさの円筒状にバターを巻く．ラップで巻いて，冷蔵庫で保存する．

【材料】（5kg分）

38％オーガニック乳脂肪
（生クリーム）
FD-RS Flora Danica カルチャー
（乳酸菌カルチャー）

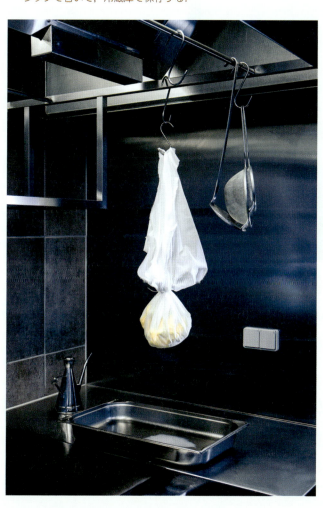

即席攪拌バター

【作り方】

① 生クリームとサワークリームを混合し，室温でそれらを1時間～1時間30分ぐらいおいておく．
② ①を10℃まで冷やし，高速で凝固しはじめるまで攪拌する．
③ 海藻，ハーブ類，あるいはほかの添加物を細かく刻み，バターと完全に混合する．
④ 皿にバターを盛りつける，あるいは円筒状に丸め防水紙に包み，冷蔵庫で保存する．

【材料】（225g分）

38%オーガニック乳脂肪
　（生クリーム）　　　　　500mL
38% オーガニック乳脂肪クレームフレーシュ（サワークリーム）
　　　　　　　　　　　　225mL
塩
ダルス*のような乾燥海藻あるいはハーブ類

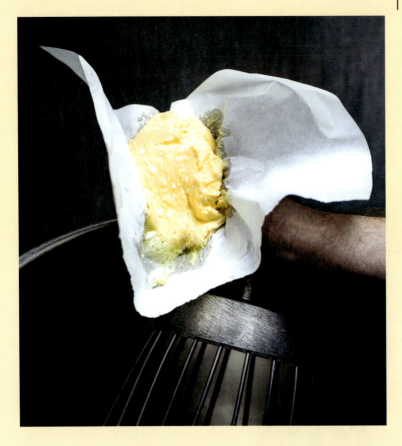

＊ダルス：紅藻類に属する海藻の一種．カナダやアイルランドでは食用とされている．

　（O/W）型（牛乳とクリーム）のエマルションが油中水滴（W/O）型（バター）に転相することで，バターが作られます．この後，乳脂肪は三つの形態をとります．半固体の乳脂肪で集合層が作り上げられる遊離型，結晶化した乳脂肪，およびはじめの状態である脂肪球です．水滴は異なる大きさでバターの構造中に含まれています．結晶化した乳脂肪のバターは室温で固形で，半固形の脂肪の集合層は伸びやすくなります．

　伝統的なバターミルクは，バターを作るためにチャーニングを行ったクリームの残りの液体です．バターミルクの脂肪含量は0.5%と少量ですが，牛乳の乳清と同等に3～4%のタンパク質を含みます．現在のバターミルクには別の種類

溶けたチーズ
粘性が低く流動性がある，糸を引く，あるいは硬い？

　サンドイッチの中の焼いたチーズが，チューインガムのように糸を引く理由をご存じでしょうか？　少し化学的にこの理由を掘り下げてみると，その原因にはチーズの融点が関わっています．とてもマイルドで軟らかいいくつかのチーズは，溶かすと脂質を巻き込んで均一な粘性のある液体状となります．より硬いチーズや古いチーズは塊で溶け，一部の脂質が放出されます．

　チーズのテクスチャーの大きな違いは，チーズ固体中のタンパク質であるカゼインの結合状態による影響が大きいとされています．カゼインはチーズの構造形成に関与するとともに，脂質や水分との分離を防いでいます．タンパク質と他の物質との充分な結合には，チーズ中のカルシウムイオンが関与しています．カルシウムイオンのはたらきには，とくにチーズの酸性度など他の因子が影響します．酸性度が高く酸味が強いチーズほどpHが低く，より強固にカルシウムイオンとタンパク質を結合させます．チーズ中のタンパク質の結合が緩いほど，それらは動き回ることができるとともに，脂質を適当な場所に余裕をもって維持できますが，これはある時点までしか機能しません．チーズが成熟するにつれ，ラクトースが徐々に乳酸に変化し酸性度が上昇します．酸性度が高すぎると，タンパク質が水溶性になり凝集することで，チーズは脂質を放出しはじめます．タンパク質の結合がとてもきつくなるまでにチーズの酸性度が上昇すると，チーズを加熱したりして溶かしたとしても，流動性を示さなくなります．チーズが最も充分にとろけるpHは，およそ5.3～5.5です．

　チェダーチーズやモッツァレラチーズなどのいくつかのチーズは，溶けた際に糸を引きます．これはピザを作る際に，凝集しやすくより簡単に噛み切れる特徴をもつ本物のパルミジャーノレッジャーノのような熟成の進んだチーズよりはむしろ，パルメザンチーズを用いた場合に起こります．チーズが糸を引く様子は面白いのですが，必ずしもそうではなく，糸引きを抑える方法がいくつかあります．格子状に小さく切ったチーズに，レモン果汁や酒石酸などの酸を少量加えることで糸引きを抑制することができます．チーズソースを作る場合，少量のコーンスターチを加えるかパルミジャーノレッジャーノを用いることで同じ効果が得られ，粘性が生じるとともに，多量のうま味をつけ加えることもできます．

　チーズの食感に関わる簡単な実験方法を紹介します．友人などと一緒に2名以上で，うまくスライスした溶けたチーズについてのテストを行うと，よりチーズの食感が楽しめます．まずはじめに，軽く焼いた4枚のスライスしたパンを準備します．最初に，マイルドチェダーチーズのスライスをのせ，二番目に同様のマイルドチェダーチーズを格子状に切り数滴のレモン果汁を混ぜてのせ，三番目にティルジットチーズやエメンタールチーズのようなミディアムチェダーチーズのスライスをのせ，四番目に削ったパルミジャーノレッジャーノをのせます．のせるチーズ重量はおおよそ揃え，すべてのチーズが溶けて茶色く色づきはじめるまで焼きます．座って，味および粘性があるか，糸を引くか，あるいは硬いかを食べ比べます．

スモーク風味のパルメザンチーズ，ドライラディッシュを添えて

ルイオストと呼ばれる特別な燻製チーズはデンマーク独特，より正確にいえば，フュン島だけに存在するチーズと考えられている．もともとこれは，とてもシンプルなフレッシュチーズで，農場労働者の主要な伝統料理の一つであった．近年，進化し，手の込んだグルメの化身として捉えられるようになった．ここではうま味物質としてパルメザンチーズを加えた現代版レシピを提供する．

【作り方】

① チーズを細かくおろし，牛乳とともに真空パック用袋に入れ，袋に封をする．
② ①のパックを60℃のウォーターバスに5時間保温し，牛乳を漉し，パルミジャーノレッジャーノチーズを取り除く．
③ 漉した牛乳を20℃に冷まし，生クリーム，バターミルク，レンネットを加え，チーズカードが形成されるまで室温に24時間くらいそのままにしておく．
④ 穴杓子でチーズカードを取り除き，清潔な布に移す．塩で味つけし，チーズの塊を液体が滴ってくるように吊る．ラディッシュ用に滴ったホエーを100 mLとっておく．
⑤ チーズカードを型やざるにおいて，形を整え，燻製工程に利用できるようにしておく．

＜燻製＞

① 片方の底面に穴が開いた薄い金属片を用いて燻製チューブを作る．あるいは非常に大きめの鍋，金属製の計量カップ，あるいはこれらに類似したものを使用する．
② コンテナの中に麦藁を置き，たばこの葉をパイプに詰めるように最初は少し大雑把にそれからしっかりと詰める．軽く少量の水を麦藁に振りかけ，イラクサ(ニセホウレンソウ)をてっぺんに置く．
③ 麦藁の片方に火をつける．煙から香りが漂ってきたら，封をしたチーズを麦藁の一番上に置き，燻製用チューブあるいは鍋でカバーし，1～2分そのままにしておく．
④ チーズをプレートの上に移し，提供するまで冷ますあるいは冷蔵庫で保存する．

＜ラディッシュ＞

① 40℃の脱水器の中で5～8時間，ラディッシュを脱水する．あるいはラディッシュが完全にしぼむまで乾燥させる．
② 残しておいたホエーに8％溶液になるように塩を加え，その中に乾燥ラディッシュを浸す．可能であればそれを冷蔵庫に2日間保存する．普通の塩水やそれに昆布片を入れたものを用いてもよい．

【材料】（約2kg分）

パルミジャーノレッジャーノチーズ　200g
ノンホモ牛乳　2L
38％ノンホモ乳脂肪（生クリーム）　250mL
新鮮なバターミルク　250mL
レンネット（凝集酵素）　6～7滴
おいしい海塩　12～18g
細長いタイプのラディッシュ　10本
麦藁
トゲのあるイラクサ，ブナの葉，西洋タンポポの葉など

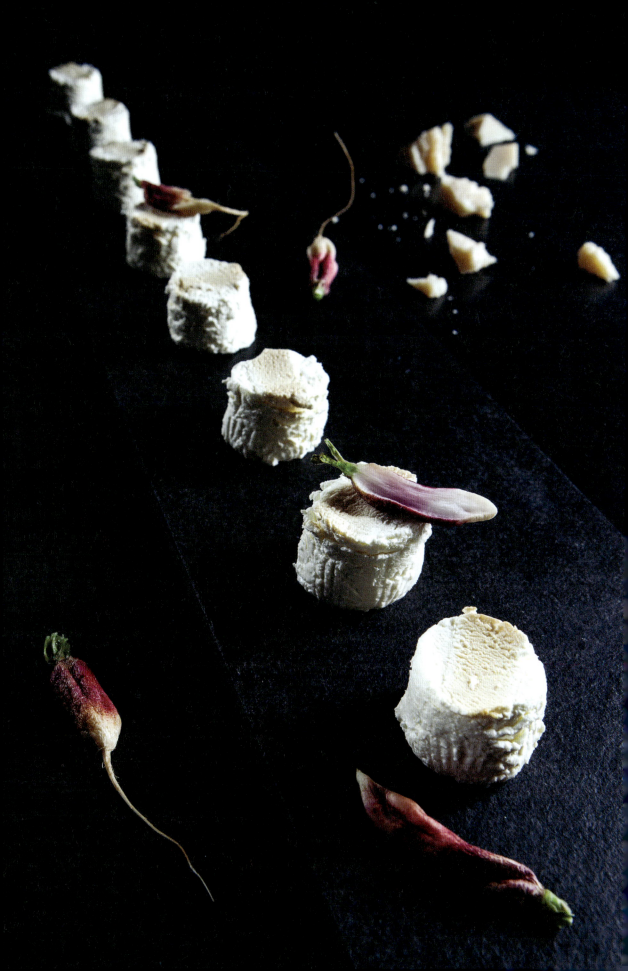

があり，いくつかは発酵バターで，脂肪量が1，2あるいは3.25％のものも作られています．

バターの調製方法はさまざまで，いくつかの方法では新鮮なクリームを使用しますが，一方で乳酸菌を用いてわずかに発酵させたクリームを用いる方法もあり，この場合は酸味と香りをつけることができます．ヨーロッパにおいては，後者の方法が伝統的に用いられています．少量のバターミルクが得られる従来のチャーニングでは，はじめにクリームへ乳酸菌が加えられ発酵されます．発酵は乳脂肪を結晶化するために5℃で行われ，この結晶化は，チャーニングにおける牛乳中の脂肪球の分解を助けます．商業的なバター製造には，現在，通常は低温殺菌されたクリームが用いられるとともに，チャーニング後に発酵されます．味の増強と品質の保持・改善のために，通常は1.2％の食塩が加えられます．

澄ましバターはバターから水分を取り除いたもので，ほぼ完全に純粋な乳脂肪のみ（99.8％）です．澄ましバターは非常に硬く，とくに高温で行うソテーやフライに向いています．インドの伝統的な澄ましバターにギーがありますが，脂肪の結晶による粒状構造を示しています．ギーは加熱処理により作られるため乳糖がカラメル化していて，わずかに茶色を呈します．

バターの代替品である，さまざまなバターと植物油の混合品が，商業的に大量生産されています．これらはバターよりも軟らかく，伸びがよいです．

発酵させた乳製品

牛乳加工製品のテクスチャーが広く受け入れられている証拠に，さまざまな発酵乳製品が多くのスーパーマーケットで販売されています．ほとんどの発酵乳製品はクリーミーですが，いくつかの製品はザラザラした粒状です．また，このほかにも少し乾燥したもの，簡単に粉々になるもの，半固形でゼリー状のものなどがあります．

酸味のある乳製品はおもに三つの方法で作られます．一つ目として，クレームフレーシュ（サワークリームの1種），クリームチーズ，カッテージチーズなどは，牛乳やクリームを加熱あるいは酸で洗浄することで作られます．二つ目の作り方として，牛乳にレンネットを加えて作るフレッシュチーズと，最初に発酵させて熟成させる多種多様のチーズの製法があげられます．三つ目として，さまざまな微生物を利用する方法があり，とくに乳酸菌と一部のカビを用いて牛乳を発酵させ，ラクトースから乳酸や他の（風味，香り）物質を作り出すものがあります．この方法で作られる発酵乳製品として，ヨーグルト，ケフィア，アイスランドのスキール，中東で供されるレブネ（ヨーグルトから作ったチーズ）およびドゥーグ（飲むヨーグルト風の乳製品）などがあります．

三つの方法で作られる乳製品のすべては，元の材料と比べて酸度の上昇，テクスチャーの変化，および粘性がつけ加えられ，半固形に変わっています．発酵乳製品の脂質とタンパク質含量は大きく変化しているため，発酵はテクスチャーに

著しい影響を与えます．

とくに液体（牛乳および乳飲料），とても軟らかい食品（クリームチーズなど），および安定したゼリー状の食品（ヨーグルトなど）などの乳製品において，油脂はテクスチャーの主要な要素であるクリーミーさ（なめらかさ）に影響します．攪拌型ヨーグルト（ソフトヨーグルト）のような軟らかいゲル状の乳製品において，香りと甘味はクリーミーさに影響します．また，個々でクリーミーさの感じ方は大きく異なります．

低脂肪であることは，とくに発酵した乳製品において，クリーミーさに悪影響を及ぼします．低脂肪の二つ目の問題として，脂溶性の香気成分を感じたり口腔内での広がりを低下させます．消費者は高脂肪の乳製品の食感を好むことから，低脂肪乳製品の新製品の75〜90％はあまり売れません．

チーズ

牛乳から作られるチーズはすべて多様な形で，非常に優れたテクスチャーを示します．チーズには硬いもの，水分の多いもの，軟らかいもの，クリーミーなもの，もろいもの，粒状でざらざらしたもの，カリカリしたもの，粘性のあるもの，あるいはコシのある食感のものなどがあります．これらのテクスチャーは，とくに材料となる牛乳の種類，脂質量，およびどのように作られたかなどの多くの因子が影響します．また熟成したチーズにおいては，熟成が進んだものと新しいものでそのテクスチャーがまったく異なります．

水分量はチーズの硬さに影響し，水分が多いほど軟らかくなります．軟らかいチーズであるカッテージチーズは約80％が，モッツァレラチーズは約60％が水分です．ロックフォールやゴルゴンゾーラは水分が42〜45％で適度に軟らかく，やや硬いエメンタールチーズ，チェダーチーズおよびグリュイエールチーズなどは，39〜41％が水分です．パルミジャーノレッジャーノなどのとても硬いチーズの水分含量は約32％程度です．脂質含量はチーズが溶けた際のクリーミーさに影響を与えます．

パルミジャーノレッジャーノや数種のゴーダチーズなどのいくつかのチーズでは，長期間発酵させることで乳酸カルシウムと苦味アミノ酸であるチロシンの小さな結晶が生じます．この結晶は，チーズを噛むときの心地よい歯ごたえに関与します．

素晴らしい卵

卵は最も広く利用される食品であるだけでなく，家庭でも最も用途の広い食品です．サルモネラ菌に汚染されていなければ，卵は生食も可能です．＊サルモネラ

＊ **サルモネラ菌による汚染**：現在，日本において，卵の殻の中にサルモネラ菌が汚染（いわゆる in egg）されていた事例が見られないことから，わが国においてサルモネラ菌による食中毒が発生する可能性はきわめて低い．

半熟卵とは何か？　6X°Cの卵である

　半熟卵に関する本質的な疑問と，実際に半熟卵が示す多種多様なテクスチャーは，有名な食品化学者であるシーザー・ヴェーガにより研究されました．彼は卵黄のテクスチャーに着目し，はじめて半熟卵の特異な特徴を明らかにしました．

　共同研究者であるループ・マーケード・プリートーとともに，ヴェーガは「6X°Cの卵」を提言しました．このXは0から7の数字を示していて，このXは，少なくとも1時間かけてゆっくりと半熟卵を調理する際の，シェフによる違いです．この卵を温浴中で調理する際の水温は，沸点100°Cを下回る温度帯です．

　ヴェーガは，その卵の調理が複雑なプロセスにより成り立っていて，とくに大きく加熱時の熱伝導と時間が影響することを明らかにしました．これには二つの理由があり，一つ目は，化学的に卵白と卵黄のゲル化の特性が違うためで，二つ目は，物理的に温水から卵の各部への熱がどのくらい素早く伝わるかということです．

　ヴェーガは温度と時間の適切な組み合わせにより，広く求められるテクスチャーをもった半熟卵の調理法を示しました．全部で66通りの異なる組合せで実験を行い，それらの調理後の卵のテクスチャーを評価しました．水温の1°C単位での違いが，得られる結果に大きく影響することが示され，半熟卵のテクスチャーの特徴が上記の温度の違いによるものであることがわかりました．ヴェーガは，シロップや歯磨き粉などの粘性がよく似たものを比較に用いて，卵の粘性の正確な指標を示唆しました．さまざまな実験に基づき，ヴェーガとマーケード・プリートーは，卵黄のみですが，その望まれる硬さに達する温度と調理時間の組合せの基準のリスト化に成功しました．卵白に関する同様の詳細な検討はまだ行われていません．

　すべての科学的データを集めたにもかかわらず，ヴェーガは自身が好む卵のゆで方は，私たちのほとんどが行っている調理法と同じでした．まず，水を沸騰させます．冷蔵庫から取り出した卵をすぐに沸騰温浴中に入れますが，これにより水温が下がります．これで6分間待ってみて，加熱後の卵を冷水中で冷ますと，半熟卵ができ上がります．

　菌を殺菌するために，卵は殻に入った状態や落とし卵，焼き操作などによって加熱されます．また，卵は乳化や泡立てた状態で用いられます．この特徴はさまざまなソースに用いられ，多くの焼き菓子，スフレおよびメレンゲなどにおいて重要な役割を果たします．しかし，一口に卵といっても，卵黄と卵白の組成は大きく違うため，特性も異なり，これらを混合した状態でも別々でも利用できます．

卵の調理：すべてのテクスチャー

　完璧な半熟卵の作り方よりも広範囲にわたって議論される調理法は，恐らく存在しないでしょう．卵を加熱前の冷水に入れるか，あるいは水が沸騰しているときのみ卵を入れるか，どちらで調理すべきでしょう．ゆで水に少量の酢を加える

べきか，どのくらいの時間ゆでるべきか，沸点付近よりも低温でゆでるべきか，などの疑問があります．これらの疑問は，調理後の卵の食感における個々人の予想に関連しており，すべてテクスチャーに影響を及ぼします．

殻に入っている状態で，卵のテクスチャーとゆで時間の関連を評価する試みは難しく，殻を割って中身を確認するほかに方法がありません．ポーチドエッグや卵を焼く場合は，調理中に軽く卵に触れたり適度な硬さかどうか，卵の状態を判断できるため，このケースには当てはまりません．

しかし，半熟卵とは何でしょう？ これは朝食の食卓におけるささいな疑問であり，その理由は卵が異なる二つのものから構成されることにあります．生の卵白と卵黄はタンパク質と両親媒性の脂質といった高分子からなる複合的な流動体です．これらの特性には，たとえば口腔内における温度と，どのような力が卵に加えられるかが関係します．

卵の調理はゲル化の一例で，卵白と卵黄に含まれるタンパク質の変性とゲル状に固まることが関与します．この工程は不可逆的で，卵は一度固まると，冷やしたとしても元には戻りません．卵白のタンパク質の変性は62℃で，卵黄のタンパク質の変性温度の68℃よりも低く，これが完璧な半熟卵の特徴でもある軟らかい卵黄と固まった卵白ができ上がる原因です．しかし，完璧な半熟卵を作るためには，とても正確な温度管理と調理中の注意深い観察，およびゆで操作終了時の素早い冷却が必要です．

増粘剤および乳化剤としての卵の利用：ソース，プリンおよび泡

卵をさまざまな方法で用いることで食品にテクスチャーを付け加えることができます．卵は，増粘剤，乳化剤および泡を作ることができます．多くのケースで，卵は同時にさまざまな役割を果たしています．

原理上，オランデーズソースやマヨネーズなどにおいて，生の卵黄は大量の水の中で乳化剤であるタンパク質とリン脂質（レシチン）の作用で乳化します．

卵黄の約半分は水であり，クリーム・アングレーズ（カスタードクリームの1種）を作る際に，卵黄は優れた水との結合能を示します．クリーム・アングレーズの作り方は，熱した牛乳とクリームを冷まし，次に卵黄と砂糖を混ぜます．この混合物を好みの濃度になるまでゆっくりと加熱するとでき上がります．

卵黄は異なる食感を引き出すことができるため，クリーム・アングレーズはよくデザートにおいて，他の料理に使うことができます．クリーム・アングレーズを凍らせるとアイスクリームになります．デンプンを加えると，ケーキ用のクリームやプリンとなり，ウォーターバス中で加熱すると，カラメル層をもつクリームブリュレとなります．

卵は，濃厚な（とろみのある）スープにおいても利用されます．伝統的な中国料理に，温かく酸味のあるスープがありますが，食べ物をよそう直前に軽く溶いた卵が加えられます．加熱したスープ内で卵は面白い形に凝固し，淡い黄色の糸

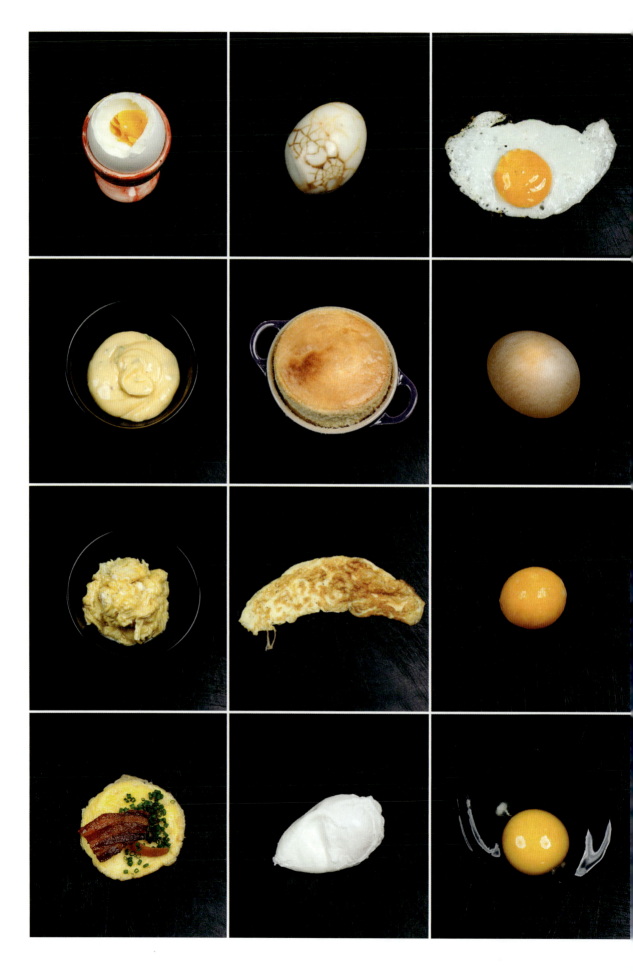

状になりますが，スープが固く凝固した状態にはなりません．この黄色い糸状の卵は，スープ内の他の具材である小さく切られたキノコや肉とは異なり，軟らかいテクスチャーを示します．

ガラス状でつやのある食品

　特別な分類として，結晶構造をもたないガラスのような固形の食材があり，その特徴は固形の食品に似ています．また，これらの分子は液体に溶けた状態にはならず，固まっているか，やや流動性をもちます．ガラス状の食品の多くはカリカリ，サクサクしたテクスチャーをもち，食感に特別な影響を与えます．結晶とは異なり，ガラス状の食品は口腔内でもろく壊れやすく，硬い結晶を砕く感覚というよりもザクザクした食感を示します．この例として，スクロースの粉末とカラメルを食べたときの違いなどがあります．

　ガラス状の食品は安定性が低い場合が多いですが，結晶構造をもつ食品よりも安定性はよく好ましいとされます．そのため，食品をガラス状に構造化させるために必要な調理法があります．たとえば，食品を素早く冷却すると，それら自身が互いに構造化する時間がありません．ガラス状の食感はガラス転移点と呼ばれる温度下で生じます．ガラス状の食品は，実際にはとても粘性のある液体で，その粘度が温度上昇とともに変化します．この例としてカラメルが知られており，加熱したときに軟らかくなります．

　適切な混合物で行わないとガラス状への転移は起こりません．たとえば，フルクトースはガラス転移点を示す温度が低く，砂糖混合物のガラス転移点を低下させることができ，これはハードキャンディやキャラメルを作るときに用いられます．このプロセスは可塑化であり，この混合物は伸ばしたり変形したりしやすいのですが，高圧をかけると，たとえば咀嚼時などにおいて形を保つことが困難であるなどの特徴もあります．

　水分は食品に可塑性を追加する上で最も重要な要素です．これはカリカリした食感のパイ皮やクラスト，あるいはクラッカーの調製時に簡単に確認でき，水を吸収させることでソフトな食感にできます．ガラス状態から塑性（プラスチック）状態への転移は可逆的で，その温度範囲で処理すると元に戻ります．このプロセスは少し吸湿したクラッカーで見ることができ，少し焼いたり加熱したりすることでサクサクした食感が再び取り戻せます．

カラメル

　カラメルは異なる組成からなる混合物で，砂糖の分子が加熱されて壊れる際に

左ページ：12種類の卵
(1段目，左から) 固ゆで卵，タマネギの皮と食塩水で調理した卵，目玉焼き．
(2段目，左から) マヨネーズ，スフレ，卵の酢漬．
(3段目，左から) スクランブルエッグ，オムレツ，卵黄だけのポーチドエッグ．
(4段目，左から) フリタータ，ポーチドエッグ，生卵．

コショウをきかせたチョコレートキャラメルチューイ

塩キャラメルは忘れて、代わりにコショウ風味に挑戦！

【作り方】

① 生クリームに粒コショウ、グラニュー糖、グルコースを加え、沸騰するまで加熱する。
② チョコレートを細かく砕き、厚手の鍋に入れる。そこに①の熱いクリームを注ぎ混ぜ合わせ、ざるで漉し、チョコレート片とコショウ粒を取り除く。そして125℃まで加熱する。混ぜ合わせたキャラメルミクスチャーを小さなシリコン型あるいはクッキングシートの上に1本線引きしたように伸ばし、室温まで冷ます。
③ 食べやすい大きさに切り分ける。

【材料】（約500g）

38%オーガニック乳脂肪（生クリーム）	150mL
粒コショウ	10粒
グラニュー糖	130g
グルコース	110g
高品質のダークチョコレート	200g

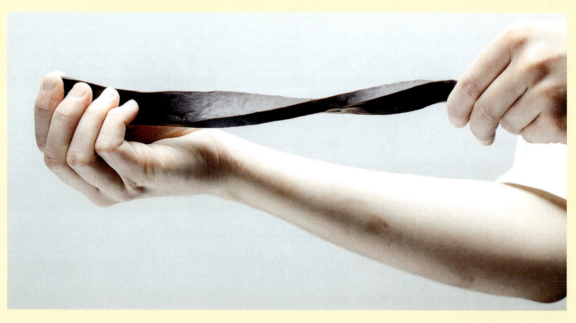

生じます。最も簡単なカラメルの作り方は、砂糖を水に溶かし加熱することです。使用した糖類の違いによりカラメルができる温度が異なり、その例としてフルクトースは105℃、グルコース（ブドウ糖）が150℃、スクロースは170℃です。知られているように、この透明度が高く粘性のある溶液ははじめにシロップとなり、次にカラメルとなります。

　カラメルの茶色は砂糖の重合により生じます。この着色は糖類の混合液を長時間熱し、水分が蒸発した場合に生じます。長時間加熱すると色が濃くなっていき、カラメルの甘味が低下し苦味が上昇します。カラメルを冷やすとガラス状に固まります。

　カラメルは加熱と冷却の仕方や、水と砂糖を混ぜたときの他の糖類の存在など、その調製条件により、軟らかく、コシが強く、重く、硬く、カリカリした食

カラメルポテト

　小さなカラメルポテトがなければ，デンマークの伝統的なクリスマスディナーは完全とはいえない．

　ジャガイモはゆでて糊化させるが硬いままがよい．そして，ジャガイモの皮のすぐ下にあるきれいな膜をはがさないよう，崩れないように慎重に皮をむく．この膜はジャガイモが褐色化するときにジャガイモデンプンを逃がさない．そしてこれが，けば立ったざらざらした表面となる．

　アミノカルボニル反応が上手く進むように，砂糖の塊が混じったカラメル層ができるのを防ぐために高温加熱が要求される．最も上手な方法は熱々の鍋底に砂糖をまぶした層を作り，それをかき混ぜずに溶けるまで放っておくことである．そこに少量の水を加えると，砂糖がより溶けやすくなる．

　砂糖が溶けるといずれにしても水分は蒸発する．それが茶色になりすぎる前に砂糖の中にバターを溶かす．次のステップが重要点である．バターが泡立ってきたとき，皮を剥いたジャガイモを溶けた砂糖の中に入れる．その際，ジャガイモを冷まして，水ですすがれていることが望ましい．冷たいジャガイモが加えられたときに砂糖が凝固し，硬い砂糖の塊が混じった状態を防ぎ，糖蜜状態を維持するために超高温で加熱する必要がある．

　カラメル化過程はジャガイモを液状カラメルの中でジャガイモの下面が焦げつかないように注意深く，時間をこまめに見ながら，適切な時間煮ることで進行する．バターはジャガイモの表面を美しく，つやよく仕上げる働きがある．

【材料】（6人分）

硬めの非常に小さいジャガイモ	1kg
塩	18g
（ジャガイモをゆでるための水1Lに対して）	
砂糖	100g
バター	30g

【作り方】

① ジャガイモを洗い，鍋に入れ，ジャガイモが浸る程度の水を入れる．
② 塩を加えて，15分程度ゆで，皮をむき，冷蔵庫に入れる．
③ 鍋の底に砂糖を振り入れ，加熱し，かき混ぜずにカラメル化させる．
④ バターを加え，泡立たせ，砂糖とバターを混ぜ合わせる．
⑤ ゆでて皮を剥いたジャガイモを冷水中ですすぎ，少し水分を含む程度に水切りする．カラメルソースの中にジャガイモを入れ，表面がカラメルで覆われるまで注意しながら絡め，温める．
⑥ ジャガイモが完全に再加熱され，黒っぽい黄金色になればでき上がりで，カラメル化されたジャガイモの表面には上品な苦味がある．

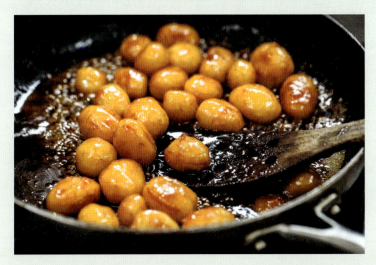

感を示します．卵白，クリーム，牛乳，バターおよびゼラチンは，カラメル調製時における砂糖の結晶化を防ぎ，好ましいテクスチャーを追加するために用いられます．クリームを使用した場合，脂質がカラメルを軟らかくしたりわずかに粉っぽくします．この種のカラメルは，アイスクリーム，キャンディ（たとえばチョコレートで包まれたキャラメル）など，デザートに用いられます．

砂糖と加熱してシロップやカラメルを作るときは，他に含まれる栄養素であるタンパク質とアミノ酸により，茶色の味成分がメイラード反応により生じます．この化学的な褐色反応は，ジャガイモをカラメル化する料理でも生じます（p.163参照）．

野菜に含まれる糖類はカラメルを作る元になります．茶色く着色したタマネギとリーキ（西洋ネギ）ではメイラード反応とカラメル化がゆっくりと進行し，味の増強作用のある物質ができます．これらの味成分として，フラン（木の実の風味），酢酸エチル（フルーツらしさ），マルトール（トーストのような香ばしさ），および酢酸（すっぱさ）などがあります．

ハードキャンディ

ハードキャンディは糖類の混合物をボイルして作られますが，これはカラメル化と同様の原理を利用したものです．通常，果汁，ナッツ，あるいはリコリス（甘草）などが，糖類の混合物に加えられますが，クリーム類は加えられません．混合物の沸点は水分が蒸発するほど上昇するなど，混合物中の水分含量に影響をうけます．

ハードキャンディは水分の99%を失った糖類の混合物で，急激に冷却することでガラス状になったものです．キャンディの硬さともろさは，糖類のガラス転移点を利用して作られます．ガラス転移点は糖類の種類により異なり，フルクトースが5℃，グルコース（ブドウ糖）が31℃，スクロース（通常の砂糖）は62℃です．このガラス転移点は，混合物中の糖類のガラス転移点の加重平均によりかなり正確に算出できます．この温度を下回ると，溶けていた糖類

ハードキャンディの冷却水テスト

シェフたちはキャンディを作るとき，固まりはじめるタイミングをしばしばキャンディ温度計により確認しています．この方法は非常に古くから用いられていますが，他の菓子類を作る上でも非常に役立つ方法です．単にスプーンで糖類の混合物をすくい，冷水の入ったボウルにポタポタと滴下することで確認します．このときの形状が薄く軟らかい糸状だったら，硬いキャンディを作るのにふさわしくありません．小さな圧縮された球状だったら，軟らかいキャラメルやファッジ（軟らかくて甘いキャンディ，アイスなどにかけるチョコレート状のもの）を作るのに向いています．パチパチと音を立てながら硬い糸状になった場合は，ハードキャンディを作ることができます．

ガラスの蓋がされたデザート

よく知られているクリームブリュレは，単にクリーミーなカスタードクリームと，上部がカラメル化した砂糖の層がガラス状の蓋で覆われたお菓子です．カスタード部分の加熱を避けるため，バーナー加熱でより素早く溶ける結晶状の砂糖を，上層に使用しなくてはなりません．

砂糖漬の海藻

このシンプルなレシピは，グリーンランドのイルリサットで行われたワークショップの中で，シェフであるダニエル・バーンズとフローレント・レイデーンによって苦心して作り上げられた．ワークショップでは，グリーンランドで収穫された天然の材料を用いた新しい利用法を探究することに焦点が注がれた．

【材料】（作りやすい分量）

きれいで湿り気のあるひらひらタイプの昆布（アラリアエスクレンタ，*Alaria esculenta*）　　　400g
水　　　230mL
砂糖（グラニュー糖）　　　300g

【作り方】

① 昆布を2回熱湯に通す．
② 水と砂糖を混合し，加熱する．昆布を入れる．
③ 30分間弱火で加熱し，水分を蒸発させる．
④ 昆布の葉状体の部分を取り除き，脱水シートの上に広げる．
⑤ 室温で15時間脱水する．
⑥ できた砂糖漬の海藻は，甘いスナックとして食べることができるとともに氷菓に添える，あるいは顆粒状に砕いてデザートやケーキのトッピングにも使用できる．

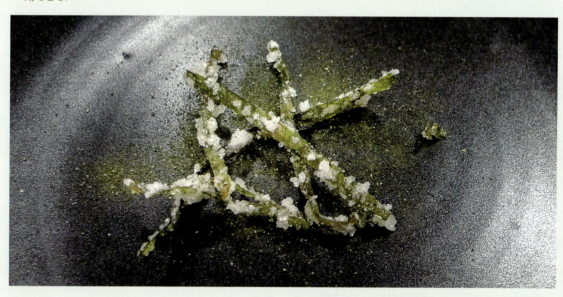

が硬いガラス状になって生じるため，とても低いガラス転移点である糖類の混合物ではより低温でガラス状となるとともに，より可塑性（プラスチック状）を示す物質となります．

綿菓子は糖類の混合物を冷やしながらぐるぐる回して作られ，糖が長いガラス状となり，薄い糸状の糖類の混合物が寄り合わさってたくさんの空気を含んだ緩い塊状を示します．綿菓子の構造はとても特殊で軽い食感で，口腔内で綿毛のようにその形が潰れ，べたつきを生じます．

グレーズとフォンダン

グレーズはトッピングに用いられる粉砂糖と水の混合物で，卵白を加えて作られることもあります．グレーズという名前はときにはガラスを意味することもあ

り，加熱により水分が蒸発して砂糖含量がおよそ安定化したものです．

グレーズは食品をデコレートし守るものであり，表面を乾燥させます．また，グレーズは軟らかいケーキやペストリーなどに，もろくカリカリとした食感を付け加えます．

冷たいケーキ用のグレーズは粉砂糖の混合物でできており，少量の水と，場合によって卵白やシロップが加えられます．少量の脂質（バターやクリーム）を加えると，砂糖の結晶化を防止し，グレーズの表面につやが出ます．粉砂糖は非常に細かい粉末で，グレーズにカリカリした結晶を生じません．材料によってグレーズは硬くなったり，やや軟らかくつやのある仕上がりとなったりします．

グレーズは加熱に対する耐性があり，肉を焼いたりバーベキューにしたりする場合に用いられますが，これは砂糖（場合により蜂蜜）と油脂（バター）とマスタードを混ぜて他のスパイスを加えて作られます．少量のグルコースを混ぜたグレーズは結晶化せずにガラス状になります．肉を加熱するとき，メイラード反応によりグレーズの砂糖と肉のタンパク質によりおいしい褐変の味成分が生じます．この理由として，砂糖が加熱により溶けるためで，この種のグレーズにおいて必ずしも粉砂糖を使用する必要はありません．

特別なグレーズの一つにフォンダンがあり，これはファッジのような軟らかめの固形のカラメルです．フォンダンはケーキの冷却や砂糖菓子の中身に用いられます．フォンダンは砂糖かシロップから場合によってはグルコースも加えて作られ，そのテクスチャーは粘土のようになるまで機械的に作られます．フォンダンのテクスチャーは水分含量に強く依存し，乾燥して小さな砂糖の結晶を含んだ塊状か，やや粘性が低い状態を示します．

ファッジは，牛乳，油脂，ときどきココアやチョコレートを加えて作られ，グレーズなどよりも複雑なものです．そのため，ファッジには油脂の小滴が含まれています．

サクサクした食感の焼き菓子

私たちはいつも，焼き菓子は他のケーキなどよりも硬く，サクサク，カリカリ，あるいはカサカサとした特徴的な食感をもっていることを期待しています．これらの異なる表現は，私たちが焼き菓子などのクラストを食べることが，触覚，視覚，聴覚などの感覚的な印象と関連させていることを示しています．

サクサク感はパイ生地などを前歯で噛むときに，咀嚼により変形する前に生じる高周波音のようなもので，この音はパイなどの食感がよいことを示しています．カリカリした音は，前歯で噛み砕いた後に臼歯で断片をさらに小さく噛み砕いていく音を示しています．

外側はサクサクして，甘くよい香りで軟らかい中身をもつ焼き物のすべてにときどき不意に生じる問題があります．それは時間とともに内側の水分が外側へ移行して表面に軟らかさと弾力が生じてしまうことがあげられます．水分がより移動し

昔ながらのサクサクスパイスクッキー

このレシピは約60年前に著者オーレの母によって作られたものである．見たところでは，1950年代にリセ・ノーゴールとモゲンス・ブラントによって，新聞のコラムに掲載されていた．彼らは，このコラムでは世界中で最もサクサクとしたスパイスクッキーを焼くためのレシピが，これで間違いないと書いている．

【材料】（作りやすい分量）

バター	500g
グラニュー糖	550g
ダークコーンシロップ	250g
アーモンド粉末（粗挽き）	125g
クローブ粉末	7g
シナモン粉末	25g
少量の水に溶かした水酸化カリウム	15g
有機オレンジの皮	1個分
小麦粉（中力粉）	800g

【作り方】

① 鍋にバター，グラニュー糖500g，コーンシロップを入れ，それらが溶けるまで加熱し（沸騰するくらいまで），よく混ぜ合わせる．
② ①にアーモンド，クローブ，シナモン，水酸化カリウムを加え，体温程度に冷ます．
③ オレンジの皮を粗く刻み，残りのグラニュー糖50gと少量の水で加熱沸騰させ，体温程度に冷ます．
④ ②と③が体温程度になったら，小麦粉（中力粉）の中にすべての材料を入れ，こね合わせ，ドウを作る．
⑤ ドウをしっかりこね，直径5～6cmに丸める．
⑥ 2，3時間冷所にドウを寝かせておく．すぐに使わない場合は冷凍庫に入れておく．
⑦ 丸めたクッキー生地を薄くスライスする．より薄い方が繊細で，サクサク感がある．
⑧ 天板にクッキーシートを敷き，スライスしたクッキーを並べる．200～220℃のオーブンで10～12分焼くが，焼成時間はスライスしたクッキーの厚さで加減する．

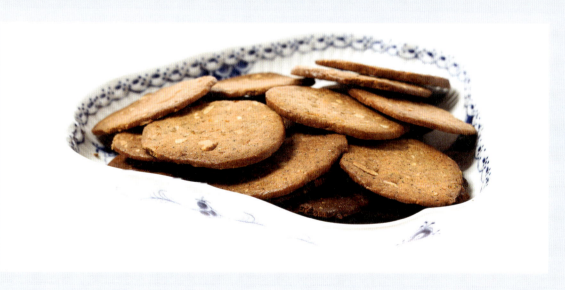

やすい場合，その表面の状態はガラス状から粘性と軟らかさのある食感へ変化します．この変化は可逆的で，軟らかくなったパンの表面はオーブンで加熱すると再びサクサクとした食感となりますが，これは余分な水分が蒸発するためです．

ビスコッティとクッキーは，異なる種類のサクサク感を具現化した菓子です．もしこれらの菓子がほんの少しでも軟らかくなるとおいしくなくなりますが，これはこれらの本当のおいしさをサクサクした食感により判断しているためです．しかし，サクサク感がないことが，いくつかの伝統的な種類のクッキーにおいてはむしろ望ましいとされる場合があります．クルーラー（ねじりながら円を描くように成形された揚げ菓子）の食感を好むかどうかについてが，その問題のよい例です．とても小さくてサクサクした食感を好む人もいれば，大きくてとても軟らかい食感を好む人もいるからです．

サクサクした食感のコーティング

　野菜，肉および魚の表面は，小麦粉やパン粉などデンプン系の食品の層でコーティングすることで，しばしばサクサクした食感に変わります．この層は，油脂を用いて揚げ物にしたり，フライパンで焼くことによって，サクサクとした食感となります．牛乳あるいは溶き卵は，このコーティングを保持するためによく用いられます．

　原則として2種類のコーティングがあり，食品に直接粉などをコーティングする方法と，天ぷらのように食品の周りを衣などで覆う方法があります．

　食品に直接衣をコーティングする方法では，パン粉をコーティングする前に食品へ小麦粉をまぶすことにより，パン粉を食品にまぶしやすくします．この小麦粉が食感へ影響を及ぼさないようにするのがベストです．骨なし肉や3枚おろしにした魚などの表面を黄金色に焼くとき，これらの食品の表面はパン粉でコーティングされます．

　もう一つのコーティングでは，膨張剤であるビールなどを衣に混ぜ，二酸化炭素の小さな泡を卵黄とパン粉の衣に混ぜ込む方法です．この二酸化炭素の泡は卵黄中のレシチンにより安定化され，油で揚げるときにこの泡が多孔質の衣となり，サクサク感を示します．この開放的な構造をもつ衣は，揚げ操作時に食品中の水分を蒸発しやすくします．この衣の古典的な一つの例として，野菜の天ぷらがあげられます．

　フレーク状のとても乾燥した日本のパン粉は，揚げ物などに強いサクサク感をつけ加えるために最適です．日本のパン粉は，パン生地に数回にわたり電流を通すことで製造されています．この製法で作られたパンは軽くてフワフワしており，硬くありません．これは完全に乾燥させたのち，フレーク状に粉砕されます．このパン粉は特有の空気を含んだ構造をしているため，揚げ物の衣やコーティングとして用いた場合でも吸油率が低く，したがって軽くてサクサクした揚げ上がりとなります．

　肝臓，心臓および脳などのさまざまな種類の内臓を，誰もが認めるおいしいごちそうや料理の世界での冒険に変えるには，サクサクした食感がカギになります．動物の生殖器もよく食べられていますが，多くの人々がよく考えずにこのこ

サクサクに揚げた雄牛の睾丸，スプラウトとパースニップエマルション添え

【作り方】

＜スプラウト＞
① スプラウトは使用数日前に準備しておく．
② 少量の酢を入れた水の中に小麦粒を8時間浸漬する．
③ 小麦粒をすすぎ，発芽させるためにトレーに並べる．
④ 1日2回小麦粒（種子）を丁寧にすすぎながら，3〜5日程度（日数はトレーを置く温度環境による），あるいは好みの発芽サイズになるまで，日当たりのよい寒いところにトレーを置いておく．

＜睾丸のゆで方＞
① ニンジンは皮をむき，薄切りにする．
② タマネギは皮をむき，大きめの厚切り（くし形切り）にする．
③ 鍋に白ワイン，白ワインビネガー，水（あるいはチキンスープストック）を注ぎ，タイム，香草類，粒コショウ，塩，ニュートリショナルイースト，カットした野菜類を入れる．
④ ③を10分程度煮る．
⑤ 睾丸をさらしふきんで包み，鍋の中に入れ，大きさによるが10〜15分程度煮る．
⑥ 加熱を止めて，30分程度そのままにしておく．睾丸を取り上げ，トレーに置き，上部に軽い重しをした状態で冷蔵庫に入れる．

＜パースニップエマルション＞
① パースニップは皮をむき，大きめにカットし，水と牛乳，10gの塩を加えた中で，軟らかくなるまでゆでる．
② パースニップをざるにあげ，水を切り，鍋に入れ，低温で加熱しながら乾燥させる．その際，茶色にならないように注意する．
③ パースニップの重さをはかり，キサンタンガムと一緒にブレンダーに入れ，5分間ブレンダーにかける．
④ ブレンダーの中でパースニップが小片になっているときに，パースニップと同量のサラダ油を加え，一緒にブレンダーにかける．
⑤ 塩，粒コショウを挽きながら入れ，味を調える．

＜睾丸のフライ＞
① 睾丸を2cmぐらいの厚さにスライスし，塩，コショウで下味をつける．小麦粉（中力粉）をまぶし，溶いた卵白にくぐらせ，最後にパン粉をまぶす．
② 170℃の油できつね色になるまで揚げる．キッチンペーパーの上にのせ，余分な油を切り，マルドンシーソルトを振りかける．

＜盛りつける＞
各皿の中央にパースニップエマルションを適量のせ，その上に睾丸のフライを盛りつけ，その周りにスプラウトの小さな束を飾り，すぐに提供する．

【材料】(6人分)

＜スプラウト＞
発芽可能な有機小麦粒	100g
麦芽酢	15mL
水	

＜牛の睾丸＞
ニンジン	1本
タマネギ	大1個
辛口白ワイン	250mL
高品質の白ワインビネガー	100mL
水またはチキンスープストック	250mL
タイム（小枝）	
スープ用香草類（ネギの青い部分，パセリの茎など）	1束
ラビジ（セリ科の薬草）	1枝
塩，粒コショウ	
ニュートリショナルイースト（アリサン製など）	12g
雄牛の大きめの睾丸	1個(600g)

＜パースニップエマルション＞
パースニップ*	1/2本(250g)
水	100mL
牛乳	100mL
キサンタンガム	0.25g
サラダ油	50mL
塩	
新鮮な挽コショウ	

＜フライ用＞
小麦粉（中力粉）	少々
卵白	
パン粉	
海塩（マルドンシーソルト）	
サラダ油	

*パースニップ：セリ科の植物．ニンジンのような形で，白っぽく糖分を多く含む．

とを不快に感じています．一方で，いくつかの文化圏においては，これらを食した女性は妊娠率が，男性は生殖能力が上昇するという言い伝えから，子宮や睾丸などの臓器も含めて料理として食されてきました．

食品の粒子

　食品の食感は，食品中の至る所でむらなく分散した粒子に大きく影響をうけます．口腔内で感じることが可能な粒子のサイズは，最小で7〜10マイクロメートル程度です．もしこの粒子が，7〜10マイクロメートルよりも大きい場合は，アイスクリームに含まれる小さな氷結晶のようにザラザラして粗い食感となります．肉のソース中の肉の小片，プディングのタピオカの粒，せん切りの野菜などのとても大きい粒子は，肉眼で見ることができます．粒子の食感は，そのサイズ，形および硬さに影響をうけます．固形ですが，液滴や油脂の粒子は可塑性で，その相はクリーミーに感じ，氷結晶の場合は硬くザラザラしています．

　キッチンで行われる多くの作業のうち切断は，生の食材を望まれた形や大きさに変えたり，その構造を変化させたりします．私たちが調理の際に行う，切る，割く，すり潰す，混ぜる，すり潰して裏ごしする，砕く，細かく切る（みじん切り），ミンチにする，潰す，漉す・ふるいにかける，振り混ぜる，などはすべて粒子の大きさを変えるために行われます．ミキサー，電動グラインダーおよびフードプロセッサーは，上記の調理操作を行う上での大変な作業を担う現代の調理機器です．

ピューレ

　植物性食品からなめらかな食感のピューレを作るためには，食品の粒子を減らすことが重要で，とても細かくなった食品の食感は，元の食感から根本的に変化しています．ピューレを最も簡単に作る場合には，ミキサーか電動グラインダーが用いられ，少量の油脂を加えると，ピューレの軟らかさが上昇します．

　いくつかの植物性食品はとても硬い部位があるため，この部位を用いて細かいピューレを作るのは難しくなります．しかし，フムスのような粒子の残った食感は非常に好まれます．なめらかさを上昇させるために，はじめに生の食材を細胞構造が緩むよう調理しなくてはなりません．ピューレは，デンプンを多く含む食品をとても激しく細かくして小さな粒状とすることで，弾性と粘性のある塊となったものです．このテクスチャーはマッシュして得られるジャガイモでよく見られます．さまざまな細胞の構造をもつ果物は，調理後にマッシュしたり潰した場合に異なる反応が見られます．果物ピューレのテクスチャーは，ペクチン含量の影響をうけます．

　ケチャップと同じように，生の食材から作られる二つの異なる食感をもつピューレは，その食感や味が大きく異なります．この例としてピーナツバターを想像してみると，なめらかに感じるものと粒入りで食感が異なるものがあります．

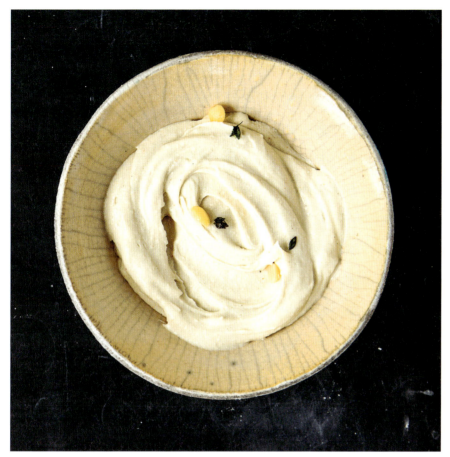

フムス（ハマス）．（ゆでたヒヨコ豆に，ニンニク，練りゴマ，オリーブ油，レモン汁などを加えてすり潰し，塩で調味したペースト状の料理）．

　粒子の大きいものでなければ，ピューレはソースに粘性と安定性をつけ加えます．ピューレにタンパク質やデンプンが含まれる場合，小さい粒子は多くの水と結合し，さらに沈殿物が生じにくい傾向になります．もし，まだピューレが分離する場合，水分を蒸発させて減少させる必要があります．優れたピューレを作る場合，硬化剤とゲル化剤を用いてもよいでしょう．

　ケチャップはうま味となめらかなテクスチャーをもつソースの一つで，現在でも世界中で用いられる調味料です．ケチャップははじめ，アジアの魚料理のソースとして使用されてきましたが，これがイギリスの船乗りによりヨーロッパにもち込まれました．キノコ類，クルミ，ワインビネガーおよびさまざまなスパイスが添加されることで改良され，1750〜1850年に，ケチャップはキノコを含む粘性のあるブラウンソースとしてイギリスで定着しました．恐らくイギリスでは，19世紀がはじまるまでケチャップにトマトは加えられていませんでした．およそ1850年頃，魚料理へケチャップが利用されていた痕跡が消失し，ケチャップはイギリスにおいて甘味，酸味があり，とろみがある調味料に変えられました．

5章　食感を楽しもう

ある実験：2種のケチャップ

一つはきめが粗い，もう一つはなめらかな舌触りの2種で，違いを味わってほしい．

【作り方】
① リンゴは皮をむき，芯を取り，1cmの角切りにする．
② 生トマトは熱湯に通し，皮を湯むきする．缶詰のトマトであれば，そのまま使用する．
③ 赤ピーマンの種を取り除き，小さめにカットする．
④ エシャロットを刻む（粗みじん切りにする）．
⑤ 唐辛子の種とヘタを取り除き，すり潰す．
⑥ 鍋に砂糖を振り入れ，カラメル化するまで加熱し，温かいリンゴ酢を加える．
⑦ ⑥にリンゴ，トマト，赤ピーマン，エシャロット，赤唐辛子，クローブを加え，沸騰させる．しばらくしたら，ニンニクの皮を剥き，ガーリック絞り器に通したものを加える．蓋をせずに1時間煮詰める．
⑧ クローブを取り除き，オリーブ油を加える．そのうち，半量をきめの粗い状態になるまでブレンダーにかける．もう半量は非常になめらかなピュレー状になるまでブレンダーにかける．
⑨ いずれのケチャップも同量の酢と砂糖で味を調え，好みで塩で味を微調整する．どっしりとした濃度を好む場合は，弱火で煮詰める．

両方のケチャップを味わい，食感が味覚刺激に影響するかどうかを評価する．

【材料】（1.5kg分）	
リンゴ（皮をむき，芯をくり抜く）	225g
熟したトマト（有機トマトの缶詰でもよい）	2kg
赤ピーマン	500g
エシャロット	300g
赤唐辛子	4本
（あるいはカイエンペッパー	2本）
甘藷糖（マルトース）	250g
リンゴ酢	500mL
（沸騰直前まで温めておく）	
クローブ	2個
ニンニク	6片
トマトピューレ（スパイス添加なし）	150g
オリーブ油	50L
塩	

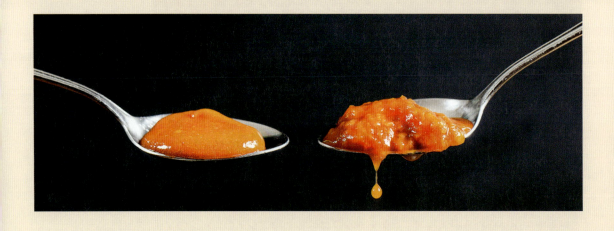

砕いて凍らせたデザート

さまざまな方法で作られる氷菓は，すべて複雑な氷結晶，気泡をもつ混合物で，凍る前は糖液です．また，凍らせたデザートには果物などの小さな固形物が含まれていて，これらはデザートのおいしさを増強します．

伝統的なアイスクリームは牛乳，クリーム，場合により卵など，さまざまな食品から作られます．理想的には，アイスクリームを食べるときクリーミーなテク

ペースト

ペーストとはオイルエマルションでもあるピューレまたはソースである。この名前は、イタリア語で「粉々にする」を意味するpestareが由来である。伝統的バージョンは生バジル、ニンニク、松の実を一緒にすり潰して、オリーブ油の中に入れて、かき混ぜ、好みでパルメザンチーズのすりおろしを加えて作られる。植物の断片は噛み砕くにはやや大きすぎるが、ペーストにするとソフトな食感が統合され、噛み砕いてもよい小ささとなる。ペーストはパンに塗ったり、パスタソースとして使用できる。

このレシピは海藻類の調理に情熱を注ぐ、デンマークのシェフ、アニタ・ディーツが考案した海藻ペーストである。

【作り方】

① 海藻類を沸騰湯浴中で10分間煮る。
② 食用カボチャの種は別にしておく。
③ 海藻類とカボチャの種を除いたすべての材料を一緒にし、なめらかなピューレ状になるまでブレンダーにかける。
④ 提供する前に、ちょっと砕いたカボチャの種を加えて混ぜ合わせる。

【材料】(300g分)

乾燥昆布(海藻)(昆布類、ギザギザ型の海藻、大型の海藻などを混合してもよい)	20g
食用カボチャの種	50～100g
アボカド	1個
赤タマネギ	1個
ニンニク	1片
ケイパー	20g
パルメザンチーズ(すりおろしたもの)	1g
生パセリあるいは生ホウレンソウ	少々
オリーブ油	30mL
塩、コショウ	

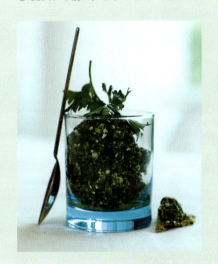

スチャーをもち、粒子を含まないものが好まれます。しかし、多くのアイスクリームには、チョコレートチップ、ドライフルーツ、キャラメル、ヌガー、あるいはナッツなどの食感のある食材が加えられる場合もあります。有名なブランドであるベン&ジェリーズのアイスクリームは、どこを食べても食感のある食材が含まれますが、これは香りを嗅ぐことができない無嗅覚の症状で苦しんだベン・コーエンの発見からはじまりました。無嗅覚を補うために、彼は豊かなテクスチャーと楽しい食感のアイスクリームのレシピを開発しました。

他の氷菓として、とくにソルベやグラニテ(フランスのシャーベット状の氷菓)があり、これらは粒子を含んだ構造をもちます。ソルベは通常、果汁、果物のピューレ、水および砂糖あるいはシロップから作られます。グラニテはソルベに

レーズン入りサゴスープ

【材料】(4〜6人分)

レーズン	100g
マデイラワイン	45〜75mL
有機レモン（皮と絞り汁）	1個分
水	1.5L
サゴデンプンまたはタピオカパール	80g
卵黄	3〜4個分
砂糖	100g

＊**マデイラワイン**：アフリカ北西岸沖にあるポルトガル領マデイラ島で生産される酒精強化の甘口ワイン．

【作り方】

① 使用する前日にレーズンをマデイラワインに浸けておく．
② レモンの皮を大きめにスライスする．
③ 鍋にレモンの皮と水を入れ，沸騰させ，そこにタピオカパールを入れ，勢いよくかき混ぜる．
④ 鍋に蓋をして，タピオカパールを15〜20分ゆでる．その後，レモンの皮を取り除く．
⑤ 黄身を溶きほぐし，2/3量の砂糖を加え，かなり白っぽくなるまでやや時間をかけて，撹拌する．そこに温かいタピオカのデンプン液を少しずつ加え，ちょっともったりするまで泡立てる．残りの砂糖，レモンジュース，レーズンを軟らかくするのに使用したマデイラワインを加えて調味する．その際，温かさを保ちながら，沸騰させないようにする．
⑥ レーズンを加えてかき混ぜ，スープが温かいうちに素早く提供する．

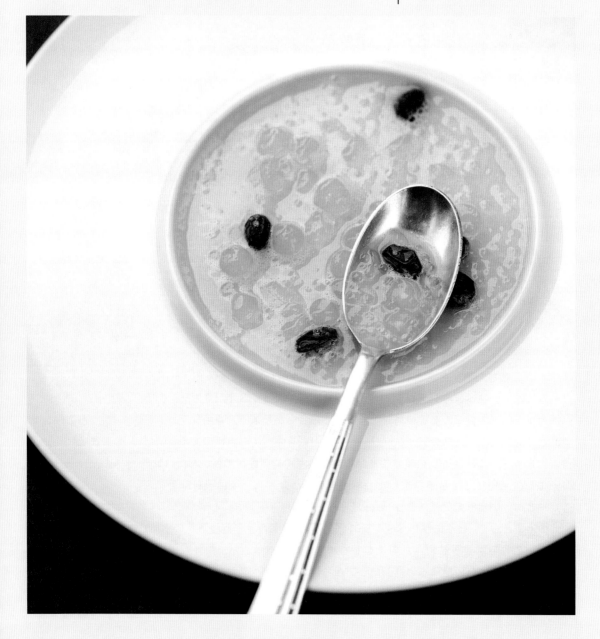

北グリーンランドでグルメを楽しむ
遥か北の北極圏のテクスチャー

　イルリサット（グリーンランドの町）を訪問することは，この場所の環境や体験などさまざまな点がユニークであるため，最高であるといわれています．イルリサットは最北端に存在するカースートスップ（2018年以降，行政区画の改編により分割された）に存在する世界でも最大級の町で，北グリーンランドの255,000平方マイル（660,000平方キロメートル）にも及び，これはフランス全土よりも広い面積です．この町は，2004年にユネスコ世界遺産に登録されたイルリサット・アイスフィヨルド入口である北極圏から220マイル（350キロメートル）の距離に位置します．高さ3,280フィート（1,000メートル）もの大きな氷山を運ぶ，世界で最も活動的な氷河の一つであるセルメック・クジャレック（ヤコブスハブン氷河）の入口にあります．

　イルリサットの水と自然環境は，世界で最も汚染されていません．海と岩だらけの原野から採取されるユニークな北極らしい香りのする食品が，食卓に並びます．その食品は，オヒョウ，エビ，クジラ，海藻類やジャコウウシ，トナカイ，アンゼリカ（セイヨウトウキ），地衣類，セイヨウガンコウランおよび野生の北極ハーブです．

　イェッペ・アイヴァン・ニールセンは，グリーンランドで最高級のホテルであるホテル，アークティックの料理長です．彼がキッチンを取り仕切るウーロは最高級のレストランで，世界のどのレストランよりも自然に近づいたレストランだといわれています．そのレストランは，事実，地産のものしか食べない人々にとっての夢のような場所です．イェッペは多くの料理選手権において，食品への熟考された扱いを反映した調理技術を駆使して勝利しています．とてもきれいな空気，フィヨルドおよび岩だらけの原野などの地元の環境に育まれたグリーンランド産の食品が，彼のキッチンで着目されています．この純粋さを表現する料理は，最大で四つから五つの異なる味をもつように真摯に追究されており，その土地の自然の希少性を反映しています．その料理の味わいには，食品の自然らしさと食品への感謝の両方を感じることができ，これは，食感においても最も重要です．

　2015年1月，著者の1人であるオーレが，ホテル，アークティックで働く地元のシェフたちと数ある中から選ばれた他国のシェフ2名との合同ワークショップに参加するために，イルリサットを訪れました．このワークショップは，新しい経済活動を促進するために，グリーンランド産の生の材料から食品を生産するという新しい方法により雇用の機会を作ることをゴールとしたものでした．オーレたちはすぐに，グリーンランド料理でもあまり利用されておらず，大きく活用されていない異なる海藻種に着目しました．3日後，その海藻類を用いた12個の新しいレシピが考案され，これはシンプルな方法により現地で作ることができるという必要条件のすべてを満たしていて，世界市場に進出できる程度の高いレベルでした．

　ワークショップの終わりに，とくに純粋さとシンプルさを組み合わせたジェペのアプローチによりグリーンランド料理の調理が実演され，考案された料理のいくつかはグルメディナーのメニューとしてふるまわれました．この地元の材料を用いて作ったさまざまな料理がどのような料理か，イェッペにより解説されました．

　メニューは七つのコースから構成されていました．コースの途中で，パン生地に新鮮な海水を用いたことで，食塩による調味をほとんど行っていない，とてもサクサクした白いパンが出されました．このパンは，簡潔さそのものを表していました．

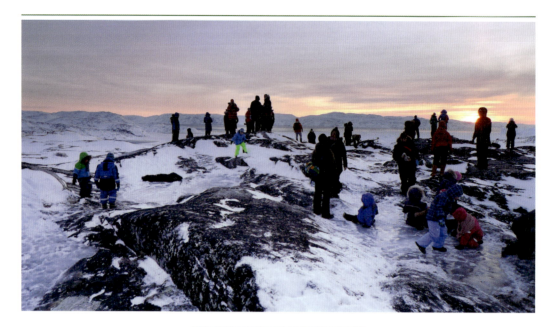

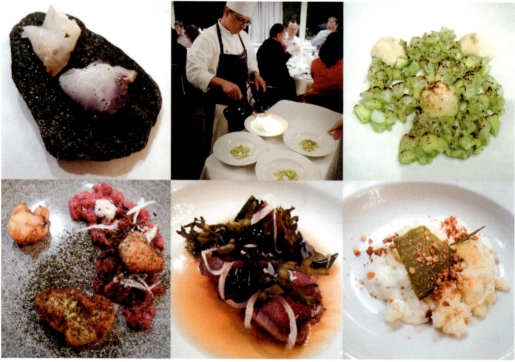

垣間見えるイルリサットの真冬の太陽と,グルメディナーで出された数々の料理.

　はじめの料理はきれいで自然な海の味を際立たせたもので,アン・ソフィー・ハーデンベルクが書いたグリーンランドの料理本から作ったオヒョウの塩漬けです.オヒョウは塩と現地のハーブで2日間熟成され,軟らかくややゼリー状ですが,まだ少し硬さのあるテクスチャーとなります.ほかの平たい魚(ヒラメやカレイ)のように,生のオヒョウのテクスチャーは数日間の塩漬け後に最もよくなりますが,これは自然の酵素が魚の筋肉を軟らかく分解するためです.この手法は,日本で伝統的に行われている活け締めと似ています.

二つ目の料理は，型破りな方法で披露されました．シェフたちは，皿の上のリンゴとセロリ，およびグリーンランドのセイヨウトウキの入ったアイオリソースで味付けされた新鮮なオヒョウの身に，二つのガスバーナーを用いて焦げ目をつけました．この料理は，小さく切った魚肉とリンゴの表面に少し焦げ目がついた白と薄緑色を示し，きれいで繊細でした．その外観はフィヨルドにおいて浮かぶ氷山の破片にとても似ていて，軟らかいオヒョウの身と，焦げ目のついたリンゴとセロリがよくマッチしていました．

　この時点で，「シェフのサプライズ」と書かれたメニューが出されました．ミシュラン一つ星を獲得したレストランではたらく，2名の国際的なシェフであるダニエル・バーンズ（ニューヨーク市ブルックリン区のレストラン，ラクサズ）およびフローレント・レイデーン（北フランスのレストラン）が，グリーンランド産の牛肉を使用したタルタルステーキで，部位としてはテンダーロインを使用した料理をふるまいました．これは，ジャガイモ，乾燥オヒョウと，このワークショップ内で好案された海藻の一種を粒状にしたものをタルタルステーキにかけた料理です．乾燥オヒョウはグリーンランドでは特別に「レークリンガー」と呼ばれ，皮を剥いた新鮮なオヒョウを戸外の寒い中，北極の冷たくとても乾燥した空気により乾燥させて作ったものです．-25℃で乾燥したレークリンガーは，軟らかく弾力がありジューシーな味わいですが，これは新鮮なオヒョウが多価不飽和脂肪酸を多く含むためです．

　四つ目の料理はナガスクジラのたたきであり，これは新鮮なナガスクジラの赤身に軽く火を通したものです．しょうゆ，エシャロットのピクルスおよび燻製にした海藻に漬け込んでマリネにした昆布が添えられています．グリーンランドの料理に，オヒョウの頭を焼いたものに焦げ目をつけたタマネギ，乾燥させたタラをのせ，しょうゆおよび海藻が振りかけられているものもありました．クジラ肉は軟らかくなっていましたが，しっかりとしていました．昆布のマリネは軟らかくゼリー状で，一方で海藻の燻製は硬さを保ち，スモーキーな味を高めます．

　次の料理は，常温の卵黄，油で揚げた黒い西洋ゴボウの根，焼いたセロリのピューレとともに子羊の心臓を海藻から得られた食塩で塩漬けにしたものです．この料理はさまざまな食感を示します．心臓は弾力がありますが，とても簡単に噛み砕くことができます．黒い西洋ゴボウの根はやや残念な見た目ですが，歯ごたえがあります．卵黄は，その膜に穴が開き中の液体が出てきて他の食材にかかると，そのうま味が強く増強されるなど，私たちの食感に影響を与えます．

　このディナーの準備の後に，南グリーンランドで育てられているたくましい小型品種のデクスター牛の肉をおもに用いたメインコースが考案されました．この牛は，毎年たった25頭しか食用処理されません．カットした牛肉をベーコンで挟み込み，ソテーにしたのち，ビートとキクイモが添えられました．私たちは他のメニューに満足しはじめていたにもかかわらず，その完璧で軟らかい肉料理に，より強い満足感が得られました．イェッペは最後に，あぶってパリパリになったあばら肉のペアを添え，このあばら肉の上に翼のような昆布を乗せるという，カジュアルで上品な手法をつけ足しました．

　デザートは，翼のような昆布の砂糖煮とグリーンランドのコロラドビャクシンの葉を含むグラニテが添えられた蜂蜜味の真珠色のアイスクリームで，次々と起こる新しいテクスチャーが演出されました．硬い粒状の穀粒と軟らかいアイスクリームの間で対照をなして作り出す面白い感覚は，昆布の砂糖煮により強められました．この翼のような昆布はとても薄く，非常にサクサクしていました．グラニテはフィヨルドに浮いている氷の小片を連想させ，イェッペはこの料理において，皿の上で北グリーンランドの冬景色の典型的なイメージであるフィヨルドを表現し，私たちを魅了しました．

ホテル，アークティック風　テクスチャー，北極の食感

　グリーンランド北部，イルリサットにあるホテル，アークティックのレストラン，ウーロの料理長イェッペ・アイヴァン・ニールセンがつくり上げた，まさしく食感のセンセーションを引き起こす氷菓である．ふすまを取り除いた凍結スペルト小麦が入った蜂蜜風味の軟らかいアイスクリーム，砂糖漬の昆布，グリーンランド山脈の針葉樹が含まれているグラニテから構成される．グリーンランドのビールと蜂蜜で焼き上げたクリューズリーが上部に散らばっている．軟らかいアイスクリームに硬い粒とカリカリした砂糖漬の海藻，グラニテとクリューズリーが一体となり，食感の違いが学べる．

　蜂蜜はイェッペのデザートに用いられていて，グリーンランド南部，ナルサックにあるオルグルダガーの蜜蜂由来のものである．この蜂蜜はとても強い花のような風味をもっており，針葉樹とともにデザートを覆い，独特の特徴を与える．

　軟らかいアイスクリームの濃度を味わうため，提供する直前にアイスクリームを攪拌することが重要であるが，料理に独特の食感を残すために皮をむいたスペルト小麦とクリューズリーは硬く凍った状態がよい．

＜針葉樹のグラニテ（イタリア風シャーベット）＞

乾燥した針葉樹（紅茶葉でも代用可）	10g
水	500g
グラニュー糖	75g
レモンの絞り汁	10g

＜砂糖漬の昆布＞

生あるいは冷凍昆布	2枚
水	100mL
砂糖	30g

【材料】（8～10人分）

＜蜂蜜の軟らかいアイスクリーム＞

牛乳	250mL
38％乳脂肪（生クリーム）	250mL
蜂蜜	100g
卵黄	100g

＜クリューズリー＞[*1]

ダークストロングビール	20mL
蜂蜜	15g
バター	15g
オーツ麦フレーク	20g
スペルト小麦フレーク	10g
小麦フレーク	10g
ヘーゼルナッツ（フレーク状）	10g
食用ひまわりの種子	10g
卵白（攪拌したもの）	25g

ふすまを取り除いたスペルト小麦[*2]

	25g

*1　クリューズリー：ミューズリーのようなものと思われる．
*2　スペルト小麦：普通小麦の原種にあたる古代穀物．グルテン含量が少ない．

【作り方】

＜アイスクリーム＞
① 牛乳，生クリーム，蜂蜜を鍋に入れ，沸騰したら加熱をやめ，火からおろす．別鍋に卵黄を入れる．
② 卵黄の中に①の混合液を加えながら，ゆっくり泡立てる．パコジェットのビーカーに注ぎ入れ，冷凍する．パコジェットビーカーの代わりに，弱火加熱でドロドロにし，火からおろして冷まし，各種アイスクリームメーカーに入れ，各メーカーの使用方法に準じて，作り，冷凍する．提供するまで冷凍しておく．

＜クリューズリー＞
① 鍋にビール，蜂蜜，バターを入れ，バターが溶けるまで加熱する．
② 乾燥材量をはじめに混ぜ合わせ，攪拌した卵白を混ぜ合わせる．
③ 天板にクッキングシートを敷き，クリューズリーを薄層状に広げ，130℃で2～3時間，乾燥するまで焼く．細かく砕き，使用するまで密封しておく．

＜スペルト小麦＞
① 水にふすまを取り除いたスペルト小麦を浸し，軟らかくなるまで加熱する．
② 冷まして，冷凍冷蔵庫に入れておく．

＜グラニテ＞
① 冷水に針葉樹を一晩浸しておく．
② 針葉樹を水切りし，水，砂糖，レモンの絞り汁で煮る．
③ 混合液を冷凍し，フォークを使って，小さな結晶になるように砕く．

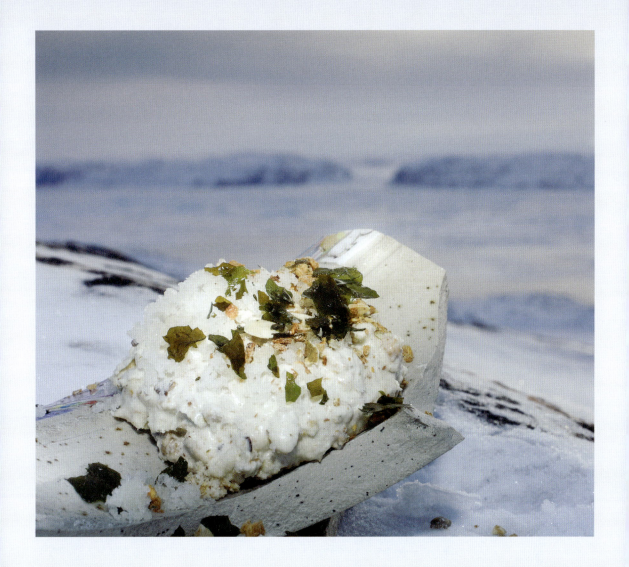

<昆布の調製>
① 昆布の真ん中の芯(軸)の部分を切り取り,葉状体の部分(ひらひらした部分)を沸騰浴中に2～3分,軟らかくなるまで沈めておき,その後水気を取り除く.
② 葉状体の部分を砂糖水に浸け,水分が完全に抜けるまで加熱調理する.
③ ②の葉状体をシリコンシートに広げ,40℃の乾燥器中で8～10時間,あるいはカラカラになるまで乾燥させる.
④ 砂糖漬の昆布を細かく砕き,気密性の容器に保存する.

<盛りつける>
① ボウル(盛りつけ用の器)を冷凍しておく.少量のクリューズリー,砂糖漬昆布を別にしておく.氷水の中にボウルをセットし,ボウルの下に残りのクリューズリー,砂糖漬昆布,真珠状のスペルト小麦を敷く.そのボウルの上にアイスクリームをのせる.
② ①のボウルのデザートを冷凍しておいた器に移し,砕いたグラニテを盛りつけ,残しておいたクリューズリーと砂糖漬昆布を一番上に散らす.

似ていますが，通常ソルベよりも大きな氷結晶をもち，アルコールを含んでいます．大量の水を含むソルベとグラニテはたくさんの小さい氷結晶をもっており，砂糖を加えてこの混合物を機械的に攪拌すると氷結晶のサイズを小さくすることができます．ソルベはアイスクリームよりも気泡が少ないため，クリーミーさが低く，ゲル化を担う果物のペクチンやゼラチンが水と結合するため，ソルベはソフトな食感を示します．一方，ペクチンやゼラチンは，ソルベの混合物の凍結特性にほとんど影響を及ぼしません．

　ソルベとアイスクリームが同じ温度である場合，ソルベの方が冷たく感じられますが，これはソルベが脂質を含まないためで，この現象は断熱と呼ばれています．しかし，もしアイスクリームがとても小さな氷結晶を含む場合は，ソルベの方が温度を高く感じる場合もあります．この理由として，とても小さい氷結晶は口腔内で素早く溶け，舌や口蓋からより多くの熱を奪うため，アイスクリームの方が冷たく感じられるのです．

食品中の気泡

　生の食品は，細胞の間や内側に小さな気泡のような形で空気を含んでいる場合があります．私たちはこの気泡に，また，多くの食品に気泡がぎっしり詰まっていることにもしばしば気づいていません．驚くことに新鮮なリンゴには約25%，西洋ナシには5〜10%の気泡が含まれています．

　私たちは，刺激的で面白い食感を得るために，泡立てたり攪拌したりして，さまざまな食品へ空気を含ませることを好んでいます．ホイップクリーム，スフレ，フワフワしたデザート，およびメレンゲなどは，多く存在する泡状食品のうちのほんの一例です．いくつかのケースで，流動的な食品であるクリームや卵白などが，空気を含んだ泡状にされます．舌の上と口蓋において泡状の食品が潰され混ざるときに硬さが消失し，次にこの泡状の食品は口腔内で流れてとてもクリーミーな食感となります．泡状の食品はアロマを含んでいる場合があり，口腔内で気泡が潰れるときにこれらが広がります．前衛的なキッチンでは，泡状にできない食品はほとんどありません．

安定化した泡

　厳密にいうと，泡は液体中に分散しているいくつかの種類のガスの小泡です．原理上，ほとんどの液体食品を泡状にすることが可能ですが，ほとんどの場合素早く，調製直後に泡が崩壊してしまいます．一般的に，セッケンの泡の安定化と同様に，食品の泡も表面を安定化させる必要があります．その気泡のサイズは通常1ミリメートルよりも大きいですが，その一方で気泡同士の壁はきわめて薄く，マイクロメートルレベルです．

　もちろん，セッケンを食品の泡の安定化に用いることはできません．他の食用の両親媒性の分子が，表面張力を減少させるために利用されます．泡に安定性を

もたらす分子は数多くあり，乳化剤の場合と同様に用途に合わせて選ばれます．見方によれば，泡は乳化剤を用いてガスと液体の混合を可能にして作るエマルションといえます．牛乳（温かい，あるいは冷たい）における乳化作用のある乳タンパク質や，レシチンを含む卵黄と両親媒性のタンパク質を含む卵白は，泡の安定剤としても利用できます．ほかに純粋な乳化剤である大豆由来のレシチンを加える方法や，仕上げ用に最適化された化学的に製造された特異的な乳化剤も存在します．

いくつかのケースにおいて，乳化剤の添加は泡状食品の安定化には不充分である場合があります．泡は単純に，離漿により生じた水の重量により潰れることがあります．これはまさに，セッケンの泡が崩れるときに見られる現象と同様のものです．水分が流れ出るか蒸発することにより，気泡の壁がとても薄くなり，最後には気泡が潰れてしまう現象です．離漿を防ぐために，適切なゲル化剤の添加により食品の泡を安定化させる方法があり，この泡を安定させるために使用しやすいゲル化剤として，寒天，デンプン，ペクチン，ガムおよびゼラチンがあります．これらのゲル化剤を使用する場合，その食品の温度に注意を払う必要があります．

泡が不安定になる原因に，油脂による影響がよくあげられます．油脂は小滴として気泡の壁の間に存在していて，隣接する気泡との間に疎水性の橋のようなものを形成します．これは気泡同士がくっついて大きくなる原因で，最終的に泡が崩れます．乳化剤にはこの問題を軽減する作用があります．

ミネラルウォーター，ビールおよびスパークリングワインのように，飲料に二酸化炭素を溶解して炭酸を含ませることで，液体中にガスの気泡を含ませることができます．タンパク質あるいは脂質の形で，境界面を安定させる因子が液体中あるいはその表面に充分量含まれている場合，二酸化炭素を含む気泡からなる泡が形成されます．これらの泡は空気中に揮発するアロマを含んでおり，気泡が弾けるときにその香りが放たれます．とくにグラスに注いだビールなどを飲むときに，気泡の様子を気づかせることは重要な因子となります．一方で，シャンパンやミネラルウォーター中の気泡が壊れるのはとても早いです．

厚い壁をもつ泡：アイスクリーム，ホイップクリーム，ムース，およびスフレ

クリーム，高脂肪のチーズおよびフォアグラなどの脂質をとても多く含む食品では，泡を形成するのに気泡剤や乳化剤は必要ありません．これらの泡は，脂質により安定します．これまで説明した例では生じなかった現象ですが，気泡同士が遠く離れているのがその理由です．これはホイップクリーム，アイスクリームおよびバターとマーガリンをホイップするときに生じる現象で，これらは空気を50％以上含みます．

ホイップクリームは他の種類のクリームと比べてより複雑な構造をとってお

ボトルの中の泡(エスプーマ)

　機器を用いて液体とガスを混合して泡立てる方法があります。最近は、電動ミキサーがこの役割を果たす機器として通常選ばれていますが、ハンドブレンダーのように液体表面で動かせるものでない限り、充分な空気量を含ませることはミキサーでは困難です。この代わりとして、二酸化炭素(CO_2)や亜酸化窒素(N_2O)のような無味で、混合する食品に対して影響の少ないガスを、密閉したボトル内で加圧して食品に含ませ、サイフォンを用いて泡にできる器具(エスプーマボトル)があります。この方法を用いる利点は、標準大気圧の条件下とは対照的に、脂質を酸化させ悪臭の原因となる遊離型の酸素が、このガスには含まれていない点です。二酸化炭素には、液体中に簡単に炭酸を発生させ、この気泡が壊れるときの食感とわずかな酸味がつくという欠点があります。ですが、二酸化炭素は亜酸化窒素よりも水に溶けやすいため、作った泡を長時間保つことができます。亜酸化窒素の特別な利点として、二酸化炭素よりも脂質への溶解度が高い点があげられます。

　サイフォンとガスを用いて液体を泡にする方法は、サイフォン内で高い圧力をかけることでガスを液体へ溶解させます。この液体をサイフォンから圧をかけながら絞り出すと、ガスは自然に液体を気泡へと変え、泡が形成されます。

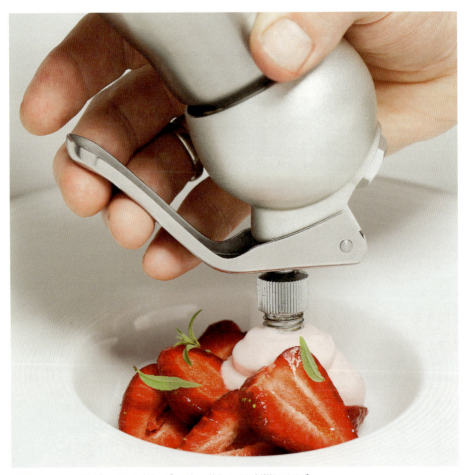

イチゴの泡と蜂蜜とバーベナ(ビジョザクラ)の葉をのせた新鮮なイチゴ。

り，気泡の表面に小さな脂肪球が結合し，その周辺を固形の脂質で包み込んでいます．ホイップクリームは固形の食品とと同じくらい硬くすることもできます．クリーム中に最低30％かそれ以上の充分な脂質を含む場合に限り，ホイップクリームの安定した泡を作ることができます．また，クリーム中の大きな脂質の粒子は小さく分断されますが，この脂肪球が充分に小さいと気泡の周辺を包むことができます．この工程では，クリーム中の脂質から乳タンパク質を放出させ，大きい脂肪球が軟らかさを増し不安定にします．これによりクリームは泡立つことができますが，実際には脂肪球がとても小さくなって元に戻らず，気泡を含んだ硬い構造が，ホイップすることで生じます．ホイップする際には温度も重要で，冷却しながらクリームをホイップすると，脂肪球がとても硬く結合します．ホイップクリームは亜酸化窒素を用いたサイフォンボトル（エスプーマボトル）で作ることもできます．サイフォンボトル内ではガスは脂肪球の中に溶け込み，これを絞り出すと大量の気泡をもつクリーミーな泡を作ることができます．

　気泡を含み厚い壁で区切られた構造をもつ他の種類の食品として，パン，ムース，スフレおよびメレンゲがあります．パンでは，添加される膨張剤あるいはイーストの発酵由来の二酸化炭素により気泡が形成されます．パン生地中の小さな水滴もまた，焼成時の水分蒸発により空洞となり，気泡を形成します．これらのパンや焼き菓子の気泡は，焼成後冷ますと生地が硬く仕上がるため壊れることはありません．

　ムースは材料にチョコレートを含み，卵白および砂糖と一緒に泡立てたもので，気泡の間の厚い壁には溶けたチョコレート由来のココア粒子が関与しています．ムースを冷ますとココア粒子による気泡間の壁は強くなり，硬くて安定したムースとなります．ムースを口にしたとき，チョコレートに由来するココアバ

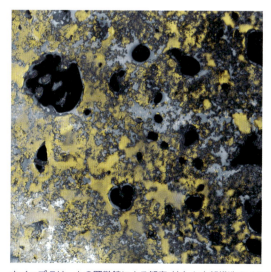 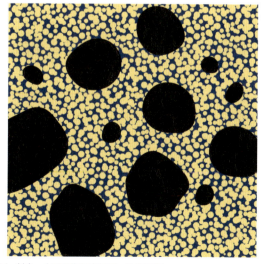

ホイップクリームの顕微鏡による観察（左）と内部構造のイラスト（右）．大きな泡は空気で，この気泡の周りを取り囲む主要なものは水を取り込んだ脂質である．これらの気泡のサイズは通常，10〜100マイクロメートルである．

ターが，気泡が弾けるのと同時に溶け出し，特別でユニークな食感となります．

スフレはおそらく大きな謎に包まれていて，壊れるかどうかについての心配が遅かれ早かれ尽きない泡状の食品です．スフレにはさまざまな材料を使用した多くの異なるレシピが存在し，味の印象もさまざまです．スフレはデザートから料理にまで，さまざまなものに簡単に利用できます．通常のスフレは卵黄といくつかの材料の混合物からできており，硬く泡立てた卵白と合わせてオーブンで焼成させることででき上がります．加熱によりスフレに蒸気が発生し，焼成時にボウルの縁の上に軽い泡状の構造を作ります．焼成後のスフレの特徴は，焼成温度に依存します．高温で焼いた場合，大量の水分がスフレ表面から蒸発しサクサクした固形となり，スフレ内部は水を含んだ状態となります．低温で焼いた場合，スフレの硬さは小さくなります．もし，スフレ焼成中にオーブンのドアを開けるなどにより温度を低下させた場合，スフレは壊れます．

弾性のある泡

マシュマロは気泡が詰まった構造をしており，粘性のあるゼラチン液と砂糖あるいはシロップ（任意で卵白も加える）をホイップしたものです．ゼラチンが気泡を安定化させ，マシュマロに特徴的な弾性のあるテクスチャーを作り上げます．

メレンゲ

メレンゲにはさまざまな種類があり，通常は砂糖とともに卵白をホイップして作られます．その独特な種類としてフレンチメレンゲが知られており，はじめに卵白中のタンパク質により安定した泡とし，次にこれを完全にあるいは部分的に乾燥するまで焼いたものです．焼成時に水が蒸発して砂糖が気泡の壁に集まり，最終的にはガラス状に固まり，とても硬い安定した泡を形成します．もしすべての水分が蒸発しなかった場合，メレンゲの外側は硬くサクサクしていますが，中身には少し水分が残っており，面白い軟らかさとややコシのある食感となります．

メレンゲを完全に乾燥させるためには，105℃という低温で長時間焼く必要があり，水分が蒸発したときにガラス状の食感のメレンゲができ上がります．砂糖の融点は185℃ととても高温で，これより低い温度では砂糖は水分を失います．粉砂糖はガラス状の構造を作る前に溶けないため，砂糖の結晶によるサクサクしたテクスチャーに仕

舌の上を刺激する炭酸を含む糖類

二酸化炭素は糖類と結合することができ，この炭酸を含む糖類が唾液と混ざって溶解した際に，炭酸が放たれます．この炭酸を含む糖類は「弾ける砂糖」とも呼ばれ，口腔内において刺激とパチパチ感を生じます．弾ける砂糖は油脂を含むチョコレートや他の種類の氷菓には含まれません．弾ける砂糖は食べたときにその食感が生じます．弾ける砂糖はシロップへ圧をかけながら二酸化炭素を混合させ，次に素早く冷まして粉々に砕いて作られ，いくらかの量の二酸化炭素が，パウダー中に取り込まれたままになります．

シャンパンとギネスビールの気泡における謎を徹底的に調べる

非常に特殊で，まったく異なるシャンパンとギネスビールにおける気泡の動きは，間違いなくこれらの飲料の好ましい食感の理由となります．気泡と表面の泡立ちはアロマを運び，そのサイズが適度だと，どちらの場合も軟らかく，とてもクリーミーな味わいとなります．小さい気泡は心地よさと軟らかい食感をもたらしますが，一方で多くのミネラルウォーター中の大きな気泡はとても硬く感じます．

シャンパンや他のスパークリングワインの気泡のサイズについて，多くの議論がなされています．長い間，すべてのワインにおける二酸化炭素の量とその拡散の仕方には職人の影響がかなり大きいと考えられてきました．最近，研究者により実際は溶解している食塩，二酸化炭素分子および他のミネラルが，気泡のサイズに影響を与えることが明らかにされました．

ギネスビールの場合，気泡が小さいと，ビール上部に独特のクリーミーな泡を作りますが，これがどのように生じるのかについて検討されました．また，さらにとても不思議な点として，なぜグラスの縁の気泡は下降し，一方でグラス中心部の気泡は上昇しているのかについても検討され，気泡はビールよりも軽いためだと予想されました．しかし，この予想に反した下降する動きがあるのはなぜでしょうか．その理由が，伝統的にギネスビールを注いでいたグラスの特殊な形（グラス中心が広がり上部と下部の両方が狭いこと）に原因があり，ビール自身が影響をもたらすわけではないことが示されました．そのグラスを用いた場合，ほとんどの気泡がグラスの中心付近で発生していたのです．これら中心にある気泡は噴水のように上昇し，グラスの縁に沿って形成される気泡は下降します．

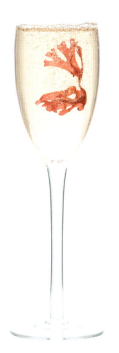

飾りの海藻を気泡の上に浮かべたシャンパン．

上がることを防ぐために，メレンゲ作りに用いるのが有効です．

フランスのヌガーはナッツとともに空気を含んだメレンゲで，高温に温めたシロップを加えてホイップすることで，硬くてコシのある食感となります．

酸味があって刺激のある泡

二酸化炭素の泡は，飲料と料理中に溶け込んでおり，特有で物理的な食感を与え，弾けるときに少しの酸味を生じます．また，実際にこの気泡が弾けると触覚が感知し，口腔内，口蓋および鼻に抜けるような刺激的な感覚が確認されます．

この刺激的な気泡は，味や食感においてとても重要なもので，多くの飲料において二酸化炭素が抜けてしまうと，まったく面白くない食感となってしまいます．炭酸の抜けたソーダ，ビールあるいはシャンパンを誰が飲みたいでしょうか．

二酸化炭素の気泡は，実際には独特な二つの方法ではたらきます．一つは二酸化炭素の気泡は三叉神経を刺激します．もう一つはその刺激は特異的な酸味の受容体として知られる，味蕾のCar4により検出されます．

二酸化炭素は高温よりも低温でより水に溶けます．実際に，水温が5℃の場合の二酸化炭素ガスの溶解度は，20℃の場合の約20倍になります．ソーダサイフォンを用いて炭酸水を作る場合，室温の水よりも冷蔵庫で冷やした水をすぐに使用する方がより効果的です．

ソーダ，ビールおよびシャンパンなどの炭酸を含む液体は密閉したボトルに圧をかけて詰められており，二酸化炭素の一部は分子の形，一部は炭酸の形で液体に溶けています．そのボトルを開けたとき，二酸化炭素分子は自発的に集まって気泡となります．二酸化炭素分子が気泡になるスピード，気泡が上昇し水面で弾けることは，液体に溶解する粒子，注がれるグラスが傷ついていないこと，グラスがきれいに洗浄されていることなど，さまざまな因子に依存します．スパークリングミネラルウォーターに少量の塩か砂糖を加えることで，その影響を簡単に実演することができます．パブでは，ビールが注がれる前のグラスは，バーテンダーが常にグラスの内側のキズや汚れなどを取り除いて洗浄していますが，これは余分な気泡とビール上部の気泡の発生を防止するためです．きれいなグラスでは，気泡は主にグラスの真ん中にできますが，グラス側面には生じません．これがプラスチックグラスの場合は，疎水性の素材でできているため，正反対の現象が生じます．このとき，炭酸ガスの気泡はむしろグラスの外側に存在します．プラスチックグラスに注いだシャンパンを飲んだときの食感は，汚れのないガラスのフルートグラスで飲むときと大きく異なり，また，気泡が真ん中できれいに浮かび上がるのを運よく見ることができるかもしれません．

シャンパンなどの飲料中の気泡へ及ぼす他の影響として，脂質やタンパク質などの両親媒性物質が混入している場合があげられます．炭酸飲料に脂質やタンパク質が多く含まれると，気泡数が減少し気泡が弾けるまで時間がかかります．これは，両親媒性物質が水面の気泡を集めてしまい，表面張力を弱めてしまうためです．その結果，この小さな気泡を出す音が聞こえます．その影響を防ぐために，炭酸飲料にはときどきグアーガムが添加されます．小さな気泡はギネスの黒ビールのテクスチャーに近い，軟らかくクリーミーな食感を与えます．

空気を含んだフレーク状のペストリー

ペストリー全体を分類すると，空気を含んでいるか，フレーク状のテクスチャーかどうかにより特徴づけられます．これらはとても特別な食感をもたらし，薄片の一つ一つがとても薄くサクサクしていて，砕けやすく，硬いことと，

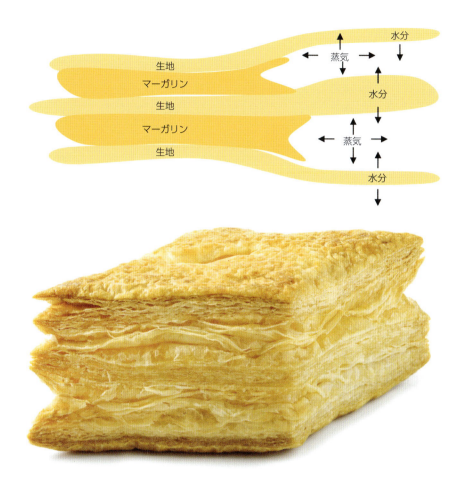

水が蒸発して生地中の層を押し，マーガリンあるいはバターが焼成により離れる際に，フレーク状の構造がどのように作られるかを説明したイラスト(上)とミルフィーユ(下)．

全体に存在する軟らかさとしなやかさを付与する空気の層の両方が組み合わさって生じます．これらはときどき，フイユテ，あるいは通常約35％という高脂肪であるペストリー生地などにおいて生じます．

　クロワッサン，デニッシュペストリーおよびフランスのミルフィーユなどの名前には，「1,000枚の葉」という意味があり，これらはフレーク状で薄板状の伝統的な焼き菓子やパン類に用いられています．ミルフィーユと対照的に，フレーク状態はバターに由来し，クロワッサンとデニッシュペストリーの生地は卵，砂糖および膨張剤も含んでいて，これらは軟らかくてフレーク状で，あまりもろくありません．

　ミルフィーユの食感を間違いなく完璧に仕上げる秘訣として，生地のバター層を折りたたみ，再び伸ばして薄くする工程を繰り返すことが重要です．その個別の層が増えて薄くなればなるほど，小麦粉のデンプン粒子のサイズであるおよそ10マイクロメートル未満の厚さの層になります．これは簡単に数百層になり，1,458層も重なる場合があります．これだけの層を作るためには時間がかかります．

ペストリーにおいて最良のテクスチャーを得るためには，油脂が柔軟であることと適度な硬さであることが重要です．油脂は簡単に生地を丸めることができるように，とても硬く粘性のないものでなければならないのですが，硬すぎる油脂は生地を折り重ねて再度丸める際に生地に穴を開けるため向いていません．もしとても軟らかい油脂で作ると，溶けかけた生地ができ，仕上げるのが難しく，仕上がってもサクサク感がないものができ上がります．バターを用いる場合であれば，20℃未満に冷やしておく必要があり，丸めたり折りたたんだりする作業は生地が冷却された状態で行うべきです．

最大限の軟らかさを維持するために，油脂は可能な限り結晶化させてはなりません．油脂の結晶化は，適切な乳化剤の作用を阻害するためです．使用する油脂をマーガリンにすることで，とくに重要な問題である油脂使用量を減らすことができます．

生地を焼成するときに水分層から蒸気が生じ，その層が空白になり軽くてフレーク状のペストリーが得られます．蒸気は層の間の油脂の周りにも移動し，ペストリーの崩壊を防いでいます．この工程の最中にペストリーは元の大きさの数倍に膨らみます．

軟らかい食品を硬くすることと再び軟らかく戻すこと

多くの食材は貯蔵，乾燥あるいは発酵中において，そのテクスチャーはきわめて劇的に変化しています．ときどき，軟らかい生の食材が硬くなり，いくつかのケースではとても硬くなっていますが，食べるときは充分な軟らかさに再び調理しなくてはなりません．通常これらの食品すべてにおいて，はじめの生の状態の栄養価や味と異なっています．

伝統的な日本食に，この方法により作られる多くの食品例があり，海で収穫される食材，とくに魚や海藻があげられます．最も魅力的な二つの例としては，カツオ，サバおよびマグロなどから作られるカツオ節と，昆布から作る有名な乾燥昆布があります．前者は石のように硬いですが，処理後は羽毛よりも軟らかくなります．この食品は，世界で最も硬く，最も軟らかい食品といえます．

カツオ節は，複雑な5段階の工程を経て作られます（次ページ参照）．その工程は，カツオを切り身にし，加熱し，塩漬けし，燻し，発酵させます．この工程は慎重に行われますが，水分含量が70%である生の魚を長期間をかけて乾燥させ，水分を20%にまで減少させ，岩のように硬く変化させます．この魚を食べたり，だしを取るために使用するには，かんなのような器具で薄く削って直径わずか20マイクロメートルの薄さにする必要があり，これはヒトの髪の毛の直径よりも薄いです．その薄く削ったカツオ節のテクスチャーはとても軟らかくて軽く，口腔内で容易に溶けます．

収穫し立ての昆布の水分含量は90%です．これを天日干しで20～30%まで減らし，次に低湿度の特別な貯蔵室で熟成させます．乾燥後のとても硬い昆布も

そのまま食べることはできず，水に浸漬して軟らかくすることでうま味成分が放出されます．カツオ節のように，乾燥した昆布はブレード状ですが，特性の超薄型ナイフにより，薄い削りくずに切ることができます．このとても薄く削った昆布を，おぼろ昆布あるいはとろろ昆布と呼び，これらは軟らかくてデリケートな食感です（p.194 参照）．これらの薄い昆布は舌の上で容易に溶け，伝統的にはスープに入れたり，ごはんあるいは麺類と一緒に食されます．

採取され収穫されたときから料理のためにパッケージングするまでのこれら原材料の処理工程は，食品をユニークな食感へと昇華させ，美食の価値を最適化する素晴らしい一例といえます．

世界で最も硬い食品

数世紀もの間ずっと，長い年月を経た日本の食文化は，魚，貝類および海藻など，海から得られる食べ物すべてを利用してきました．これらの海の幸は，収穫し，加工し，調理することで，精製して味やテクスチャーを最適のものにしてきました．その一つの加工品であるカツオ節は，世界で最も硬いと思われる食品です．

カツオ節は独特な加工品であり，長い期間をかけて発達してきました．原則として，カツオの切り身を単純に乾燥させたもので，サバおよびマグロなどの同様の加工品も存在します．8 世紀には，この名称は単に乾燥させただけの魚を指していました．1675 年に，土佐与市が魚の切り身を燻し，カビにより発酵させるなどの工程により，その味を改善する方法を見出しました．今日では，カツオ節は日本のさまざまな港町で作られますが，土佐与市が鹿児島県枕崎で作ったものがその発祥です．

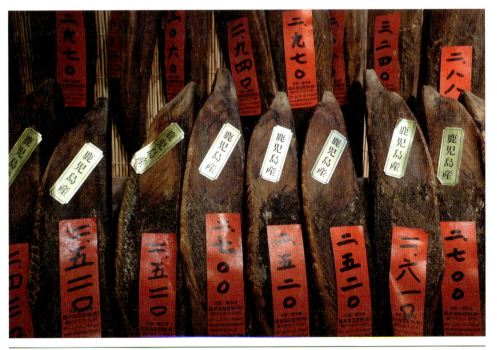

カツオ節がどのように作られているのかを見たい欲求にかられ，著者の1人であるオーレ・モウリットセンが，「日本の漁港」と呼ばれる焼津市まで足を運びました．焼津市は静岡県にあり，東京から新幹線でわずか1時間の位置にあります．日本の有名なうま味研究者である二宮くみ子氏の案内で見学しました．彼女が焼津市の人々にコンタクトを取ってくれたおかげで，外国人である私たちがその漁港に入る許可を得ることができました．冨松徹氏が社長を務めるかつお節製造所であるかつお技術研究所の柳屋本店を訪問しました．

　私たちは幸運なことに，1カ月間漁に出ていた大きな漁船から，凍らせた生のカツオの切り身が降ろされる日に到着しました．彼らはより品質のよいカツオを収穫するために，南太平洋とミクロネシア周辺に漁船を出していました．

　−30℃で凍らせた1切れ1.8〜4.5 kgほどのカツオの切り身は，岩よりも硬くなっていました．はじめに，加工用のカツオは港ですぐに自動的に分類され，大勢の作業員の手作業により再び丁寧に選定され，次に加工のために工場内に運ばれました．

　最初に，カツオは気泡が循環している水に入れられ，氷や霜が取り除かれます．このときの水温は，カツオの主要なうま味成分であるイノシン酸の分解を抑えるために，4.4℃以上にならないよう調節されています．イノシン酸は，でき上がったカツオ節の主要なうま味成分です．解凍後のカツオはカットされ，機械により内臓が取り除かれます．この取り除かれた廃棄部分は，すり潰されて魚のソースに加工されます．次にこの魚は，98℃の食塩水中で約2時間煮熟（しゃじゅく）されます．ここででき上がったカツオ節に塩味がつけられ，次に，このカツオを手作業で切り身に分け，整形し，骨が抜かれ，皮が取り除かれます．

　次に最も重要な工程が行われます．カツオを脱水し水分含量を65％から20％に減少させる工程で，はじめは乾燥させて燻し，次にいくつかのケースで発酵過程を経ます．

　カツオの切り身を燻す工程は通常見学できませんが，私たちは運よく見学できました．4階建ての高さのある燻製用オーブンのあるエリアにちょうど私たちが到着したとき，燻製作業を行う作業員がオーブンの下部であるかまどに着火している所でした．私たちがゆっくりとその階の小さなトラップドアを通り抜けて，急なはしごを降りていくと，燻製作業員が薪の積み重なった長方形の大きな燻製用容器への着火をちょうど行っていました．オーブンの階でうずくまることで，私たちはひどい煙を避けながら，薪が炎に包まれるときの張りつめた空気を経験することができました．次に，はしごを素早く上りオーブンの外に出る前にトラップドアは閉じられました．

　燻製には2種類の硬いオークウッド（クリの木の一種であるコナラおよびクヌギ）のみが用いられ，これらで燻すことでカツオ節の好ましい燻香が加わります．薪は1日に4回ほど補給され，炎が立ち上がります．この作業やオーブンは企業秘密で，オーブン内部などの写真を撮影することはできませんでした．

　カツオはワイヤーのトレイに並べられて積み重ねられ，スモークオーブンの下で約1日かけて乾燥され，水分は40％にまで減少します．次に，このトレイはオーブンの上部に乗せられて，10日間燻されますが，この過程で水分含量が20％にまで減少します．ここまでの工程が終了した切り身は数多くの種類のカツオ節のうちの一つで，荒節（あらぶし）と呼びます．これは世界で最も硬い食材です．荒節はイスの脚と同じくらい硬く，この食品をどのように使用するか疑問になるほどです．

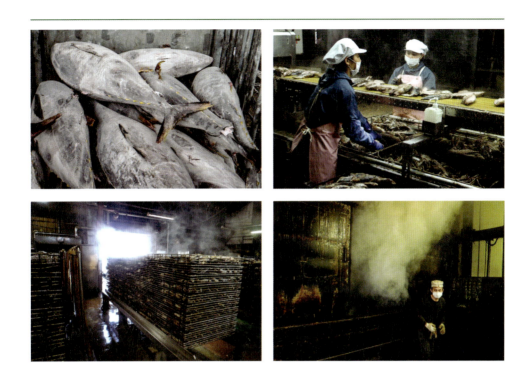

　私たちは，これについて後ほど取り上げます．

　荒節は発酵によりさらに乾燥などの影響をうけ，強い味の枯れ節となります．枯れ節は作る工程にとても時間がかかるため，高価でより貴重なものとなります．あいにく，私たちはこの枯れ節を作る工程を焼津市で見ることはできませんでしたが，その作り方を次に述べます．

　まず，長期間燻した荒節の表面のタールを削り落とし，28°Cで発育されたカビが噴霧されます．数週間後，カビの胞子が発芽して切り身の中まで入ります．一度カビに覆われた切り身を，天日干しで乾燥させ，すべてのカビを取り除きます．1，2カ月間にわたりこのカビ付けと天日干しが交互に行われ，この連続的な工程により枯れ節の質がよくなっていきます．

　枯れ節には二つの種類があり，その一つは非常に苦いものです．もう一つは，魚の側面にある血合肉を取り除くことでその苦さがマイルドになったものです．

　かつお技術研究所を離れる前に，質素な造りの建物で，漁師がよく利用するという焼津市のおいしい魚料理が食べられるレストランで昼食をとりました．このレストランには，巨大なウォークイン（人が入れるくらいの）・フリーザーがありました．カツオ節を作るための冷凍保存温度は-30°Cであるのに対し，このフリーザーは-60°Cで魚が保存されていましたが，これは生の刺身で食す場合に魚が傷むことを防ぐための温度設定です．他の部屋には世界で最も高額な魚である凍らせた最高級のマグロが保存されていて，これは世界市場の価格がちょうどよくなるまで，ある程度まで冬眠させているようでした．

　荒節は通常パウダー状にされ，そのほとんどは日本で使用されるほんだし®の材料となります．ほんだしは多くの汁物などの食品，料理にさまざまな味をつけるための重要な調味料で，有名な食品企業である味の素が製造しています．味の素は研究者の池田菊苗氏により取得された特許に基いて設立されたものです．彼は昆布抽出物から味物質であるグルタミン酸を分離し，五味の一

つである「うま味」という言葉をつくり出しました．

　多くの時間や手間をかけて，細部まで行き届いた工程により，カツオ節は乾燥した状態となります．その結果，カツオ節は削ったり粉々にしたりすることが可能になります．

　カツオ節は，かんなとは正反対の削り方の専用削り器で，とても薄く削ってから利用されます．枯れ節は削り立てが最もよい味を示します．これは，薄く削った後はそのうま味成分であるイノシン酸の98％が抽出可能であるためです．削り節と乾燥昆布を組み合わせると，日本料理に欠かせない信じられないほどにおいしいだしが取れます．すでに削った状態のさまざまな削り節が販売されていますが，これは酸化を防ぐために窒素置換をして密閉した状態で袋詰めされています．当然，その好ましいうま味成分は，薄く削ってあるためとても早く抽出できます．

　カツオ節のフレークはスープ，野菜およびご飯の上にかけて食べることもあります．このフレークが食品を温める際の蒸気にさらされると，踊っているかのように縮まって動きます．この現象を，日本では，カツオ節が「踊る」と呼んでいます．

　カツオ節はどのような味でしょうか？　真っ先にまろやかな燻香（くんこう）を感じ，次に塩味を少し感じ，最後にうま味を感じます．アミノ酸であるヒスチジンによる苦味もとても目立ちます．昆布などのグルタミン酸を含む他の食材と組み合わせると，カツオ節のうま味をより強く感じることができます．

世界で最も軟らかい食品

　世界で最も軟らかい食品を探し求めて，著者の1人であるオーレ・モウリットセンは，古くから日本の主要な大都市であり，重要な港町の一つである大阪府堺市を訪れました．堺市はサムライの日本刀を作っていた鍛冶屋が存在することで，とても有名な町です．また堺市は，キッチン用あるいは料理人用の包丁が作られる，有名な町です．このほかにも，昆布の特別な製造を行っている町としても知られています．

　14世紀頃，京都が終着点となる1,200キロメートルにも及ぶコンブロードと呼ばれる経路が存在しました．昆布は日本の北端に位置する北海道で収穫・乾燥され，海路で港町である敦賀市（福井県）まで運ばれ，しばしば1〜2年間熟成され，次に陸路で琵琶湖まで運ばれ，最終的には小舟で琵琶湖を渡って京都まで運ばれました．17世紀頃には，この経路は拡大し，最終目的地は堺市に移動し，これにより堺市が昆布製品の中心的な生産地として知られるようになりました．

　思いがけない幸運で，昆布の製造所を見学することができました．日本人の女性実業家で，ニューヨーク市で光琳と呼ばれる食卓用食器類や包丁などを販売している店を経営する川野作織氏と堺市産業振興センターのヤマナカ氏から連絡がありました．仕事仲間のマツモト氏は親切に準備をしてくれ，100種類以上の異なる海藻製品を製造している株式会社マツモトの製造工場をともに訪ねました．

ヤマナカ氏は，はじめに私たちを大きな倉庫に案内し，株式会社マツモトの代表取締役のマツモト氏を紹介してくれました．マツモト氏は，昆布製品に関する多くのことを熱心に説明してくれました．昆布を熟成させることは，昆布製品のテクスチャーと味にとても大きな影響を与えます．昆布の熟成は15℃で湿度がコントロールされた倉庫で行われ，倉庫内は海の香りで満ちています．

　次に，米酢に浸して硬く平らに圧縮された昆布を大きな束にして，とても薄く切るための特別な鋭い刃をもつ機械で，昆布を切る様子を見学することができました．ここでは，幅が広くて透けるように薄い，淡緑色の昆布製品であるとろろ昆布ができ上がっていました．とろろ昆布は羽のように軽くとても軟らかいです．

　元々，とろろ昆布は手作業で縦に長い海藻用の鋭利な刃物で切られ，クレープ紙のように軽い削りくずのような形でした．この旧式の方法で作られたものは，おぼろ昆布と呼ばれ，この昆布がどのように製造されるかを見学したいと思っていましたが，前もって不可能だといわれていました．

　ところが，おぼろ昆布の製造現場の見学が可能となりました．私たちのために手配してくれたマツモト氏から電話があり，世界で最も軟らかい食品であるおぼろ昆布を今も伝統的な方法で製造する小さな製造所の郷田商店を訪れることとなりました．今回の案内役であるヤマナカ氏も，この作業光景を見たことがありませんでした．

　これは本当に珍しいでき事で，私の堺市訪問のうち，最も素晴らしいでき事でした．郷田商店は堺市の古民家街にある小さな特徴のある店です．私たちが狭い階段を2階に上がると，2名の男性と3名の女性，計5名がそのとても狭い部屋ではたらいていました．床には段ボール紙が敷かれており，約500年前からの手法を用いて，作業員たちは忙しそうにおぼろ昆布を作っていました．

　おぼろ昆布は，1〜1.5メートルのサイズの比較的薄い真昆布という種類の昆布から作られていました．この真昆布は束にされ，短時間（10分間）米酢に浸漬されます．この浸漬作業は繰り返し何度も行われ，これにより徐々に強いうま味を呈するグルタミン酸が昆布内から放出されます．この浸漬作業により，甘味と酸味などがおぼろ昆布につけられます．この浸漬された昆布は24時間おくことで，おぼろ昆布のテクスチャーが充分に軟らかくなるとともに，作業員がこの昆布を薄く削り落とすためにも必要なステップです．おぼろ昆布は50マイクロメートルほどの薄さで，機械生産されるとろろ昆布の約2倍の厚さです．おぼろ昆布製造のために昆布の一番外側は削られますが，薄緑色のコア（内側の部分）が残ります．この残った部分はとても貴重で，柔軟で丈夫ですがシルクのように軟らかい特徴をもつ，白板昆布と呼ばれます．白板昆布は，大阪の郷土料理でサバを使用した寿司であるバッテラに使用されます．作業部屋の壁には長方形のややサイズの異なる木の板が吊るされていました．これらの板は白板昆布をスライスするときに用いられ，依頼者であるレストランごとで必要なサイズが異なるため，異なるサイズの板が準備されていたのです．

　昔は，おぼろ昆布やとろろ昆布を手作業で作る堺の男性職人はおよそ100名以上いましたが，現在ではたった8名にまで減っています．

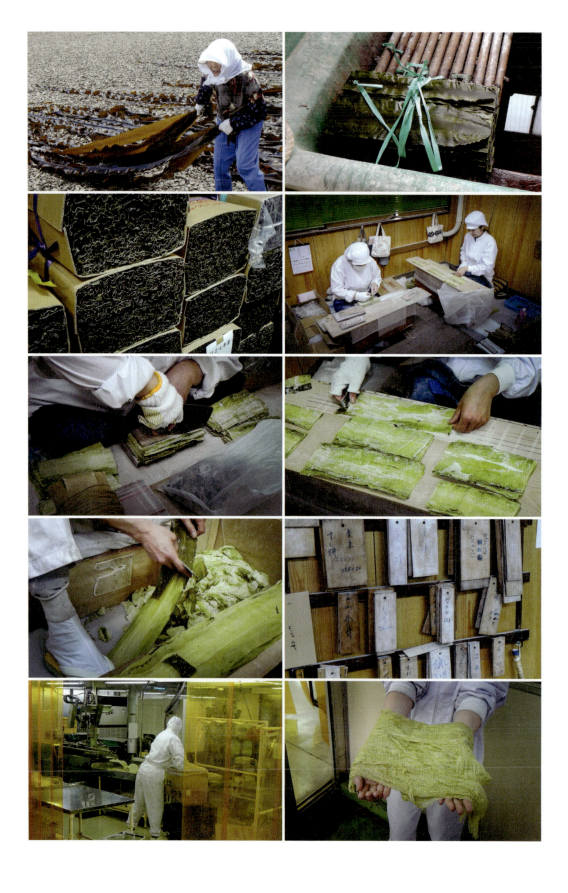

とろろ昆布と対照的に，おぼろ昆布の製造は機械化できません．マツモト氏の製造所では，製造機を用いて 90 キログラムのとろろ昆布が毎日製造されていますが，一方で郷田商店が手作業で作っているおぼろ昆布は 1 日あたりたった 10 キログラムです．おぼろ昆布製造量はこれほど少ないですが，肉体的に大変な作業が必要とされます．

しかし，特殊な工具（その昆布の形を作ることが可能であるユニークな刃物）は，どのように作られているのでしょうか．それはとても特殊な刃物であることが求められますが，刃物の鍛冶屋の街として有名な堺市で作られています．今回の案内人であるヤマノカ氏は，おぼろ昆布製造所にて，その特殊な刃物はどこで誰が作っているのかを尋ねました．数回の電話ののち，刃物製作所のうち老舗の和泉利器社のイズミ氏が，私たちにこの刃物の制作について教えてくれました．イズミ氏はとても生き生きとした方で，美食にとても関心をもっている人物でした．また，彼はサンタナというバンドで 1 度サクソフォーンを演奏したことがあるそうです．

私たちはイズミ氏と，包丁を作っている彼の店で会いました．その店の店員たちは床に座り，注文の対処や包装などをしていました．店にはたくさんの伝統的な日本の台所用品が並んでいて，また，台所用品の揃ったキッチンもあり，イズミ氏はシェフと一緒に彼の作った包丁の正しい使い方を実演していました．

最後にその包丁を用いて実際におぼろ昆布が切り分けられました．イズミ氏は丁寧に，この包丁が炭素を調節した鋼を用いた，硬すぎず軟らかすぎない材質の特殊な包丁であること，さらに，刃先がやや曲がっていて，昆布を削り取るというよりはスライスするような切り方となることを説明してくれました．おぼろ昆布を切り分けるためには，この包丁における工夫と作業者のスキルの二つが必要になります．

私は通訳を通して，この包丁を購入することができないかをとても巧妙に尋ねましたが，丁重に断られました．この包丁は非売品で，使用できるのはおぼろ昆布職人のみであるためです．私は，この断りの裏に潜むプロとしてのプライドを理解し，この特殊な包丁のアイデアや工夫について説明してくれたことを考え，この自身の発言を少し後悔しました．

とろろ昆布は軟らかく，きめ細かく，糸を引くような特徴があり，とくに汁物や豆腐料理をより引き立たせる食品です．おぼろ昆布はとろろ昆布と同じように軟らかいのですが，昆布の繊維に沿って切っているためより硬いテクスチャーがあり，おにぎりを包んだり，うどんと組み合わせるのが適しています．

これらの味はどのようなものでしょう？　口に入れて先に感じるのは，繊細な塩味と米酢由来のやや軟らかい酸味が組み合わさった味です．もちろん，うま味も感じます．最も興味深く驚きを受ける特徴として，世界一軟らかくとても独特な食感をもっていることがあります．とろろ昆布などは口に入れると，綿菓子のようにすぐに舌の上で溶けます．

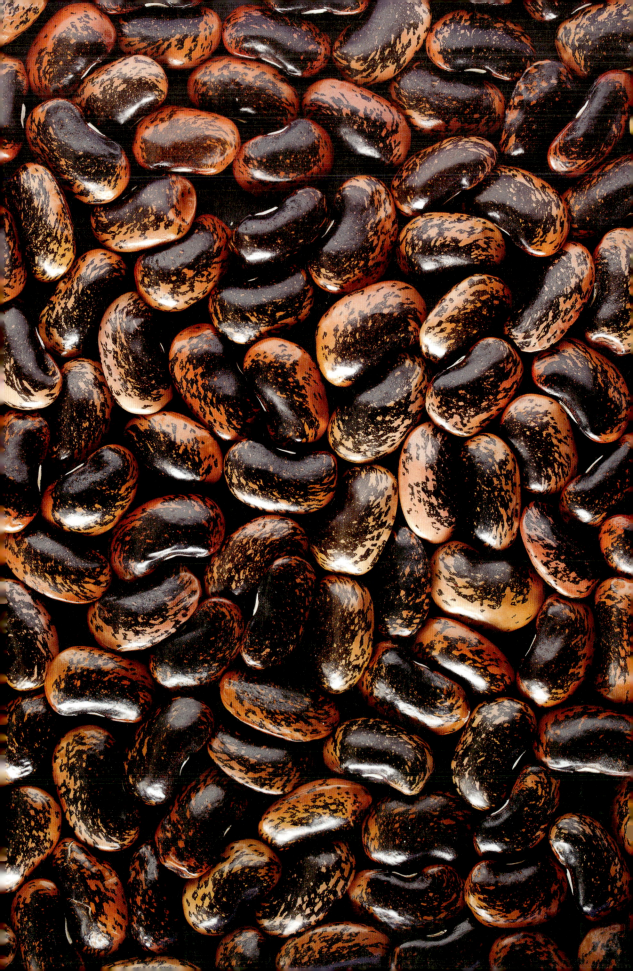

テクスチャーの世界へさらに進む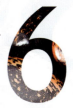

　テクスチャーの世界は，新しい食感の可能性を広げてくれます．この章では，豆類，野菜，穀物などの多くの読者にとってよく知られている食材を選んでいます．一方で，タコ，クラゲ，海藻など他の食材は，あまりよく知られていないかもしれません．私たちは，これらの食材のテクスチャーが，風味豊かなものから甘いものまで，あらゆる種類の料理にどのように変化し得るかを読者に示します．最後に，皮や骨などの珍しい食材や，口の中でちょっとした爆発を引き起こす特別な料理に注目していきます．

豆類，大豆，スプラウト

　マメ科植物は，地球上で 3 番目の規模で栽培されている花の咲く植物群です．一般的に新鮮なものが食べられますが，多くの豆は乾燥したマメ科の種子であり，食用にするためには調理しなければなりません．大豆はマメ科植物ですが，脂肪含量が高いために搾油種子に分類されます．豆の種子は，乾燥状態での長期保存に非常に適しています．それらが限られた期間，適切な条件の元で保管されている場合，乾燥した種子は発芽能力を保持することができ，それらを独自の特徴的なテクスチャーをもった新鮮な食料源に変えることができます．

　国連は 2016 年を「国際マメ年」と指定しました．その目的は，同等の動物由来のタンパク質源よりもはるかに小さいエコロジカル・フットプリント（地球の環境容量を表す指標）を有する持続可能な作物として，豆類の優れた栄養上の利点とその経済的価値についての認識を高めることです．

乾燥豆，ヒヨコ豆，レンズ豆

　マメ科植物が正しい方法で調理されれば，強固，パリパリ，カリカリ，硬いといった状態から軟らかく，クリーミー，粉末状までの素晴らしいテクスチャー変化を示します．そしてもちろん，豆類はまた必須アミノ酸を豊富に含み，小麦や米など穀類の 3 倍のタンパク質の量を含む植物性タンパク質の重要な供給源です．加えて，かなりの量の水溶性食物繊維，炭水化物，ミネラルも含有しています．

　マメ科のいくつかの仲間は新鮮な状態で食べることができ，そのうち生のまま

豆の調理について：塩，酸，塩基

　豆やレンズ豆がどろどろになるのを防ぐために，1/2 カップ（120 mL）の水あたり約小さじ 1/4（約 1.25 g）の少量の塩化カルシウムを調理する水に加えます．この塩化カルシウムを添加すると，加熱され豆の中が軟らかくなるまでの間に，豆の細胞の外層が互いに接着する能力が高まります．使用する水が硬水の場合，つまりカルシウム塩が多すぎると，豆を完全に調理するのが非常に困難になります．ナトリウムイオンを含む普通の食卓塩を水に加えると，カルシウムイオンとマグネシウムイオンが遊離され，調理工程がスピードアップします．しかし，塩は，豆のデンプンをより糊化しにくくし，粒状になりクリーミーさがより少なくなります．

　酸を添加することによっても同様の効果が得られ，これは酸がペクチン分子がくっつくのを助けるためです．キッチンの古くからある知恵の一つでは，充分に熟したトマトと豆を一緒に調理することをお勧めしています．トマトからの酸味は豆の表面を歯切れのよい状態に保つ効果があるので，内側だけを粉っぽくすることができます．同様に，少量の酢は，完全に調理して砕いた黄色のエンドウ豆（イエローピー）にとろみをつけることができるため，油や他の脂肪を添加することなくクリーミーな口当たりにすることができます．

　逆に，調理用の水を塩基性にすること，たとえば重曹を加えることで，ヒヨコ豆などの豆類の調理時間を短縮することができます．水が塩基だと，酸と反対の効果があります．塩基性分子がペクチン分子を分離させることで，細胞壁が軟らかくなり，その結果，調理時間を短縮できます．この時短効果は，フムス（ヒヨコ豆をゆでてペースト状にしたものに，ゴマのペーストやオリーブ油などを混ぜたもの．5 章，p.170 も参照）を作るときに役に立ちます．

食べられるものもいくつかありますが，他のものは最初に加熱しなければなりません．最もよく知られているのは，エンドウ豆，サヤエンドウはもちろんのこと，サヤインゲン，ベニバナインゲン，シュガースナップエンドウです．外側が殻で覆われたエンドウ豆を除いて，豆全体が食べられます．

　ほとんどの豆は水に浸した後，調理する前にその水を捨てます．調理に必要な準備時間は，実際の調理時間ではなく，浸漬が必要な時間によって異なります．これはおもに，乾燥した豆の外殻が多孔質でないためです．乾燥した豆の場合，水はその湾曲した側に位置する一つの小さな細孔を通ってのみ入ることができます．一般的には，豆が大きい場合，少なくとも水の浸透に 12 時間かかりますが，小さめの場合はもう少し短い時間で済みます．その後，約 1 時間加熱します．しかし，スプリットエンドウ豆（乾燥して割ったエンドウ豆）とレンズ豆といった，薄い種子の場合は，予備浸漬することなくゆでることができたり，1 時間の予備浸漬時間もかなり短縮することができます．乾燥した豆を短時間で沸騰さ

インゲン豆とカリカリ野菜のサラダ

インゲン豆は，豆に含まれるフィトヘマグルケニン（植物性赤血球凝集素）と呼ばれる毒性の物質を破壊してのみ食べることができる．水煮インゲン豆の外側は硬いが，中は軟らかく，場合によってはホクホクしており，このシンプルな豆サラダの主要な材料である．

これを作るのにほとんど費用はかからない．水煮された豆，あるいは缶詰を用いて料理してもよい．とりわけ日本のピクルスである漬物のようなカリカリした野菜と混ぜ合わせると食感のコントラストが楽しめる．

【材料】（副菜として4人分）

インゲン豆の水煮（調理済みインゲン豆） 250g
漬物（大根，コールラビ，小カブ，キュウリの漬物など） 75g
ポン酢

ポン酢がない場合はだし汁少量あるいはみそ，レモンかユズの絞り汁，料理酒，しょうゆでドレッシングができる．

【作り方】

① インゲン豆をすすぎ，ざるにあげ，水を切る．
② 漬物を薄くスライスあるいは粗みじん切りにする．
③ インゲン豆と漬物をドレッシング（ポン酢）で和える．

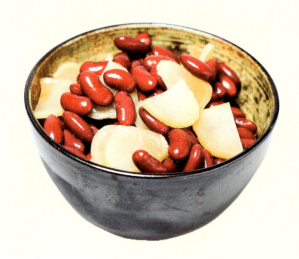

せ，湯を捨て，新鮮な水に短時間浸すことによって，より速い調理が可能です．圧力釜を使用することも，時間を節約する方法です．豆の最終的なテクスチャーは，どれくらい長く加熱されているか，加熱用の水に何が加えられているかに大きく依存します．

新しいテクスチャーで料理を作る

大豆はとくに用途が多様で，異なる風味やテクスチャーをもつさまざまな製品を作るために用いられています．一番の例は豆乳で，牛乳を新鮮なチーズに変えるのと似たプロセスで豆腐を作るのに使われています．豆乳中のタンパク質は，特定の塩類，たとえば硫酸カルシウムまたは塩化マグネシウムを添加することにより凝固します．その後，生じた凝固物をプレスして固体にします．凝固する条件と余分な水分が搾り出される条件によって，豆腐のテクスチャーは，軟らかく，絹のようなものから，硬いチーズのような範囲まであります．

カモの舌，ウズラ豆とアーティチョーク添え

【作り方】

① 豆を水に12時間以上浸けておく．
② カモの舌をきれいに処理し，塩を振りかけ，ラップをして冷蔵庫に12時間以上入れておく．
③ 豆の水切りをする．鍋に豆を入れ豆の重量の2倍量の水を入れる．熟したトマトを手でつぶし，キダチハッカと塩とともに鍋に加える．1時間煮込み，水気を切る．
④ カモの舌を水ですすぎ，豆，チェリートマト，エシャロットとともに鍋に入れる．カモの舌が軟らかく，豆がややホクホクするまで1時間半くらい煮る．この料理はラグーに似ている．
⑤ アーティチョークの外側の硬い葉っぱをカットし，花梗（かこう）の部分を薄く剝く．そのままの大きさでアーティチョークを薄くスライスする．
⑥ オリーブ油でスライスしたアーティチョーク，きれいな髭の部分，中の葉の部分を含めてカリカリになるまで揚げる．塩，コショウで調味する．

<盛りつける>

① 各カモの舌それぞれの小骨を取り除き，冷たいあるいは温かい状態にする．
② 豆の煮ものを調味し，皿にカリカリとしたアーティチョークと一緒に盛りつける．

【材料】（4人分）

乾燥ウズラ豆	400g
カモの舌（生）	200g
塩	30g
熟したトマト	2個
キダチハッカ	2枝
チェリートマト（ミニトマト）	800g
バルサミコ酢	100mL
水	
アーティチョーク（生）	2個
エシャロット*	100g
オリーブオイル	
塩，コショウ	

＊エシャロット：タマネギの変種でタマネギより細長く，刺激臭は少ない．

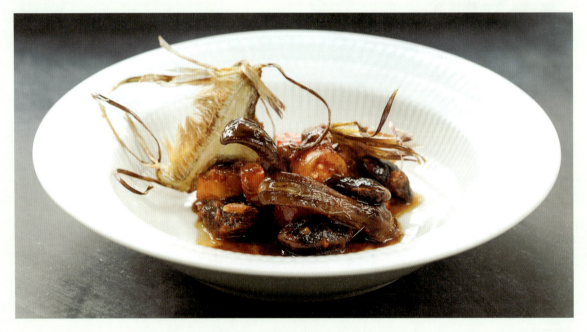

　より繊細な製品である湯葉は新鮮な豆乳から作られ，薄い皮を形成するまで徐々に温められます．湯葉は軽くて軟らかです．上部の表面から薄い膜ができ，舌の上でほとんど溶けるようになくなります．また乾燥させて，スープにテクスチャーを加えたり，キュウリのような野菜の周りに巻いたりすることもできます．

対極の硬さをもつものとして，豆腐を発酵させて一種の植物性チーズにすることができます．そのテクスチャーは，非常に熟成したチーズのように，より硬く，より乾燥し，ときに非常に強いにおいを発生します．

　もう一つの発酵産物はテンペです．テンペは通常，新鮮な大豆で作られますが，他の豆類や穀物を使用することもできます．伝統的なテンペは，浸漬され外皮を取り，加熱された大豆に真菌の培養物を部分的に加えることによって製造されます．テンペは，大豆の上に菌を成長させ，クモの巣のような繊維と一緒に編み込まれます．大豆は個々の構造を保ち，少し強固なので，テンペの食感は非常に特徴的です．繊維にはなめらかな口当たりがある一方，大豆には噛みごたえがあります．

　最も特有の食感があると考えられる大豆製品は納豆で，大豆全体を細菌で発酵します．これによって，強烈なうま味を伴う，糸を引く粘性の高い粘り気のある塊に変わります．しかし，注意してください．納豆には，鼻をつく強烈なにおいがあり，初心者には刺激的です．

　ゆでて裏ごしした豆類は普遍的な食べ物で，ソース，スープ，シチュー，ディップなど多くの料理に組み込まれています．これはとくに黒，赤，褐色の豆に限られますが，ヒヨコ豆やレンズ豆にも当てはまります．

日本のお菓子：砂糖を使わない，豆だけのお菓子

　昔ながらの日本料理では，甘いお菓子に砂糖はあまり使われませんでした．その代わりに，通常，小粒の小豆から作られたあんペーストが，甘味料として使われています．加熱調理された小豆は潰され，甘いケーキの中などに粒状に詰められて使われます．あんペーストはまた，寒天で固められた羊羹（ようかん）のゼリーを作るのにも使うことができます．しっかりした形の羊羹の小さなブロックは，緑茶の粉で味付けされていることが多く，日本の食料品店のお菓子売り場で販売され，またグルメ向けのデザートとして，より洗練されたバージョンの羊羹として存在しています．

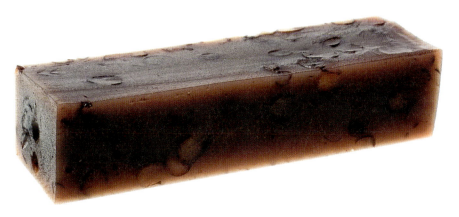

羊羹．日本の小豆から作られた甘いゼリー．

インディアンダール（レンズ豆のカレー）は，レンズ豆，ヒヨコ豆などから作られます．それらの食材は，米やインドの平たいパンであるナンと一緒に食べられる濃厚なシチューを作るために使われます．

ヒヨコ豆は，肉の代用品，サラダ，ソースに見られる用途の広い食材です．乾燥したヒヨコ豆は，調理する前に，少なくとも一晩は水に浸しておかねばなりません．加熱用の水にベーキングソーダを加えると，調理時間が20分から40分に短縮できます．加熱し，裏ごししたヒヨコ豆は，タヒニ（ゴマ種子ペースト）と混ぜることによって，フムス（5章，p.170参照）にすることができます．フムスは非常に油分が多く，クリーミーな食感です．もう少し形がある方がよければ，裏ごしを単に少し塊状にしておくだけです．フムスは中東やベジタリアン料理の定番で，よくパンのディップやスプレッドとして使われています．

スプラウト

植物の乾燥種子，とくに豆類や野菜の乾燥種子は，水で湿らせて，必要に応じて土，精製綿，ゲルなどの適切なところに置くと発芽します．スプラウトは，おもに茎と小さな葉からなっています．

ビートのようないくつかの種子の芽は非常に長くて痩せていますが，ほかのもの，たとえば，もやしは比較的短くて丈夫です．

いくつかのタイプの種子は非常に頑丈で，あらゆる環境で発芽でき，クレス（発芽野菜のこと）はそのよい例です．他のスプラウトはより厄介で，発芽に必要な湿気の正確な量を把握することは難しいでしょう．

また，スプラウトがみずみずしさを失って萎れはじめるまでの間にはかなりの変化があります．種子が食べやすい小さな根茎を生み出すかもしれないので，通常は成長した種子と一緒にスプラウトとして食べることが最高です．

新鮮なスプラウトは非常に鮮明で，加熱なしで提供でき，ちょっとしたドレッシングで食べることができます．

小麦および大麦のスプラウトは，水に浸した種子中の酵素がそれらのデンプンを，発芽した植物が成長するための貯蔵エネルギーとして使用する糖に変換するので，多少甘い味になります．

野菜をちょっとひと口

「野菜」という用語は，植物，すなわち根，茎，葉，花，果実の可食部のすべてをカバーしていますが，その一方で種子は何か別個のものと考えられています．植物の与えられた一部のテクスチャーは，その生物学的機能を反映しています．キッチンでは，これらの部分をめったに区別しません．ブロッコリーとアスパラガスを考えると，茎部分と開花部分の両方を全体の一部として含めています．他の場合，果物としてルバーブなどの茎を使用しますが，トマトとピーマンは果実，トウモロコシは穀物であることを忘れがちです．

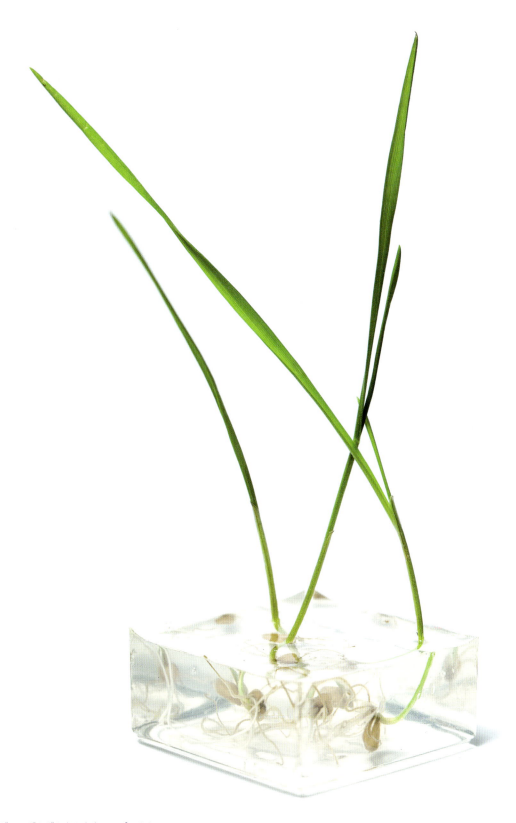

ゲランガムゲル上の小麦のスプラウト．

根は，植物を地面に固定し，栄養を取り入れ，それを貯蔵する役割があります．その結果，根は，成長期の間にデンプンが蓄積できるエリアに硬質繊維をたくわえます．そのため，根の食感は，ほんのわずかなデンプンをもつ軟らかく新鮮なものから，より多くのデンプンをもつ硬くて木のようなものまであり，その成長によって決まります．

　茎の役割は，植物を日光に直立させ，植物内の養分および水分の循環のための経路を提供することです．これが，茎が硬い繊維と液体を圧力下で輸送する通路システムとをもつ理由で，植物を直立状態に保持するのに役立ちます．新鮮な茎のシャキシャキした音に続いて液体の放出が，植物のこの部分の食感の特徴です．急激な圧力変化のない茎や葉は丈夫で乾燥しています．しなびた茎は，氷水に浸すことによって再び新鮮にすることができます．必要に応じて，茎の最外層を剝がすことで水がより容易に浸透させることができます．氷水のテクニックは，茎だけではありません．せん切りしたニンジン，スナップエンドウ，大根などは，冷たい水の中に少し浸すと，信じられないほどシャキシャキします．

　葉は，植物の最も繊細な部分で，おいしい新鮮なテクスチャーから食べられない食べ物への移行は，非常に突然起こる場合があります．これはとくに，キャベツ，レタス，ホウレンソウ，スプラウト，数々のハーブに当てはまります．葉は，周囲の水分が簡単に除かれて乾燥し，しおれます．葉はまた，加熱されたり調理されると，軟らかくなりすぎます．

　トマト，キュウリ，ピーマン，アボカドなどの果実野菜は，熟すにつれてより軟らかく甘くなります．トマトやアボカドなどの場合は，熟した果実の軟らかいテクスチャーを好む場合がありますが，ズッキーニやナスなどは，完全に熟す前のまだ硬い状態で食べることが好まれています．

　花は，その色と形のためにほぼ例外なく食べられます．大きくジューシーな夏のズッキーニの花は，よく揚げたときにクリスピーな表面と組み合わせられる，繊細でなめらかなテクスチャーをもち，注目すべき例です．

未加工，未加熱

　近年勢いを増してきたライフスタイルの選択肢は，生食志向です．その主張は，ベジタリアンやビーガン食者が励行しており，40〜42℃以上に加熱されない食品だけを食べることです．食事には，おもに生野菜，果物，ナッツ，種子が含まれています．この動きは，人間が生の食品を食べることがより自然で，健康的な選択肢として推奨されているという考え方に基づいているようです．ほとんどの人はおそらくフルーツとベリー類（漿果）を食べることについて非常にポジティブに感じ，新鮮なリンゴの鮮明なテクスチャーを楽しんでいるでしょう．ある文化では，成熟していない果実も非常に珍重されています．たとえば，熟していないプラムやアーモンドは酸味がなくてもカリカリして新鮮です．

　この本の前半で説明したように，私たちの種とその先祖は，少なくとも 190

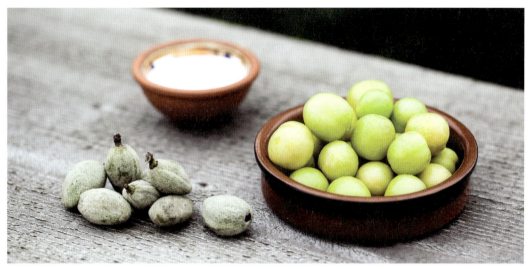

未熟のプラムとアーモンド．中東では少し上質の塩を付けて食べられている．

万年もの間，食べ物を加熱しています．植物と肉を含む加熱済みの食べ物は，ホモサピエンスの進化の前提条件となっています．その観点から見ると，私たちが生食に転換すべきという考えを支持することはほとんどありません．食品成分中の酵素を保持するために，温度の上限として42℃選ばれました．これはまったく正しいですが，この前処理の健康上の利点は，食べ物が口から消化器系を経て，酵素や他のタンパク質が分解されたときに起こることを考えてみるべきでしょう．そして，栄養学者は，生食できる食べ物には，必要不可欠な栄養素，ミネラル，およびビタミンが不足するので，ベジタリアンやビーガンの食事をすることで病気になるリスクが高まるというかもしれません．

　つまり，完全に生の野菜は，魅力的なテクスチャーであるシャキシャキ感，パリパリ感，みずみずしさをもっていることで，加熱料理に面白いコントラストをもたらしているといえます．

野菜の調理

　野菜を調理するときには，野菜は水分含量が多くそれが溶出するので，それらを考慮することが重要です．野菜を加熱すると，硬い植物細胞に散在しているペクチンとヘミセルロースが水に溶解するので，植物はより軟らかくなります．これがどのように起こり，どのくらい速く起こるかは，水の中にあるものによって決まります．たとえば，豆のペクチンとヘミセルロースは，水がアルカリ性であればすぐに溶解します．豆は非常に早く軟らかくなり，さらにはドロドロに変わることがあります．酸性の水には反対の効果があり，中性のpHの水はその中間です．水中の塩分は酸性度に似た効果があるので，軟水の水道水で野菜を調理する方が簡単で早く軟らかくなります．

ジューシーな大根

大根はどこか繊細さに欠けるが，漬物にするととてもカリカリとした，パリパリとしたものに変化する．このレシピのように，煮ることにより少しカリカリ感を残し，ジューシーさを保つことができる．この料理は魚料理と一緒に提供してもよい．

【作り方】

① 大根の皮をむき，3～4 cm厚さの斜め切りにする．肉太の場合のみ下部も使用する．
② 鍋にカットした大根と水と酒を加え，蓋をして20分くらいあるいは軟らかくなるまで煮る．料理酒と水の代わりにスープストックを用いてもよい．
③ 大根の水気を切り，皿の上にスライスして盛りつける．各スライスの中央にしょうゆを滴らせる．繊維の長さに沿って，しょうゆが浸み込んでいく．

【材料】（6人分）

大根　　　　　　　　　　人1本
料理酒
水
しょうゆ

植物が水で加熱されたり，植物細胞が機械的作用によって分解したりすると，細胞内のデンプンの一部が漏出することがあります．このデンプンは，水を粘着性のある塊に結合させることができます．オクラや西洋黒ゴボウ（ブラックサルシファイ）を加熱する際も，よく知られています．野菜自体の味をより守るには，野菜がもつ液体を保持するために真空調理パック中で調理する方が適しているときもあります．

野菜には多糖類であるペクチンが含まれています．ペクチン分子は，カルシウムイオン（たとえば，塩化カルシウムまたはクエン酸カルシウム由来）を添加することによって，相互に架橋結合して硬い構造にすることができます．0.4%程度の塩化カルシウムを加えることで，豆，ジャガイモ，ニンジンなどの野菜の形を調理中にしっかりと保持できます．この効果は，缶詰のトマトの形を維持するのに工業的に用いられています．同様に，野菜がカルシウム塩（たとえば，海水塩またはクエン酸カルシウム）などの塩水で保存されている場合，野菜のパリパリ感を保持するのを助けています．

多くの人は，加熱された野菜にはあまり愛情をもっていません．加熱が，野菜に固有の新鮮なテクスチャーと自然な色を失わせ，ビタミン，ミネラル，おいしい味物質が調理する水に溶出してしまうからです．野菜の面白い性質をなくすような方法で調理されたものに，多くの子供たちが見向きもしないことは無理もありません．

野菜の新鮮なテクスチャーは，グリルかローストして保つことができます．野菜はタンパク質含量が低いので，メイラード反応は起こりませんが，表面はカラメル化します．

加熱と同様に，野菜を漬けることは，野菜を調理して保存する最も古い方法の一つです．塩と酢を使って植物から水を取り除き，でき上がりがシャキシャキになるようにカルシウム塩を加えて細胞壁をより硬くします．適度に多い塩は，菌類と

子供たちが喜ぶ野菜料理

【作り方】
① オーブンを275℃に加熱する．
② ニンジンの皮をむき，蜂蜜を塗り，ゴマ，赤唐辛子粉，塩をまぶす．
③ ニンジンをオーブンでわずかに焦げ目が付いて，カリカリ感が残るように5分程度焼成する．

【材料】（3～4人分）

ニンジン（1本30g程度）	10本
蜂蜜	20g
黒ゴマ，白ゴマ	
赤唐辛子粉	少々
塩	

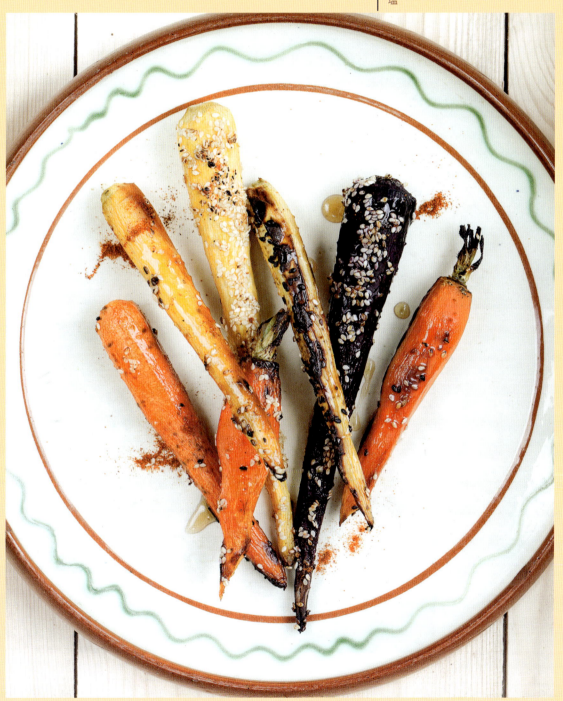

子供たちが喜ぶ野菜料理．色の違うニンジン．

細菌の増殖を防ぐ保存剤としてはたらき，保存寿命を長くすることができます．

たとえば，ザワークラウトやキムチを作るための，乳酸と塩の存在下での自然発酵プロセスは，野菜を調理・保存する別の方法です．この発酵プロセスはある程度，野菜の新鮮な特徴を一部保持することができます．

野菜を保存するさらに別の方法は，味噌または酒粕などのすでに発酵された製品でそれらを「マリネ」すること，もしくは野菜の漬け汁で発酵させることです．有名な日本のぬか漬けは，米ぬかを介して作られています．日本料理では，しょうゆや味噌の調味料を作る際に使われるコウジ菌も人気があります．

漬物，パリパリさせる調理技術

古典的な日本料理には，豊富な塩漬け食品，とくに野菜だけでなく，梅やアンズなどの核果の塩漬け食品があります．それらは漬物として知られており，数日以内に食べなければならないものと，とくに塩漬けで発酵された数カ月置いておくものに分かれています．

漬物は，重くて押し下げることができる可動性のある蓋付きの鉢で漬けるのが最も効果的です．これは，漬物が常に塩水で覆われ，空気または望ましくない細菌が食品と接触するのを防ぐためです．

おいしい漬物の最大のポイントは，とくにキュウリと大根の漬物で見られる，弾力性とパリパリ感，両方のテクスチャーです．実際，この品質の漬物を食べると，頭の中で反響するような破裂音がすることがあります．その食感の秘密は，

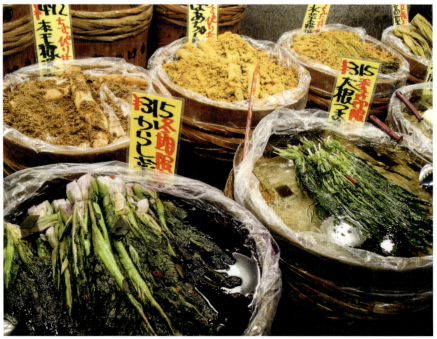

日本の市場の漬物．

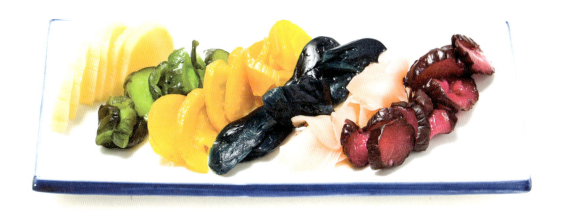

漬物の盛り合わせ．

野菜が，塩漬けされる前に脱水されている場合が多いという点にあります．そして，脱水を数日以上続けるのが，漬物を作る鍵でもあります．

脱水は，原材料中の水分を半分程度まで抜きます．脱水を暑く乾燥した季節の中の屋外で行うと，数週間かかることがあります．もしくは，約50℃に設定された脱水装置を使用することにより，脱水過程を野菜に応じて4〜10時間に短縮することができます．キュウリは数時間で済むのに対し，大根では最大10時間必要です．一度乾燥すると，野菜はもろく，みすぼらしく見えます．

乾燥された後，野菜は，塩水に適した形にカットされます．塩水には，冷蔵庫内で長時間，漬物を保存するのに十分な量の塩分が含まれていなければなりません．漬物用の塩水は，酒，砂糖，香辛料，酢，柑橘類の汁で作ることができます．海藻はうま味物質をもたらすので，昆布の一片がほとんど常に含まれています．乾燥した野菜は塩水を少し吸いますが，弾力は保たれています．これがちょうどいいとき，漬物には噛む度に信じられないほどカリカリ，パリパリ感が生まれます．

マルチなテクスチャーをもつ穀類と種子

穀物とそれらから作ったシリアルは幅広いさまざまなテクスチャーをもち，多くの形で食品の大集団を構成しています．小麦，大麦，オート麦，ライ麦，米，トウモロコシ，キビなどの穀物は，世界中の料理に登場します．朝食，パン，ケーキ，パスタ，小麦粉，ビール，お粥などは，すべて穀類が原料です．穀類のデンプン含有量の高さは，栄養価値的に最も重要ですが，異なる種類の食感を生み出すことにも関係しています．

穀物のタイプの一つ（単一の穀物）は，広範囲の味を作り出すのに，さまざまな方法で調理できます．ここでは，小麦と米の二つの例を詳しく見ていきます．これら二つの穀物は，世界規模で最も広く栽培された作物であり，そのタンパク質とデンプンの含有量は，世界人口の大多数にとってタンパク質とカロリーの最

コールラビの漬物

漬物はキャベツの仲間（アブラナ科）である大根，カブ，コールラビなどの根菜類から作られ，すべて同じように調製可能である．カリカリでしなやか，きれいな根菜類を探し求め，先端と根元をカットする．使用する根菜類が大きすぎたり，どこか硬い部分がある場合は皮を剥く．このレシピは，カリカリとしてわずかにキャベツの香りがするコールラビの漬物を作るために使用する．

コールラビの頭の角のようなところがきれいな緑色を保っている場合は，その部分もおいしさの一因になるので，ためらわずにマリネ液に一緒に漬け込む．コールラビの漬物はカリカリとした食感を保ちながら，冷蔵庫で1〜2カ月保存可能である．野菜のつけ合わせとして魚料理に添えたり，細かく刻んで，アボカド，インゲン豆やヒヨコ豆と一緒に野菜サラダとして食べることができる．

【材料】（作りやすい分量）

コールラビ	600g（小3個程度）
塩	25g
料理酒	250g
乾燥昆布	10g
砂糖	
酢またはレモンの絞り汁	

【作り方】

① 下処理などが終わったコールラビを半分に切る．50℃にセットした乾燥器に6〜10時間入れておくが，時間はコールラビの大きさで加減し，半分の重量になるのを目安とする．
② 外側の非常に乾燥した縁の部分を取り除き，半分に切って，6mmくらいの厚さにスライスする．
③ 料理酒に塩を溶かし，コールラビを漬け，昆布で覆う．
④ 味を見ながら砂糖，酢またはレモンの絞り汁を加える．
⑤ 冷蔵保存する．できた漬物は数時間経てば食することができるが，数日経った方が風味が増す．

も重要な供給源です．以下の本文中の実践例は，他の大部分の穀物でも，適用できます．

小麦：一つの穀物から得られる多くの質感

私たちが小麦と呼ぶ大粒の穀物は，非常に多用途な食材の一つです．自然な状態では，噛むには硬いですが，さまざまな方法で加工することができ，さまざまなテクスチャーが得られます．

最も簡単な調理は，小麦を水に浸し，しっかりとしたプラスチックのようなテクスチャーをもつ生の食品として食べることです．一度水に浸漬すれば，適切な生育培地（たとえばゲランゲル，p.203参照）上にまくことができ，発芽可能です．実際の小麦の粒は軟らかく，わずかにクリーム状です．新鮮な緑色の芽はジューシーでシャキシャキしています．

殻がついていてもまだいくらかのふすまに囲まれている小麦の穀粒は，小麦の果実（小麦粒）として広く知られています．それは軽く加熱したり，蒸したりした後にもそのテクスチャーを維持しています．別の選択肢は，浸した穀粒を使って，リゾットに似たじっくり調理されたクリーミーな料理を作ることです．

キュウリの和風サラダ

　時折，キュウリは瞬く間に新鮮な風味とカリカリとした食感を失ってしまい，グニャグニャとなって，魅力がなくなってしまう．解決策の一つはキュウリを漬ける前に日本人の創意工夫の賜物である乾燥のアイデアを用いることである．そうすれば，そのサラダは数週間は保存できる．

【作り方】

① キュウリは冷水でよく洗う．縦半分に切ってスプーンで中央の軟らかい種の部分を取り除く．
② 大きさによるが，50℃の乾燥器に入れて，3〜4時間おく．
③ 乾燥したキュウリを6mm程度の厚さの斜め切りにする．
④ 料理酒と水の中に塩を溶かす．昆布とキュウリを入れて漬け込む．ちょっとピリッとした風味にするために，味を見ながら酢やレモン汁を加える．
⑤ 冷蔵庫に保存する．この漬物は数時間経てば食することができるが，1，2カ月くらいは保存できる．

【材料】（作りやすい分量）

キュウリ	2本
料理酒	250mL
水	100mL
塩	36g
酢またはレモンの絞り汁	
乾燥昆布	10g (10cm角1枚)

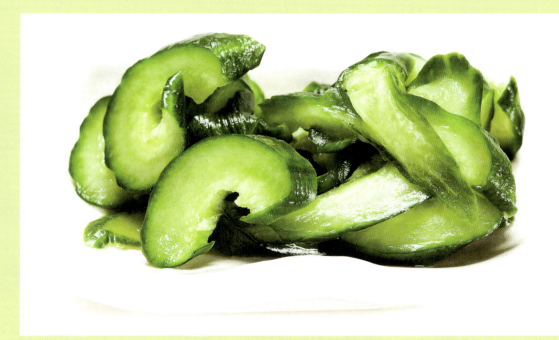

キュウリの和風サラダ．

　加熱された小麦穀粒は，さまざまな方法で使うことができます．ピクルスやマリネにすると，薬味としてサラダにテクスチャーが加わります．脱水され加熱された穀粒は，カリカリになりますが，噛むのも容易になり，ミューズリーまたはデザートに入れられます．あるいは，精製，ふるい分けして，クリーム状の穀物料理のベースとなりえます．発酵させれば，大豆と同じように軟らかく，クリーミーで，多孔性のテクスチャーをもつテンペに変えることができます．

ひと味違うミューズリー

「ミューズリー」の元々の意味は「ピューレ」または「つぶしたもの」である。伝統的なスイスの方法では、フレーク状のオーツ麦、ナッツ類、種子類、ドライフルーツ類から構成される混合物を水やジュースに浸して作られる。

一方、現代、私たちのほとんどはミューズリーをシリアル、ナッツ類、フルーツ類の乾燥ミックスとして牛乳と一緒に朝食として、またちょっとカリッとした食感を加えるためにヨーグルトに振りかけて食べている。しかし、この正確な配合は私たちの想像力を限られたものにしている。このレシピによって、普通のレシピはどこかに行ってしまうだろう。

【材料】(30人分)

ラディッシュの種子	100g
赤キャベツの種子	100g
サラダ油(揚げ油)	(種子用)
メープルシロップ(Aランク)	85g
グルコース	30g
サラダ油	25g
フレーク状オーツ麦	200g
殻付きピスタチオ	100g

【作り方】

① 水にラディッシュと赤キャベツの種子を入れ、別々の鍋で30分煮る。
② 乾燥器にゆでた種子を広げ、50℃で2～3時間乾燥させる。
③ ラディッシュの種子を揚げ用網に広げ、200℃の油でジュージュー(5～10秒以内)というまで揚げる。
④ 同様に180℃の油で赤キャベツの種子を揚げる。
⑤ 70gのメープルシロップ、グルコース、サラダ油を混ぜ合わせ、温める。フレーク状のオーツ麦、揚げた種子類を入れ、均等になるようかき混ぜる。
⑥ ピスタチオを粗く砕き、残りのメープルシロップ15gと一緒に混ぜ合わせる。混ぜ合わせたものを160℃で10分間焼成する。これをミューズリーのミックスに入れてかき混ぜる。密封容器に保存する。

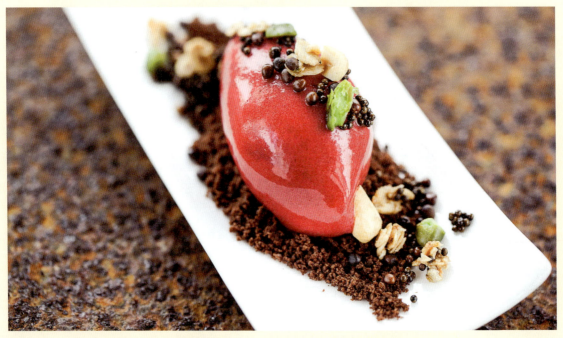

種子入りミューズリー。赤ビーツのソルベを添えて。

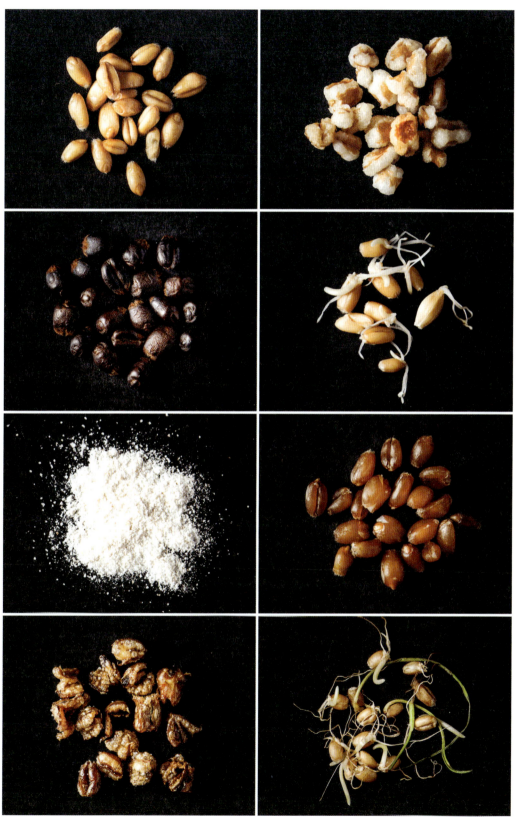

八つの方法で調理された小麦．(上) 水に浸す，膨らんだ．(中央，上) ローストし，部分的に発芽した．(中央，下) 小麦粉に挽いて調理した．(下) ローストして，スモークした．完全に発芽．

小麦製品は，さまざまな形になり，非常に粗いものから非常に細かいものまでさまざまな種類があります．粗挽き小麦粉のような粗挽き粉は，メインディッシュで調理，提供されたり，サラダに加えたりしますが，細かい粉はパスタにしたり，パンやケーキで焼いたりするときに使われます．

　小麦粉のデンプンはほとんど完全に洗い流すことができ，残っているのはたいていタンパク質やグルテンです．多くのアジア諸国では，グルテンは強靭で非常に弾力のある生地に練り込まれ，水やブイヨンで調理され，グルテンミートが作られます．グルテンミートは肉と同様の質感をもっているため，肉の代用品としてよく使用されます．グルテンミート自体はほとんど味がありませんが，その食感はしなやかで，歯と擦れるとチューチューする音を放ち，食体験を高めてくれます．

米：硬く，軟らかく，粘つく

　米は少なくとも4万種もあり，粒の長さによって三つの主要な種類に分類されます．粒の長さは，水で加熱されたときの米のテクスチャーに大きな影響を及ぼします．長粒種は硬さと弾力性をもち，粒は別々に分離しています．中粒種はより軟らかくなり，一緒にくっつく傾向はわずかです．これは，とくにリゾットを作るために使用される特別なタイプの特徴です．短粒種の米は，非常に軟らかくなり，しっかりとくっついているので，寿司，餅，および米のプディングを作るために使われます．

　デンプン，つまりアミロースとアミロペクチンの二種類の炭水化物の関係は，炊飯米をどれくらい「噛んでいる」のか，穀粒がどの程度一緒に絡み合っているかを決定しています．短粒米にはアミロペクチンが多く含まれており，それが，より多くのアミロースを含む硬い長粒米よりも口当たりをなめらかにしています．アミロースが豊富なデンプン分子を溶解させるためには，より多くの水が必要で，その結果，長粒米を調理するには一般に短粒米の場合の二倍の水が必要であり，中粒品種の場合はその中間です．多量のアミロペクチンを含む米はまた，デンプン分子の鎖が冷却するにつれて老化する傾向は少なくなり，そのため，寿司米と米プディングは冷却されても軟らかく，長粒米は硬くなります．

　リゾットの調理には，二つの相反するテクスチャー間のちょうどよいバランスをとることが求められます．全体的に，クリーム状でわずかに塊状のものでなければなりませんが，個々の米粒はバラバラで，噛むと少し硬く感じるはずです．これは，多すぎない適量のデンプンを液体に溶解させることによって可能です．特別な品種の米が，リゾットを作るために通常使用されます．イタリア米の品種であるアルボリオ種，カルナローリ種，ヴィアノーネ種がとくによく知られています．

　米は，非常に特別な食感をもつ粘着性のあるしっかりした料理になる方法として，デンプンのゲル化があげられます．中国料理の定番であるモチ米は，個々の

キノコ類，ソラ豆，ムール貝パウダーを添えた，カリカリリゾットボール

【作り方】

① 乾燥キノコを数時間水に浸けて戻し，一口サイズに切り，水気をふき取る．
② 厚めの鍋にオリーブ油を注ぎ温め，みじん切りしたエシャロットを加え，透明度が高くなるまで，優しく炒める．
③ ②に米を加えて数分炒める．
④ ③にマッシュルームを加え，その後，優しくかき混ぜながら，チキンスープを少しずつ加える．ゆっくりチキンスープを加えながら，15〜20分煮る，あるいは米がすべての水分を吸収するまで煮る．米粒を少し「嚙み切る」ことができれば，でき上がりである．
⑤ ソラ豆にバターとパルメザンチーズを一緒に加え，かき混ぜる．塩と白コショウを挽きながら加え，味を調える．リゾットがスパイシーになる．
⑥ リゾットを冷まし，25gずつ等分する．
⑦ ボール状に形を整え，冷蔵庫で30分冷やす．
⑧ 小麦粉（中力粉）とムール貝のパウダーを混ぜ合わせる．リゾットボールを転がしながら，粉類をまぶす．その後，卵白にくぐらせ，パン粉をまぶし，冷蔵後で冷やす．
⑨ 提供する直前に，揚げ油を165℃に温める．ライスボールが薄茶色になってカリカリになるまで，揚げる．マルドンシーソルトを軽く振りかける．
⑩ オプションで紫タマネギの漬物（ピクルス）やソラ豆のマリネ，黒ニンニクやミントの葉を一緒に添えて，提供する．

【材料】（小さなリゾットボール50個分）

乾燥キノコ	20g
オリーブオイル	少々
エシャロット（みじん切り）	50g
高品質のリゾット用米	250g
味のよいチキンスープストック	1L
ソラ豆または枝豆（生）	100g
バター	75g
パルミジャーノレッジャーノチーズ（すりおろしたもの）	75g
塩，コショウ	少々
海塩（マルドンシーソルト）	

＜コーティング＞

小麦粉（中力粉）	100g
ムラサキ貝（ムール貝）パウダー	5g
卵白（軽く泡立てたもの）	
パン粉	
サラダ油（フライ用）	1L

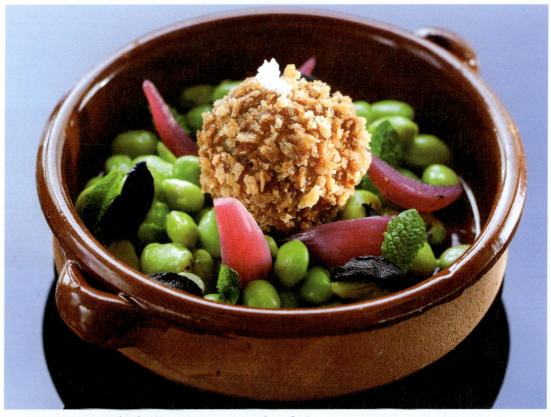

キノコ，ソラ豆，ムール貝パウダーが入ったカリカリとしたリゾットボール．

完璧な寿司米の探求

2011年までの11年間，小野寺盛浩は，ロサンゼルスの西部で小さな寿司レストラン「モリスシ（Mori Sushi）」を経営していました．モリスシは一貫して食の評論家から最高点を獲得し，2008年にミシュランの星を授与されました．小野寺にいわせれば，おいしい寿司の最も重要な要素は米の品質です．実際，彼の寿司米に対する情熱は非常に大きく，彼は現在ウルグアイの田んぼで自分の米を栽培しています．そこでの成長条件は日本の成長条件をしっかりと反映しています．彼は，調理した米の食感に焦点を当て，おいしい寿司米とそうでないものとを区別するための特別なテスト法を開発しました．調理すると，個々の米は軟らかいですが，それでも歯の間に少ししっかりした食感が残ります．米は一緒にまとまらなければならず，寿司の部分が口の中に届くまで互いに離れてはいけません．ドロドロだったり，過度にべたつく米は大惨事を招きます．硬すぎて手で握ってもまとまらない米粒についても，同じ判断が下されます．

小野寺によると，コシヒカリの短粒米は寿司に最適です．彼は非常に簡単なテストで米を評価します．彼は，乾燥し，精米した米の粒を少量の水に入れてから，水を吸収するにつれてどれだけの米粒が割れて開くかを数えます．質の悪い米では，100粒中約7粒が割れる可能性がありますが，良質の米では，せいぜい1個の粒にヒビが入ったり，割れたりするだけです．

米粒のヒビ割れ部分が開くと，デンプンが水にしみ出し，その結果，米がべたつきやすくなったり，口当たりが悪くなります．同じ理由で，小野寺は精米プロセスから生じる粉状のデンプン残渣を除去するために，冷たい，きれいな水で米を何度も洗ってきれいにすることを主張しています．完璧な軟らかい寿司米を準備するには，穀物を炊く前に約1時間，水に完全に浸します．

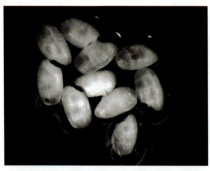 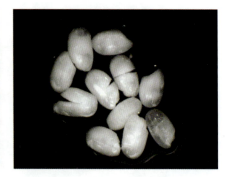

水に浸されている寿司米の二つの特質．
左：最高品質，穀物の1%以下で亀裂が見られる．右：中品質．穀物の5～10パーセントが割れて開いている．

米粒がほとんど互いに付着して硬い塊を形成するまで調理されています．

　日本の餅は蒸し米から作られ，弾力性があり，軟らかく，べたつき，新鮮な食べ物です．餅には甘い餡を詰めることがあります．その一例は大福で，あずき餡が入った小さな丸いケーキです．大福は，コーンスターチや片栗粉の細かい層で覆われており，指にくっつかず食べやすいです．このタイプのお菓子は，想像できる中で最も軟らかい食感をもっています．餅はまた，グリルでトーストすると，せんべいと呼ばれる非常にパリッとしたお菓子を作ることができます．餅は伝統的に新年の祝いのために使われており，しばしば悲劇的な結果を招きます．毎年，日本人の多くの高齢者が，強い粘り気をもった餅を充分に嚙み切れず，喉に詰まらせることが報告されています．

パリパリ，破裂した穀物と種子

　乾燥した穀物と種子は，温めた油で揚げることによって膨らますことができるため，硬い外側の殻が，突然破裂して内側の種子を外に出します．私たちがポップコーンを作るときに起こることです．

　トウモロコシやその他の穀物が破裂しているかどうかにかかわらず，その特徴的なテクスチャーは，種子の外側部分（殻）と湿った内部の構造のバランスに由来します．乾燥した穀物の表面は硬く，ガラス質です．温められると，殻はより軟らかくなり，同時に水分が蒸気に変わり，内部に大きな圧力をかけます．コツは，あまりにも軟らかくしなやかになる前に，殻が開くのに圧力が充分となる点を見つけることです．穀物の内部に充分な含水量をもたせるためには，まずそれを水中で加熱し，次に破裂する前に完全に外側を乾燥させる必要があります．

　ポップコーンは軽食として世界中で食べられていますが，歯ごたえのいい膨らんだ穀物は，南米ではセビチェの薬味としても提供されています．

料理のいとこ：セビチェ，天ぷら，フィッシュ・アンド・チップス

　言葉は，私たちが食べる食べ物の発展とグローバル化を追跡する最良の方法です．私たちはみな，家から遠く離れていても食べる必要があります．そして，雑食動物なので，私たちはしばしば，たとえどのような外国人に会っても生の食材とその地元の食文化での役割を知るために馴染みのない種類の食材を試してみたいと思っています．

　私たちは，食べ物のグローバル化は新しい現象だと考える傾向がありますが，旅行者，船乗り，商人，移民らは，常に自分たちの料理の伝統を各地へもって行きました．時間の経過とともに，オリジナルのものに代わって，他の食材に置き換えられ，レシピは進化し，新しい環境に埋め込まれるにつれて，徐々に名前が変わりました．

　アメリカ人の言語学者ダン・ジュラフスキーの著書『食べ物の言語：言語学者がメニューを読んで』では，食べ物と味を表現する言葉と，これが料理の起源と

＊：第4章，p.92脚注参照．

ポップコーン・サイエンス

　2人のフランス人研究者がポップコーンの物理学を調べました．トウモロコシの各粒がポップすると，外殻部分が破裂し，100分の1秒未満の音が出ます．トウモロコシの粒の内部の水が蒸気になって圧力を高めるので，外殻部分が破裂します．温度が約180℃に達すると，破裂し，内部の白い部分が噴出して，より大きな多孔質をもつ構造が形成されます．まるで蹴られたかのように，トウモロコシの粒はフライパンから飛び出します．

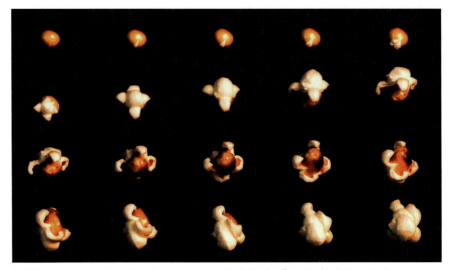

7マイクロ秒間隔で画像を記録する，高速カメラで撮影したポップコーンが形成される様子．

進化をどのように反映しているかについて，魅力的でよく書かれた物語が紹介されています．彼の考えのとくに興味深い例は，南米，とくにペルーとチリに最も密接に関連しているマリネされた生の魚の料理セビチェ，日本の天ぷら，典型的なイギリスのフィッシュ＆チップスの間にある関連性です．

　三つの料理はすべて，6世紀のペルシャと，タマネギと酢で作られた甘くすっぱい，まったく魚を使わない肉のシチューである「シカバジ」という古代料理にまでさかのぼることができます．最終的にその料理は，地中海地域を西に移動しました．その名前は，ナポリの方言で「スカペーチェ scapece」やスペイン語で「エスカベチェ escabeche」のような形になり，そこでは，揚げた魚が肉に置き換えられましたが，酢は残りました．船員が肉よりも容易に入手可能で安価な魚に置き換えはじめた可能性があります．ヨーロッパのカトリック教会では，揚げた魚（ペスカド・フリト）に人気がありました．そこでは，肉の禁食が，礼拝中や多くの祝祭日に義務づけられました．大航海時代，エスカベチェは南アメリカに向かいました．エスカベチェという名前は，スペイン人が，元のペルーの伝統

的な食べ物（生魚の柑橘系の汁，タマネギ，唐辛子のマリネ）を融合した際にセビチェを作り出し，再び改称されました．ポルトガルのイエズス会教会は，ペスカド・フリトを日本に向けて別の方向で運びました．日本でそれは，天ぷらとして生き永らえています．また，イベリア半島から追放されたユダヤ人は，17世紀の終わりに，最初にオランダに，その後イギリスに揚げた魚を酢漬したものをもって来たと考えられています．19世紀半ばまでに，油で揚げたジャガイモは，アイルランドやイングランド北部からロンドンにやって来て，揚げた魚と一緒に短時間で準備され，ビネガーをかけて提供されました．

ソースの秘密

　ソースは，味，色，食感を食品に付与する液体調味料として役立つ，あらゆる料理の中心的な要素です．多くの場合，ソースはとくに料理の味を風味豊かにするものです．ソースは液体ですが，ソースには独自のテクスチャーの範囲があり，たとえばコントラストを際立たせて，食べ物の食感を強調するのに役立ちます．

　ソースには二つの主要な機能があります．一つ目は，ソースがより濃縮された味物質を含有し，全体的な味が口の中に長時間残すことです．二つ目は，ソースのテクスチャーが料理の固体としての魅力により大きく寄与し，口中で扱いやすくなることです．ソースの中には，たとえばオランデーズソースやグレイビーのように，温かく食べられるものもあれば，マヨネーズやビネグレットのように，冷たくして提供されるものもあります．

　肉，魚，野菜，デンプン，サラダ，デザートなど，特定の食品と組み合わせられるようにデザインされた数え切れないソースがあることは驚くにあたりません．世界各地の多様な料理には，ソースに特徴的なスタイルがあり，それが料理を識別するのに役立ちます．伝統的なフランス料理において，その分類の基礎を築いたマスターシェフ，アントナン・カレーム（1784〜1833）のおかげで，ソースは豊かな伝統として有名です．彼によれば，四つのマザーソース，トマト，ベシャメル，ブルーテ，エスパニョールがありました．その後，著名なシェフ，オーギュスト・エスコフィエは，5番目としてオランデーズソースを加えました．ソースの広いカテゴリのそれぞれには，膨大な数のバリエーションがあります．

　ソースを分類するこの包括的な体系は，実際には二つの主要なグループに単純化できます．つまり，あっさりしたソースと濃厚なソースです．最もシンプルで煮詰められていないソースは，調理用の水，フルーツジュース，肉汁，溶けたバターで構成され，スープに似ているものもあります．グラスはよい例です．より複雑なソースの基礎として使うことのできる肉汁からなり，味物質を濃縮するために熱をかけてゆっくりと濃くしていきます．肉汁中のゼラチンのため，グラスは粘度が増し，最終的に冷却するとゼラチン化します．このタイプのゼリーは，アスピックとも呼ばれ，温度が37℃を超えると再び融解します．これらのソー

セビチェ（魚介のマリネ），チリペッパー，ニュートリショナルイーストを振りかけたポップコーン添え

【作り方】

＜ポップコーン＞

① 鍋に油とポップコーンカーネルを入れ，蓋をし，中火で加熱する．
② その間に塩，ニュートリショナルイーストフレーク，小口切りの唐辛子を準備しておく．
③ カーネルがポンポンと弾けだしたら，鍋をゆすり，弾ける音が止まるまで断続的に鍋をゆする．
④ ポップコーンの表面に②を振りかけ，すべてを軽く和えて，味を確認する．提供するまでボウルに入れて室温においておく．

＜セビチェ＞

① エビの殻，背ワタをきれいに取り除き，7％塩水の入ったボウルの中に5分程度入れておく．
② 白身魚の大きさをそろえてスライスし（そぎ切り），別のボウルに入れる．
③ 挽き立ての塩を魚に少々まぶし，ユズ果汁とアボカドオイルを加える．
④ 5％塩水の中に刻んだ紫タマネギを15分程度浸し，ざるにあげ，水を切る．魚が入ったボウルの中に紫タマネギとスライスした新タマネギを入れる．
⑤ 粗く角切りにしたトマトを砂糖，塩少々で調味し，④に加え混ぜ，冷蔵庫に保存する．

＜盛りつける＞

① 小さめのガラスのボウルに魚，野菜，果汁をつぎ分ける．コリアンダーの葉をつけ合わせる．
② フライパンを熱し，少量のオリーブ油を注ぎ，エビを素早くソテーする．ソテーした海老をセビチェの上に盛りつけ，ポップコーンを上に散らす．

【材料】（6人分）

＜ポップコーン＞

サラダ油	10 mL
ポップコーンカーネル	20 g
塩	2 g
ニュートリショナルイースト*	1 g
生チリペッパー（赤唐辛子）	1.5 g

＜セビチェ＞

エビ（大サイズ）	12尾
7％塩水	
白身魚（刺身用のタイなど）	250 g
粗挽き塩	
ユズ果汁	50 mL
ライム果汁	100 mL
アボカドオイル	25 mL
紫タマネギ，新タマネギ	各1個
5％塩水	
熟したミニトマト（複数の色があるとよい）	300 g
砂糖，塩	各少々
コリアンダーの葉，オリーブ油	

＊ニュートリショナルイースト：糖蜜で発酵させた酵母を乾燥させ，パウダーやフレーク状にしたもの．市販されている．

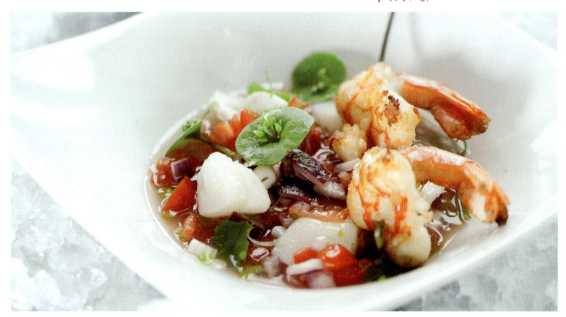

セビチェ（魚介のマリネ），チリペッパー，ニュートリショナルイーストを振りかけたポップコーン添え．

スやグラスは，ゼラチンの溶融特性と味・香気物質の放出との間の相互作用に起因した興味深い食感をもっています．

煮詰められていないソースの一つに，乳化されていない油と酢の混合物，たとえば，ビネグレットがあります．そのソースには，しばしば，ソース中に肉または野菜成分由来の小さくて安定した粒子が分散して含まれています．煮詰められていないソースは，粒子が濃縮されているので，それらを減らすことによって粘性を残して濃くすることがある程度できます．液体を蒸発させるために一般に熱が使用されるので，これを長時間にわたって行うと，味物質の変化と香りの損失といった残念な結果をもたらすことがあります．

ソースを濃厚化するには，すでに議論されているゲル化剤やデンプンを使うといった多くの方法があります．多くのソースには油と水の両方が含まれているので，マヨネーズの卵黄が果たしている役割である，乳化剤を使って増粘させることもできます．さらに，砂糖，牛乳，クリーム，乳製品，ピューレ，パン粉（ルーユ）もこの機能を果たすことができます．現代の多くのレストランでの，前述したゲル化剤および増粘剤の大量の在庫が，伝統的なソースの濃縮化方法に取って代わっており，ソースの世界に新しいテクスチャーを生み出すことに貢献しています．液体に空気を入れるか，ホイップクリームを加えることによって濃縮の効果を達成することも可能です．その濃縮効果は，気泡が互いの側を通り抜けるのが困難であることで生まれますが，短命です．

料理技術に関する知識が限られている場合，ソースはおそらく神秘的なチャレンジと考えられます．おいしくてダマのない，本当によくできたソースをはじめて作れば，ささやかな勝利といえるでしょう．

しょうゆ，魚醤，ウスターソースなどの調味料は，ソースと呼ばれますが，実際はソースではありません．一方，ケチャップ，マヨネーズ，レモラード（マヨネーズにピクルス，ケイパーなどを加えたソース）などはソースですが，そのようには考えられていません．

ベアルネーズ，オランデーズ，ボルドレーズなどの古典的なソースの多くは，それらのソースが使われる料理とは別に用意され，さまざまな方法で使用することができます．他のソースは，一般的には調理過程から生じる液体や肉汁を元に，特定の料理に使われます．それらのソースは，たいていとろみをつけるか乳

濃すぎず，薄すぎず

とくにデンプンを使用してソースの粘度を高めるには，過度に味の強度を低下させることなく，適切な粘度にするようにバランスをとる必要があります．薄いソースでは，味と香りの物質は，より動きやすく，口や鼻の中の受容体と接触する時間がより短くなるため，より風味が強くなります．しかし，風味物質は，口蓋と舌がそれらの風味を最大限に受け取ることができるのに充分なほど長く食品にくっついてはいません．最良の妥協点は，固形の食品にくっついて口の中に残るのにちょうどよい程度の濃さのソースにすることです．ソースが濃くなると失われる風味の中には，塩を加えることによって取り戻せるものがありますが，このことは食感から注意をそらせます．

化されています．よく知られている例は，フライやソテーの後に残された鍋中の液体で作られたソースです．鍋に，ストック，フルーツジュース，クリーム，牛乳，またはワインなどを加えてソースを作ります．液体は加熱することで蒸発し，濃縮されます．このタイプのソースは，料理が完成した直後に，料理の残りと一緒に食べられます．

ほとんどのソースは複雑で，多くの異なる粒子の増粘，乳化，懸濁といった要因の組み合わせにより構成されます．

ヴィネグレット

ヴィネグレットは，油，ワインビネガー，塩，唐辛子，いくつかの他のスパイスを混ぜたもので，冷たく，濃縮していないソースです．

料理用途により，マスタード，レモンジュース，トマトピューレなどの他の成分を加え変化させることができます．このドレッシングで，最もシンプルなタイプは乳化せず，油と酢は互いに部分的に分離しています．振ると，油は小さな液滴になるので，混合した部分が少し多くなりますが，一定の期間放置すると主成分が再び分離し，使う度にヴィネグレットを激しく振らなくてはなりません．

濃厚なソース

ソースを濃くする伝統的な方法は，小麦粉またはデンプンを使うことです．残念なことに，そのような物質で粘度を高めたソースは，ダマ状になる傾向があります．これが起こらないようにするためには，増粘剤を水または脂肪に溶解してから残りの液体と混合するのがベストです．

通常の増粘剤は，さまざまな種類の小麦粉とデンプンを使って作れます．それらは，最初水に溶かされ，残りの液体中で容易にかき混ぜることができるゆるい混合物を作ります．ポテトフラワー（片栗粉）はデンプン顆粒が大きいので濃い

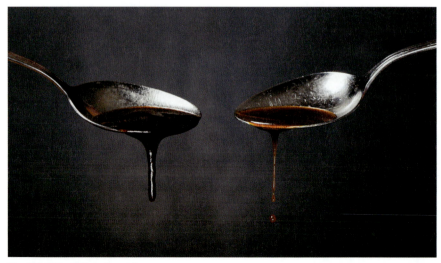

濃い茶色と薄い茶色のグレービーソース．

ソースが作れますが，やや粒状になる可能性があります．より小さな顆粒のコーンスターチか米デンプンを使用すると，光沢のある見た目のよりなめらかなソースが得られます．すべての場合において，ソースを作る際に激しく攪拌すると，デンプン顆粒を分解し，より均一なテクスチャーにするのに役立ちます．小麦粉には一定量のタンパク質が含まれているため，濃縮されたソースはしばしば純粋なデンプンでできたものよりも粒状の構造で，あまり光沢のない表面になります．

　小麦と脂肪の混合物で濃縮したソース（ルーと呼ばれる）は，調理において最も伝統的なソースの一つです．ルーは，小麦粉と油分が同量で作られており，非常になめらかなソースになります．

　ルーを作るには，脂肪を適度な温度で最初に溶かし，次に小麦粉を加えます．この混合物は，目的の色（白色，金色，または茶色）になるまで加熱されます．このとき，ストック，ワイン，調理用の水，牛乳，肉汁が，ダマが形成されないように少しずつ混ぜられます．

　ルーの加熱される時間が長くなればなるほど，グレイビー中に塊が形成され，小麦粉のタンパク質による粒が粗くなるリスクが低くなります．小麦粉の代わりに純粋なデンプンを使用することが，この問題を完全に解決します．

　ホワイトルーは，牛乳，クリーム，またはブイヨンを加えて，ベシャメルソースにすることができます．卵黄やクリームを含んでいるかもしれないブロンドルーは，子牛の肉，家禽，または魚料理に添えるブルーテに変えることができます．ブラウンルーはエスパニョールソースを作るときに使われます．高温で長時間加熱された，ブラウンルーは粘性の一部を失っているため，おもに他のソースに色を付けるために使用されます．マデイラがエスパニョールソースに加えられると，デミグラスとなります．

　ブラウンソースの味は，ガストリクと呼ばれる液体で調製されることがあります．これは，カラメル化された砂糖と酢から作られた粘り気のある，甘くてすっぱい液体で，ソースを濃くする効果もあります．

　沸点以下であれば，バターやクリームなどの脂肪を加えてソースを濃くすることもできます．これは，小滴の脂肪がソースをいくらか濃くし，その味を丸くし，口にクリーム感を与えます．脂肪が味と香りの物質を結びつけることができるので，あまりにも多くを加えると，肉汁の味を覆ってしまいます．このタイプのソースは，牛乳，酸性の乳製品（ヨーグルト），チーズを使って濃縮することもできます．

乳化したソース

　乳化したソースの大部分は，水中油滴からなります．エマルションの油と水を結合する能力が好ましい方法で口をソースで覆い，食べ物が飲み込まれる前に味と香り物質が放出されるのに充分な時間を与えています．

　オランデーズソースは，すべての乳化したソースのマザーソースとみなされて

います．オランデーズソースは，卵黄の力を借りて，ブイヨンに溶かしたバターと場合によってはレモンジュースの混合物を乳化させることによって作られます．まず，卵黄をブイヨンと一緒に合わせ（使用する場合はレモンジュースも），その混合液を温水浴中に入れます．溶かしたバターを少しずつ混ぜ合わせます．オランデーズソースは，通常，塩，少量のレモン汁，カイエンペッパーで味付けされ，魚，野菜，卵料理に添えられます．

スパイスやハーブで味付けされたオランデーズソースのバリエーションであるベアルネーズソースは，通常，牛肉料理に添えられます．最も頻繁に使用されるハーブは，タラゴンとチャービルです．良質で，安定したベアルネーズソースを作ることは，チャレンジです．ソースが塊状で凝固している場合は，酢を加えて酸性にし，それを非常に激しくかき混ぜることによって，均一な液体に再乳化することができます．

原則として，マヨネーズは乳化されたソースです．オランデーズとベアルネーズソースとは対照的に，マヨネーズは冷たい状態で出されます．古典的なマヨネーズは，卵黄の助けを借りて乳化され，必要に応じて塩，唐辛子，スパイスで味付けされた植物油とレモン汁または白ワインビネガーの混合物から作られています．また，マスタードを用いて乳化することもできます．それは，レモン汁または白ワインビネガーと乳化剤をブレンドして作られます．次に，絶え間なく攪拌しながら一滴ずつ，油をゆっくりと添加します．油があまりにも速く加えられると，または混合物中に水分が少なすぎる場合，マヨネーズは分離します．上手に作られたマヨネーズでは，小さな油滴同士が非常に近接しているので，エマルションはかなり安定しており，わずかに弾力ある食感があります．

アイオリソースは，ニンニクを含むマヨネーズの一般的なバリエーションです．地中海地域では，シーフード料理や魚のスープにとって非常に人気のあるつけ合わせです．もう一つのバリエーションはレムラードソースで，刻んだハーブ，ピクルス，オプションとしてケッパーを合わせて風味をつけています．レムラードソースは，北ヨーロッパの多くの地域で，ローストミート，魚，ポンメのフリットに広く使用されている調味料です．

ベアルネーズ・サイエンス

1977年に，デンマークの科学者らによる研究チームは，ベアルネーズソースがどのように安定化されるかの理論について解説しました．彼らは，ソースのコロイド特性にある何らかの力により，ソースが凝集するのを防ぎ，全体に微細で均質に再乳化する方法を見つけることができると示しました．彼らは，エマルション中の分子間にはたらく力の違いを調べることで，より多くの酢を加えると液滴が互いに反発し合い，混合物が安定することを発見しました．しかし，塩を加えると，それらが一緒に凝集する傾向があります．さらに，エマルションの安定性はその温度が低下するにつれて増加します．

ルイユソース

ルイユソースは，古いパンのパン粉やパンくずで濃厚にするソースです．伝統

的には，スープに味を加えて濃くする両方の目的があり，魚や魚介類のスープであるブイヤベースへのつけ合せとして使用されていました．ルイユソースは，オリーブ油，唐辛子やカイエン，ニンニク，サフランを一緒にピューレし，パン粉で濃厚にすることによって作られます．他のレシピによれば，ルイユソースは軟らかくした古いパン，ニンニク，カイエンが加えられたアイオリソースの形です．

スープの食感

スープは，肉，魚，甲殻類，野菜，穀物，エンドウ豆，キノコ，麺，海草，味噌，豆腐などを入れた基本的においしい液体です．液体は，ソースと同じ方法で非常に濁らせたり濃厚にしたりすることができます．スープの食感にはほとんど言及されませんが，現実には口の中の食感とその変化がそのスープ特有のものにしています．

スープの食感は，とくに液体成分のテクスチャーと興味深いより硬い成分との間のコントラストです．また液体が口を覆うことで，固体粒子の味が増強されることにも寄与しています．

ストック，ブロス，ブイヨン，コンソメ

スープは，魚，肉，骨，野菜を水で煮て，固形物を漉して取り除いたものをベースにしたストックから常にはじまります．スープは，おもに水からなり，味や香りの物質に加えて，溶解した炭水化物，タンパク質，脂肪を含み，その最も純粋なものは，ほとんど味がありません．調味料（たとえば，塩，コショウ，その他のスパイス，ハーブなど）が添加されている場合は，通常，ブイヨンと呼ばれます．場合によっては，液体中の水溶性タンパク質を凝固させるため卵白を用いてストックを清澄化することがあります．コンソメは，液体の一部を沸騰させることによって濃縮したスープです．

これらのスープベースはすべて，充分なゼラチンを産生する骨の増粘効果を使わない限り，水っぽいテクスチャーになります．そのため，スープ類は通常，とくに粘性はなく，口の内側は覆われません．味と香り物質が口と鼻の受容器に届きにくくはないのですが，スープは味を最大限に味わう前に喉の下へと消える傾向があります．これが，スープベースを濃厚にし，固体の成分で強化して，おいしい食感にする理由です．

スープの濃縮

スープは，デンプン，ルー，ゼラチン，ゲル化剤，卵，牛乳，クリーム，チーズ，ピューレを加えて，ソースと同じように濃厚にします．スープが興味深いテクスチャーをもち，心地よく口の中を覆うためには，濃縮したスープと唾液がうまく混ざることが必要です．これは，たとえばデンプンやゼラチンを増粘剤とし

甘いフルーツスープ　タピオカの「目」添え

フルーツジュースとサゴパール（サゴヤシのデンプンを球状に加工したもの）で作られた甘いスープは，昔ながらのスカンジナビア料理です．食べるとき，私たちを見つめる小さなガラスの目をもつスープのように見えます．吸水したサゴパールは丈夫で，わずかに粘りのある食感が，スープの最も特徴的な食感の一つになっています．

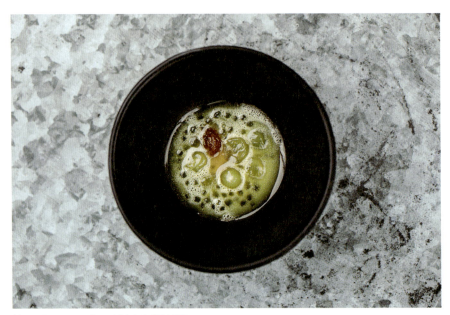

甘いフルーツスープ．タピオカの「目」添え．

て使用すると容易に生じます．が，キサンタンガムなどのより複雑な多糖類で粘度を高めたスープは，唾液と容易に混合しません．その結果，唾液と味物質はあまりすぐに混ざらず，少し粘着性を感じるスープになるかもしれません．

テクスチャーの追加

　スープを本当においしくするには，液体が濃いか薄いかにかかわらず，スープに食材を加えて食感を変化させることです．スープと具材は，それぞれ違った方法，異なる時間で調製する必要があるので，別々によく準備されます．また，既製品のキューブ，パウダー，濃縮缶のどの形態であっても手軽に使用して，その中に固体の食材を入れて調理することができます．

　プロヴァンス地方のブイヤベースは，さまざまな成分を使用してテクスチャーのバリエーションを生み出す方法の優れた模範となります．ブイヤベースのレシピはたくさんありますが，すべて濃厚な魚のスープに基づいています．ブイヤベースは，白ワインを加えた大量のオリーブ油の中に，タマネギ，トマト，ニンニク，ハーブとともに幅広いテクスチャーをもつ魚介類を取り揃えて一緒に煮ることで

作られています．魚の骨からのゼラチンは，スープを濃くするのに役立ちます．混合物がグラグラと煮立つと，油は小さな小滴になり，魚の骨から抽出されたゼラチンによって乳化され，クリーム状になります．伝統的に，魚の小片と甲殻類は，液体から取り除かれて供されます．オリーブ油でトーストされたパンの一片をボウルに入れ，その上にスープを注ぐと，料理の食感に別の次元の食感が加わります．スープは油が分離する前にすぐ食べなければなりません．ブイヤベースのレシピには，シーフードの代わりにエスカルゴを使うものもあります．

農家のキッチンで過去に日常的に作られていたスープには，栄養価とは別に，増粘剤としてはたらくサゴデンプン，ジャガイモデンプン，セモリナ粉などといった穀物や他のデンプン成分が含まれていたこともありました．このような非常に愛され心のこもったスープの一つとして，スコットランドのスープ，子羊と大麦のスープがあります．これは，穀物がスープをまろやかにして，さまざまなテクスチャーを結びつける優れた例です．粥には，貧しい人々の食事に欠かせないオートミールや米の粥を含むさまざまな形があり，スープと同様，幅広いカテゴリーに分類することができます．

コシの強い生地をパリッとしたパンに変える

パンを焼くことは，原理的には生地中のデンプンをゲル化させることです．加熱されると，パン生地中の内側のゼラチン化された構造が，焼き立てのパンの特徴であるテクスチャーへと変化します．パンの中身の性質は硬いしっかりしたものからスポンジ状の固体へと変化しています．どれくらい密に詰め込まれているかは，使われる発酵剤，生地をどれくらい膨らませるか，そして小麦粉のグルテン含有量に依存します．同時に，パンの外側はカリカリしてもろくなっています．

パンは，使用される小麦粉の種類や，小麦粉単独か他のものと組み合わせているかによって特徴づけられます．酵母で作られたものと，古いサワードウのスターターのような微生物を培養して作ったものの間には大きな違いがあります．

カリカリで軟らかいパンから古く乾燥したパンまで

焼き立てのパンのパリパリ感はとても魅力的ですが，水分を吸収して軟らかくレザーのようになると，魅力が失われます．前者の口当たりは軟らかく，茶色の外観は，焼き上げたときに形成されたパリパリ感とおいしいメイラード化合物の香りの放出の両方を期待させます．

素晴らしいパリパリ感の外観と，ちょうどよい気泡，軟らかさ，スポンジ状の内部をもつ，焼き立てパンの味は最高で，そして最高の食感をもっています．パンが数日経つと，その外側のパリパリ感は失われ，内部は硬くなります．

ローフ（ひとかたまりに焼いたパン）は乾燥し，硬くなります．しかし実際に起こっていることはまったく逆です．パンが保存される環境は，通常，焼き立て

表面をパリッとさせた昔ながらのサワーブレッド

サワードウのスターターは，小麦粉（中力粉）と水の中で生育する乳酸菌が生息している培地といえる．理論上，このようなスターターはいつまでも提供され続けているが，ほどよく世話されている．私たちのグループの一人，クラフスはもう8年越しのスターターをもっている．ドウはバルデマールと呼ばれ，焼成パン用の膨化剤として使用されている．

あるスターターに名前を付けて呼ぶなんて，まったくばかげていると思う人もいるに違いない．しかし，それは正しくない．ある人は人間よりも小さくて，チャーミングなスターターと個人的な関係をもったときにはこまめに世話をする傾向にある．

その人それぞれのバルデマールをもつことは非常に簡単である．すべては軟らかで粘り気のあるドウを作ることからはじまる．

【材料】（2本分）

水	1.2L
小麦粉（中力粉）	625g
パン用小麦粉のような高グルテン含有の小麦粉（強力粉）	625g
マルドンシーソルト	35g
サワードウ用スターター	30g
オリーブ油	

【作り方】

＜ブレッドスターター＞

① 水道水と高品質の全粒粉あるいは小麦粉（中力粉）を混ぜ合わせ，そこに生息している微生物をそのままにしておくとちょっと面白い．混合液がなめらかな粥状になるとよい．

② ふきんをかけて温かい場所で2〜5日間置く．小さな泡ができはじめたら，生命を宿している．この段階にきたら，約80％のスターターを毎日，処分し，同量の水と小麦粉（中力粉）の中に置き換える．この過程はわずかに酸っぱい香りがし，一つのリズム，すなわち「給餌するわずかな時間が生じること」が習慣化するまで継続しなければならない．

③ スタータードウは冷所で保存可能であり，給餌の取り替えを2〜3日に延ばしてもよい．

＜ブレッド＞

① 材料を混ぜ合わせ，グルテンが形成されるまでドウフックで撹拌する．ラップをかけ，室温に2時間程度置く．

② ドウを冷蔵庫に入れ，15時間置く．

③ 打ち粉を敷いた台にドウの半分を広げ，4回折りたたんで，8枚重ねにする．

④ スパテラを使用し，ドウの塊をひっくり返し，クッキングシートを敷いたあるいは油を塗った焼き型の上にドウを並べる．

⑤ もう半量のドウも同じ操作を繰り返す．

⑥ 室温により加減するが，パンに覆いをして，1，2時間そのまま置いておく．

⑦ オーブンを240℃にセットする．

⑧ キッチンばさみを使用し，各パン生地に6カ所深く切り込みを入れる．切り込みに油を垂らし，マルドンシーソルトを散らす．

⑨ パン生地を素早くオーブンに入れ，20分焼く．その後，温度を175℃に下げ，さらに25分焼く．

⑩ パン生地が厚く，黒っぽく，パリッとなったらオーブンから取り出す．焼き型から取り出し，網の上で冷ます．

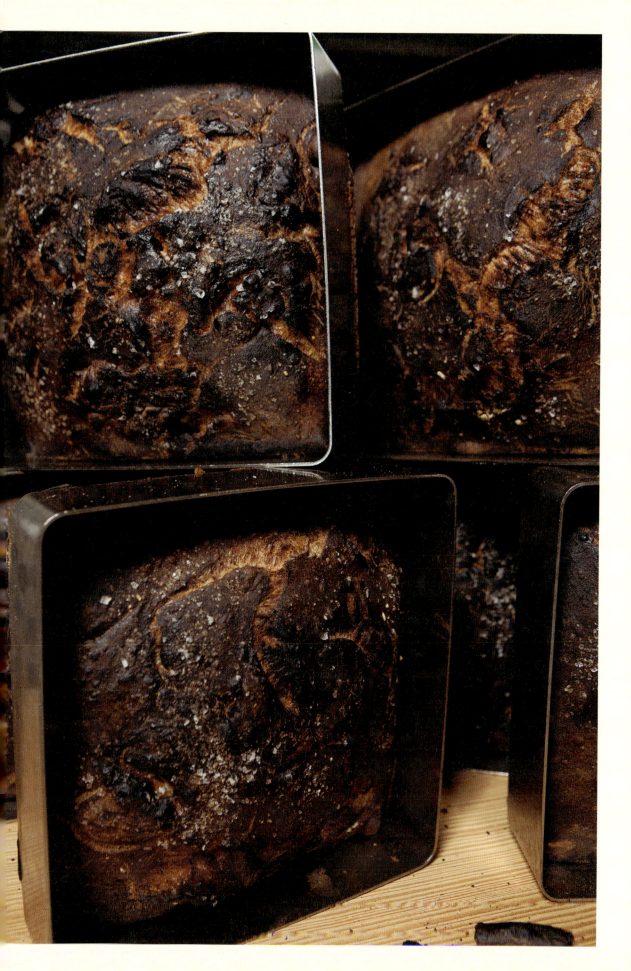

プレッツェル

【作り方】

① 小麦粉（中力粉）をふるいにかけ，ボウルに入れ真ん中にくぼみを作る．
② 体温程度に温めた牛乳85mLにイーストを溶かし，くぼみに注ぐ．
③ バターを角切りにし，塩と一緒に小麦粉（中力粉）の縁の周りに並べる．
④ ボウルにラップをし，20分程度おく．
⑤ 温めた残りの牛乳165mLを加え，すべての材料をなめらかな状態になるまでこねる．
⑥ ドウを10等分にし，覆いをして温かいところに20〜25分程度膨らむまで置いておく．
⑦ 各ドウを昔ながらのプレッツェルの形に成形する．ラップで覆いながら焼き型の上にすべてを並べる．
⑧ オーブンを160℃にセットし，天板にクッキングシートを敷く．
⑨ 水に重曹を入れ，沸騰させる．
⑩ 注意深く，プレッツェルを沸騰浴中に20〜30秒通す．取り出して，準備した天板に並べる．
⑪ プレッツェルの厚い部分に切れ込みを入れ，マルドンシーソルトを散らす．
⑫ オーブンの中段で15〜20分，黄金色になるまで焼成する．
⑬ 焼き網の上で冷ますが，温かいうちに提供するのがベストである．

【材料】（10個分）

小麦粉（中力粉）	500g
牛乳	250mL
ドライイースト	10g
バター	50g
塩	10g
マルドンシーソルト	
水	1L
重曹	38g

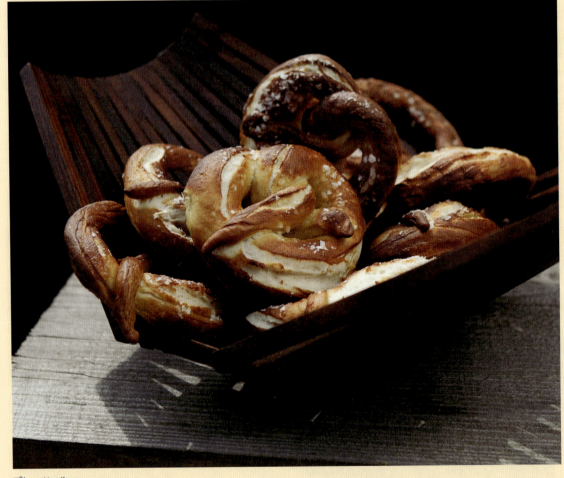

プレッツェル．

のローフの内部よりも高い湿度であるため，ローフは周囲から水分を吸収します．それによって，デンプンは結晶化（または老化）し，再び硬くなります．これが乾燥した食感となる理由です．

デンプンが老化して硬くなったパンは，60℃に温めるとデンプン結晶が再び溶けるためある程度元に戻すことができ，生地に卵黄などの乳化剤を添加することにより，老化を防ぐことができます．

冷蔵庫といった低温でのパンの保存は，デンプン粒の結晶化を促進します．そのため，パンは常に室温で保存する必要があります．しかし，結晶の形成は–5℃未満の温度で停止するため，パンは冷凍庫でも保存できます．パンは焼いたらすぐに凍らせておくべきです．

古いパンを捨てる必要はありません．パン粉を作ったり，ルイユソースといったソースやドレッシングのテクスチャーを高めるのに使うことができるからです．

パリッとした外側と新形状：プレッツェルとベーグル

プレッツェルとベーグルは，それぞれ明らかに異なるテクスチャーで，外側は薄くて硬く，内側は軟らかいという，特別な食感があります．

特有の塩味のプレッツェルは，小麦粉の硬い生地から作られます．いったん形を整えて，水とアルカリ（水酸化ナトリウム）のアルカリ溶液を素早く噴霧します．この強アルカリ溶液は空気中の二酸化炭素と結合し，石灰化として知られる硬い炭酸カルシウム殻を形成します．オーブン中の熱と水分は，プレッツェルの表面上のデンプンを糊化させます．高温で焼くと，このゼラチン化された外面は硬くて光沢を帯びるようになります．アルカリ性で処理するため，外側のメイラード反応が促進し，茶色に変えて味も増強します．オーブンの温度を下げ，プレッツェルの内部が完全に乾燥し，小さな空気の泡でいっぱいになるまで焼き続けます．外殻の石灰化はまた，苛性ソーダの代わりにベーキングソーダを使うと，より穏やかに行うこともできます．

ベーグルは，硬くしっかりねられた小麦粉の生地で作られた伝統的な東ヨーロッパのロールパンです．ベーグルは焼く前に沸騰水中でゆでることでその特徴が引き出されます．たくさんの種類のレシピがありますが，モントリオールのベーグルのような最も古典的なものは，濃密でモチモチした内部と，しっかりしてパリッとした光沢のある表面をもっています

ラスク，乾パン，ビスコッティ：二度焼き，非常に乾燥したもの

充分に乾燥させた食感がある焼き菓子には，多くの種類があります．一般的には二回焼いたり，一度焼いた後に乾燥させてとても日もちをよくしています．これらの一連の焼き菓子に使われる言葉の例として，古フランス語とドイツ語で文字通り「二度焼いた」という意味の「ビスケット（biscuit）」と「ツヴィーバック（zweiback）」があります．英語では，一般的にラスク，ビスケット，またはク

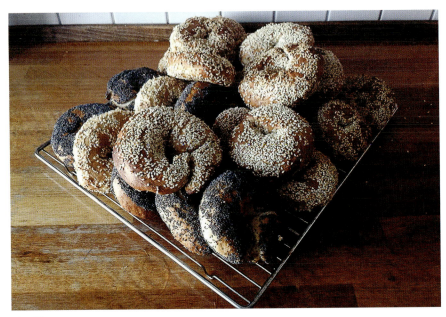

ベーグル.

ラッカーと呼ばれています.

　特定のタイプのラスク,乾パンは,もともとは小麦やライ麦の粉,水,塩から作られたもので,長い歴史があります.ローマ帝国時代以来,乾パンは軍事キャンペーンによって信頼性の高い,傷まない食糧として使用され,大航海時代には長い航海に必須となりました.何年にもわたって,さまざまな国でさまざまな形が取られてきましたが,現在は,配給であろうと救助活動であろうと,保存食の一つとして使われています.乾パンは砕いて,スープ,とくに魚のチャウダーにときどき加えて,テクスチャーを追加しています.

　豊富な種類のビスケットが,世界のさまざまな食文化で見られます.よく知られている例は,イタリアで生まれ,アーモンドの粒をそのまま使った,カントゥチーニとも呼ばれるビスコッティです.カントゥチーニは,ベーキングパウダーを発酵させたやや平坦なパンを最初に焼くことによって作られます.最初焼いたときは,十字にスライスし,ついで硬く乾燥するまで低温で再び焼きます.ビスコッティを噛むのはいわばチャレンジになることもあり,歯が折れることもあることが知られています.食感を軟らかくてジューシーなものに変えるには,コーヒーや甘いヴィン・サント(イタリア,トスカーナ地方の代表的なデザートワイン)が入ったグラスに浸してみてください.

　クルトンは乾いた,古く白いパンのトースト,バターまたは油をかけたパンの端で作られます.クルトンはその後冷やされ,つけ合わせる料理に適したサイズにカットされます.クルトンはカリカリしているので,対照的なテクスチャーを加え,場合によってはスープやサラダに予想外の味を加えます.臼歯と臼歯でク

ルトンを嚙むと，臼歯と頭蓋骨との間に伝達される残響音が，味覚体験全体を完璧なレベルまで高めてくれます．

パリパリした皮とカリカリした骨

　ローストした家禽，ポーク・クラックリング（豚皮をカリカリに揚げたスナック），フライパンで焼いた魚のパリパリした皮ほどおいしいものはないと考える人は多いでしょう．同様に，焼いた鶏肉の濡れた皮やゴムのように硬い豚の皮ほど，がっかりするものはありません．皮は乾燥し，パリパリして，嚙むと砕けなければならず，決して口の中の硬い塊にしてはいけません．

　ローストした肉や揚げた魚を調理する際の最大の課題は，肉や魚を加熱しすぎて乾燥させることなく，皮をパリパリにすることです．外側は乾燥していて，パリパリしていて，内側は軟らかくてジューシーでなければならないというルールがあります．

　皮膚の外層の約50〜80％は，コラーゲンを主成分とする水と結合組織で構成されており，すべてが一体となった柔軟な弾性ゲルを形成します．皮膚の下，とくに魚，豚肉，家禽（とくにカモ）の場合，おもに脂肪および結合組織からなる厚い層がよくあります．この二つの層の厚さは，動物の体の部位で大きく変化します．魚や豚の場合，下側と腹周りの皮膚ではとくに脂肪が多くなります．

　皮膚は生き物を守ることを目的としているため，自然状態では非常に丈夫で，食べる前に軟らかくする必要があります．皮膚は加熱されると縮みます．そのため，焼いた肉を皮ですべて覆う場合は，加熱する前に皮の上に突き出るようにトリミングする必要があります．また，皮膚はあらゆる方向に均等に収縮しないことに注目する必要があります．

　完全にパリパリした皮を作るためには，以下の三つのルールを守らなければなりません．まず一つ目は，皮膚の外層の水分の一部を取り出すことです．少量の水分が焼いている間に蒸発して，おいしさの中で重要な部分である気泡を作り出します．とくにポーク・クラックリングの場合には，パリパリした皮になります．二つ目は，結合組織は，コラーゲンをゼラチンに変換することで，軟化します．最後は，外の皮の下にある脂肪の層の大部分が，高カロリーなのに，多くの人にとってはあまり魅力のないテクスチャーと考えられているので，取り除かなければなりません．

パリパリした家禽の皮

　さまざまな種類の家禽の皮のおもな違いは，その表面のすぐ下にある脂肪層の厚さです．たとえば，カモの皮は，ニワトリよりもはるかに厚いため，カモ肉を軟らかくジューシーな完璧な状態で調理しながら，カモの皮をパリパリにすることは比較的難しいことです．

　皮が厚い場合，下にある肉を加熱しすぎずに充分な水分を取り出すことは難し

チョリソーとタマネギをのせたタルトフランベ

タルトフランベはアルザス地方の料理で，カリカリとしたパン生地をベースにフレッシュチーズ，タマネギ，ベーコンで覆われている．このレシピでは，ベーコンをチキンチョリソーに置き換える．ピッツァに似ているが，非常に薄く，膨化剤を何も使用せず作られる．料理の名前から想像できるように，通常は薪オーブンの中で焼成され，歯切れよくパリパリしている．石窯，とくに薪を使用すると，スモーキーな薪の香りが広がって素晴らしい味となる．

このパン生地は，二つの石の間で粗くすり潰された全粒粉に，少量の水を混ぜてドウを成形し平たく潰して，炎の中で灼熱している石の上に置いて作られた初期の焼成物に非常に類似している．

【作り方】

<中身（フィリング）>
① タマネギは皮をむき，半分に切り，薄切りにする．
② フライパンにバターを溶かし，タマネギを入れ，弱火で茶色にならないようにできるだけ長時間加熱する．
③ チョリソーをスライスする．
④ フレッシュチーズ，サワークリーム，タマネギ，細かくおろしたナツメグ，塩と挽コショウを合わせて混ぜる．そこにチョリソーを加えて混ぜ合わせる．

<ドウ>
① ボウルまたはフードプロセッサーに小麦粉（中力粉）を入れ，水と塩を加えて，混ぜ合わせる．そこに少しずつ油を加えながらよく混ぜ合わせる．
② 乾燥防止のためドウにラップをかけて，少なくとも1時間半程度寝かせる．
③ 円形にできるだけ薄く延ばして土台とし，クッキングシートの上にのせる．

<タルト>
① 伸ばした生地の縁までフィリング（中身）で覆い，温めた天板に移し，280～300℃の高温で，8～10分焼成する．生地とフィリングと接している部分が部分的に黒焦げになりながら，縁の部分は濃い茶色になるだろう．

【材料】（4～6人分）

黄タマネギ	500g
バター	25g
チキンチョリソーまたはベーコン	150g
軟質フレッシュチーズ（クリームチーズなど）	3/4カップ (150cc)
38%乳脂肪クレームフレーシュ（サワークリーム）	150mL
ナツメグ	1粒
塩（細かくすりおろす）	
挽きコショウ	

<ドウ>

小麦粉（中力粉）	500g
サラダ油	100mL
塩	12g
温湯	300mL

右ページ：チョリソーとタマネギをのせたタルトフランベ．

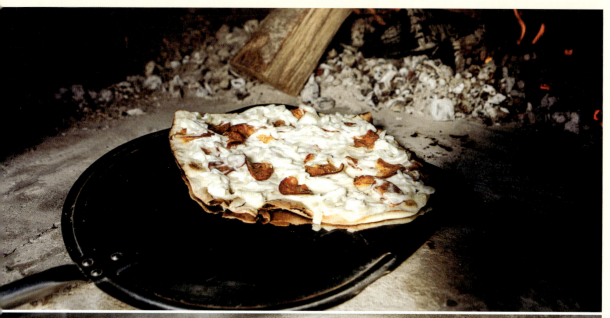
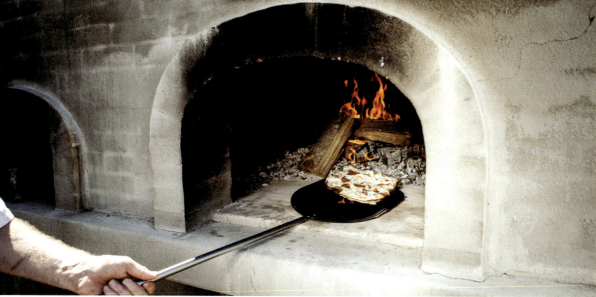
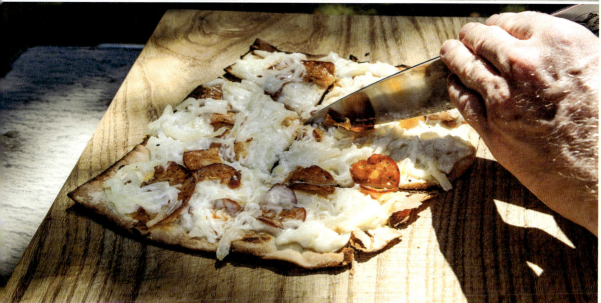

クルトン

【作り方】
① パンを1，2cm前後のバラバラな大きさにちぎる，あるいはカットする．
② フライパンに少量のオリーブ油を注ぎ，つぶしたニンニクとタイムを油の中に一緒に入れて，加熱する．
③ カットしたパンを高温で揚げる．黄金色になり，端が若干焦げているのが望ましい．しかし，真ん中は軟らかい状態のままで，全体的に食感の微妙な違いが残っているのが大事である．提供する前にニンニクとタイムを取り除く．

【材料】
1日経過した高品質のパン
オリーブ油
ニンニク
タイム　　　　　　　　　　　数本

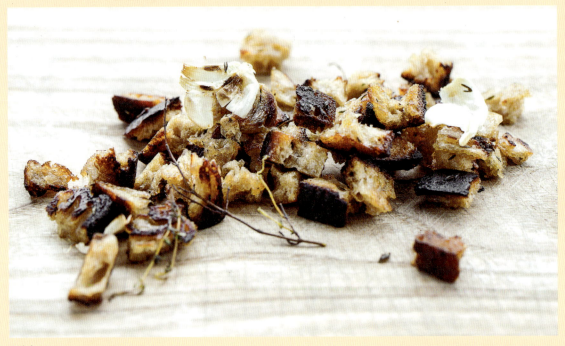

クルトン．

いかもしれません．このプロセスを助けるために，皮を送風機または冷凍庫に置くことによって，いくらか乾燥させることができます．非常にパリパリな皮で有名な北京ダックの場合，凍結は通常の方法として使われています．別の方法として，熱が肉に浸透するのに時間がかかるため，肉から皮を緩めることもあります．

最初のステップでは，皮を軟らかくしてコラーゲンをゼラチン化します．皮には，まだ水が残っている必要があります．皮が軟らかくなり，最も外側の結合組織のゲル化が起こった後，皮をカリカリにする方法を心配しはじめる前のステップで脂肪を取り除きます．このステップでは，肉を加熱し続けることで，多くの水分が蒸発し，脂肪が溶けてしたたり落ちます．しかし，この現象は脂肪はコ

ラーゲンの構造に多く含まれているため，充分には起こりません．だからといって，コラーゲンの構造を壊すほどの充分な熱を与えると，肉自体に悪い影響を及ぼします．最新の技術，たとえば，液体窒素を使用して皮膚を交互に加熱および冷却することを組み込んだ技術によって，この問題を解決できます．最後のステップは，可能ならグリルの下で，短時間，高温で焼くことです．そうすると皮を泡立たせ，パリッとさせます．

　家禽の皮では，豚など他の動物と比べて水分が少ないため，ポーク・クラックリングのように泡立って膨らむことはありません．プロセスの最後の段階で皮をパリパリにする必要がある理由は，ニワトリとカモの皮に存在する脂肪のためです．とくに，皮に切り目などがついている場合は脂肪は外側の層の下から流出します．肉を肉汁でときどきからめると，さらによい結果を得ることができます．脂肪層は同時に，輻射熱を皮に伝達するのを助けるので，コラーゲンは可能な限りゼラチン化します．

　全体的に見ると，完璧にローストされたパリパリの皮を作る技術は，ある種綱渡りの操作が必要です．一つは，軟らかい，ゴム状の皮になってしまう危険性や，加熱しすぎて肉が硬く，乾燥してしまう危険性もあります．幸運にもうまくいったときは，皮が軟らかくなったり，硬くなったりする前に，手早く提供されなければなりません．肉から出た肉汁を皮が吸収してしまうからです．

　『モダン・キュイジーヌ：料理と芸術の科学』の著者である，ネーサン・ミルボルドとクリス・ヤングは，完璧なパリパリのカモの皮を作る上での問題を解決するために，エレガントで，むしろ込み入った方法を考案しました．それは，皮と肉の外側の層を何度か凍結させることで，皮から水分を取り除き，熱で脂肪を溶かし，調理する準備が整う前に，熱が肉まで到達しないようにするという方法です．

超パリパリに

　パリパリでカリカリな皮をもつ完璧な豚のローストを作る方法には，多くの伝説があります．シェフは，どのように作るかについての独自のレシピと説明をもっていて，肉を軟らかくジューシーさを保ちながら，皮から水分を除去し，コラーゲンをゼラチン化し，脂肪を溶かすことに挑戦しています．豚のローストの場合，家禽の皮よりもさらに広い範囲で，クラックリング（亀裂）がパリパリさせることを起こすはずであると，誰もが予想することです．

　皮に塩をこすりつけることで水をいくらか取り出すことができます．加熱する間，水と脂肪が流出するのも助けます．ロースト肉の上に少しシュナップス（アルコール度数が高い蒸留酒）を注ぐことは，古くからの料理の方法です．アルコールには，脂肪の一部を溶かす効果があると考えられています．また，少量の酢とレモン汁を使用すると，コラーゲンの構造を弱める酸が追加されるため，コラーゲンが分解してゼラチンが形成されやすくなります．

クリスピーな皮の家禽類

　チキンナゲット，サンデー・ローストチキン，オーガニックチキン，カモのオレンジソース煮込み，クリスマスの七面鳥など，多数ありますが，日常の料理から高級料理まで，さまざまな方法で家禽は調理されます．残念なことに，多くの人は，調理しやすい鶏の胸肉やもも肉以外の類をなかなか入手できません．鶏肉にはよりおいしい部位の肉がたくさんありますし，カモの胸肉で茶色の皮で覆われた乾燥肉よりはるかにおいしいものもあります．

　現時点では，鶏肉やカモなどの一般的な家禽類は，美食界ではほとんど注目を集めていません．しかし，ここ数年で，日本の技術に触発された日系アメリカ人シェフは，パリッとした皮とジューシーな肉の組み合わせを達成する方法を発明しました．

　著者の1人（オーレ）は，「ゴハン・ソサエティ」が肉をテーマにしたシェフのためのマスタークラスを開催した日にニューヨークにいるという幸運を得ました．「ゴハン・ソサエティ」は，日系アメリカ人シェフのコラボレーションを推進する組織です．この機会に，2人のマスターシェフは，鶏とカモの胸肉を使用した焼き鳥の調理を12人のシェフに指導しました．「焼き鳥」とは，「grilling（グリルすること）」を意味する焼きと，「chicken（チキン）」を意味する鶏を合わせた言葉です．この料理は，もともと鶏肉を調理するために開発された特別な日本の焼き技術を使用して作られますが，他の肉やキノコや野菜の調理にも応用されています．これらは串に刺されて出され，西洋のメニューでは，「sticks」というニックネームが付けられています．

　日本から来たシェフの一人，河野睦氏は，自身のレストラン「鳥心」で，ニューヨークの故郷のちょっとしたコーナーを作り直しました．もう一人のシェフ，エリック・バテスはアメリカで修行しましたが，現代の日本料理をアメリカに紹介した最初のシェフである森本正治[*]と仕事をしました．エリックは，伝統的な日本料理の作り方に魅了され，西洋の食材を使ってそれらを再現しています．この2人のシェフは，そのように異なる料理へのアプローチをコラボレーションすることによって生まれる素晴らしいものを実演しています．そして，2人はともに，日本の特別な備長炭焼きを使うことに熱心に取り組んでいます．

　備長炭焼きは，普通の炭焼きではありません．多くの人が考えているのとは対照的に，この備長炭焼きは，約760℃で特段熱いわけではありませんが，強い赤外線を放射するのでとても効率的です．強い赤外線は，肉を迅速かつ均一に焼き，肉の外側だけを焼き，そして肉汁を確実に保持します．これを行うには，窯で焼いたオークから作られた特殊な非常に硬い炭（備長炭）が必要です．炭は調理器具内にしっかりと詰め込まれているので，酸素の供給は制限され，調節弁を使って料理人が調整します．炭の燃焼は非常に遅いので，6〜8時間は焼くことができます．もう一つの際立った特徴は，焼きが不快な臭いを放つことがなく，実質的に無煙であることです．しかし，エリックが観察しているように，施設内に備長炭焼きを用意するには，専門家である防火担当者と調

---

[*]**森本正司**（1955〜）広島県生まれ．フィラデルフィアをはじめ世界でMORIMOTOブランドのレストランを開いている．

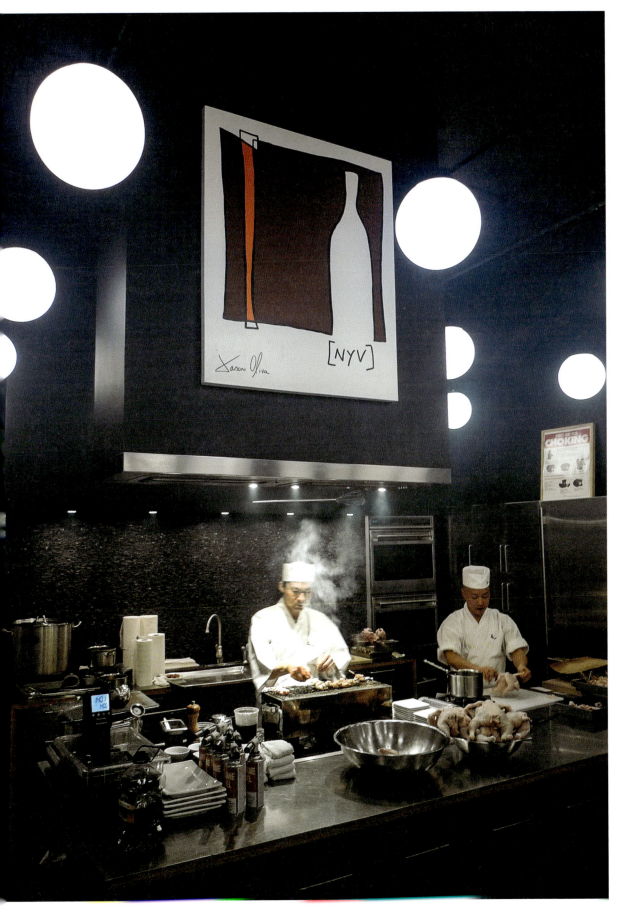

ニューヨークの「ゴハン・ソサエティ」での焼き鳥のデモンストレーションの実演.

整する必要があります．

　河野は，アクティブで機敏なボディランゲージによる素晴らしい見せ方で，有機農法で飼育されたたくさんの鶏をさばく方法を見せました．焼き鳥は屋台の食べ物であり，その伝統は，皮，首，尻，内臓を含む鶏のあらゆる部分を使用することです．それぞれの小さな肉には名前があり，独特な味と食感で評価されています．丸鶏はバラバラにされ，いろいろな大きさの肉や皮といったさまざまな部分が長い木の串に刺して形が整えられます．円形のものもあれば，正方形のものもあり，それぞれ特定の目的を果たしています．

　無駄にする時間がなかったので，河野は12人のシェフの訓練を監督し，そして作業台の間をあちこちへに歩くことによって彼らを素早くそして効果的に導きました．これは，師匠を観察してから行うという日本の伝統的な師弟制度を習得することで，ある程度パターン化されました．

　ももの中で最も人気のある部分，いわゆるソリレス（ももの付け根付近の肉），またはチキンオイスター（ももの一部，「おび」とも呼ばれる）のうちの一つを識別して，カットするのに多くの時間が費やされました．それらはとくにジューシーで，有名な名前にちなんだ味がすると考えられています．ソリレスという名前は，「ばか者だけがそれを残すでしょう」という意味のフランス語の "sot l'y lasse" から派生したものです．

　鶏肉の串焼きに塩を振りかけてから炭火の上に置きました．加熱がはじまったら，串を1〜3回，しょうゆ，みりん，酒，砂糖を合わせたタレに浸すものもあります．焼き鳥屋のシェフは，使用する塩の種類を選択するのと同じように，秘伝のタレの正確なレシピももっています．

　それはどのような味がするのでしょうか？　私たちはその味にいずれたどり着くでしょう．しかし，私たちは最初に，カモの胸肉を調理する方法に注意を向けました．

　エリックは，ある程度まで伝統的な焼き鳥の方法とは反対のアプローチをためらわずに取りました．彼はカモの胸肉だけを使っていましたが，なんと素晴らしい肉なのでしょうか．それは厚すぎない皮をもつ，バリケン（中米原産のカモ目カモ科の大型の鳥）でした．胸肉をバリケンの残りの部分から切り取り，焼いた後の収縮を可能にするために，皮が縁からはみ出るように皮をトリミングしました．その先は，肉からできるだけ多くの水分を抽出し，最高の温度で焼くことが目的でした．

　カモの胸肉の調理は，マスターシェフの森本正治によって作成された22段階のレシピに従いました．そのやり方は，労働集約的ですが，結果は十分な価値があります．日本の伝統的な方法ではパターン化されていませんが，備長炭焼きが中心的な役割を果たしています．

　エリックは，権威として自然な雰囲気をもっている大男で，ちょっとしたマジックショーを行いました．彼はどのように肉を切るかを示して，そして複雑なレシピのうちいくつかステップを示しましたが，それらがすべてではありません．胸肉の18時間の空気乾燥とオイルバスへの40分の浸漬の過程が必要だったため，一部はタイミングと関係がありました．すでに述べたように，これは肉が焼かれる前に減る水分量を最小限

にするための努力の一つです.

　しかし，最初に一度に小さな斑点のある皮を準備しなければなりませんでした．最初に皮をブタントーチで焼いて，すぐに液体窒素サイフォンからの冷たい空気の流れで急速に冷やされました．熱が肉に入らないようにすることが重要でした．これが終わったら，カモの胸肉に油をかけ，230℃に加熱された油と一緒に大きな鍋の上に吊り下げられた金網の上に置きました．油を繰り返し肉にかけ，代わりにサイフォンを使って冷却しました．それから肉は，60℃に加熱した循環オイルバスに浸し，40分間非常にゆっくりと調理されました．

　次に，カモの胸肉を二つに切り，それぞれを3本の金属製の串に扇形になるように刺し，火の上に皮の面を下にして置きました．カモは，でき上がったときに炭火の味がついてはいけません．皮がパリッとしてきれいな栗色になったら，下面をほんの数秒間調理しました．最後に，カモの胸肉を火のついたアップルウッドチップを入れた密閉容器の中でスモークしました．

　レシピが長すぎて，誰かの忍耐力を試すことになることを認めなければなりませんが，その結果は努力以上の価値がありました．それは比類のないものであり，間違いなく私が今まで味わったことがある中で最高のカモでした．

完璧なカモの胸肉料理のための森本の22段階レシピ

1. 大量の熱湯でカモ全体を10秒間湯通しする．
2. すぐにカモを氷水に浸す．

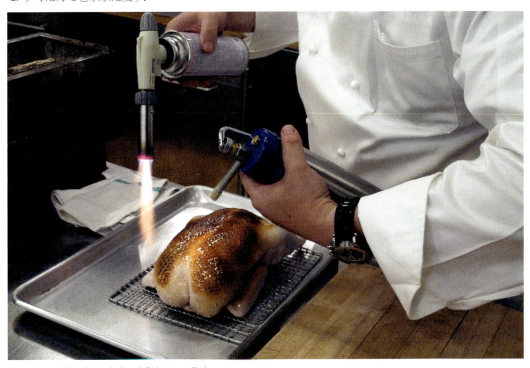

ロイーストと冷却を交互に行う，完璧なカモの胸肉．

3. 羽を後ろに向けてカモを吊り下げる．
4. 液体窒素サイフォンを準備する．
5. カモを仰向けに置き，一度に小さな斑点ができるように，ブタントーチで皮を焼き，続いて胸の表面全体が淡い黄金色になるまでサイフォンで冷却する．
6. 毛穴を広げるためにスプーンで皮をこする．
7. カモを循環した空気中で室温またはそれより少し低い温度で，18時間乾燥させる．
8. 羽と足を切り落とす．
9. 背面を外す．
10. 大きな鍋で，ニュートラルテイスティングオイル（グレープシードオイルなど）を，煙が出始めるまで230℃まで加熱する．
11. カモの胸肉を鍋の半分を覆う金網の上に置く．
12. サイフォンで交互に冷却しながら，カモの胸肉の上に繰り返し油をかける*．
13. 皮が黄金色になるまで続ける．
14. 循環バスで油を60℃に加熱する．
15. カモの胸肉を油に40分間入れる．
16. 油から取り除き，きれいな布で肉を乾かす．
17. ナイフを使用して，カモの胸肉を胸骨から緩め，半分に切る．
18. 皮と肉の間に3本の金属串を挿入することによって，扇形を形作るように肉を配置する．
19. 肉の両側，おもに厚い部分にコショウと塩を振りかける．
20. 皮の色が栗色になるまで，備長炭の中火で皮を下にして焼く．それから肉側を数秒間焼く．
21. 干し草やリンゴの木のチップを使い，密閉した容器で胸肉をスモークする．
22. カモ肉を数分間休ませ，細かく切って，すぐに提供する．カモ肉には，しょうゆ，潰した白ゴマ，そして日本のパセリから作られる補助的なソースを添えて出すこともある．

*ほとんどの人はキッチン用品の一つとして液体窒素サイフォンをもっていません．そのため，内側の肉ではなく皮だけが調理されるように，カモの胸肉を急冷する他の方法を見つけることが重要です．

　私は，少なくとも現時点で，世界で最も重要なことは，この河野の焼き鳥を味わうことであり，私のニューヨークへの訪問中の最後の食事は彼のレストラン「鳥心」でなければならないと決めました．そのレストランは3年連続でミシュランの星を獲得しました．しかし，そんな急に街で一番ホットな焼き鳥店で，ミシュランレベルの屋台の食べ物を食べる席を確保することができるでしょうか．

　幸い，私は川野作織をとてもよく知っています．彼女は「ゴハン・ソサエティ」の会長であり，ニューヨークのトップシェフの多くにナイフを提供する素晴らしいカトラリー店，マンハッタンにある私のお気に入りの店「コーリン」のオーナーです．彼女が私を推薦し，手を回してくれたため，その晩「鳥心」に予約できました．

　私がレストランに入ったとき，焼き台の三つの側面にあるバーカウンターの席すべては予約されていて，シェフはすでに作業に取りかかっていました．河野は自分で食べ

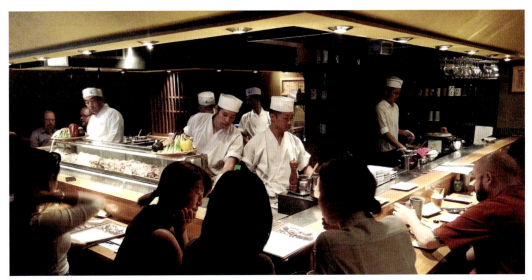

「鳥心」ニューヨーク店での焼き鳥．

物を準備したいと思っていましたが，私が自由にできる席を待つ間にも，自家製の漬物，とてもカリカリした鶏皮を小さく刻んだもの，そして3種類のソフトチーズが出されました．日本食の雰囲気の中でチーズが提供されるのはかなり珍しいことでしたが，ここはニューヨークです．さらに，チーズの一つには昆布が入っていました．

そしてもちろん，この日の食事は，シェフがメニューを決める「おまかせ」でした．串焼きは，柚子しょうゆ味のもの，わさび味のささみ，青じそ梅干し味のささみ，梅干し，パリパリした皮の中のソリレス，エリンギ，焼きタケノコ，レバー，シシトウ，鶏肉とカモのつくねと新鮮な卵黄，その他シェフが作った小料理が次々に出されました．これらには，すべてタレと日本の塩（海塩）と塩を混ぜた木灰の顆粒を選べました．

その過程で，河野は彼の特別な塩の味つけ技術を実演しました．海塩が入った大きな塩の箱は，優雅に空中高くもち上げられ，塩の薄いシャワーが串とテーブルの上に振りかけられました．

最後の串焼きは，まさに「平和のピース」でした．それは，「肉の根」という意味の，肉の細かい部分を集めた「ハツモト」です．そしてそれは文字通り，体に酸素を含む血液を供給するために心臓の左側から現れる大きな動脈のことでした．私の串焼きの肉は，少なくとも10羽の鶏由来のものでした．しっかりとしたチーズのような力強い味と心地よい食感をもっていました．ちょっとした咀嚼が必要でしたが，口が絶対的なうま味によるおいしさでいっぱいになり，完結しました．

すべての串焼きは，鶏のさまざまな部分がどれほどおいしいのかを示していていました．それらは，パリパリとした外観と驚くほどジューシーな中身の完璧なバランスをもっていました．備長炭焼きを使用している人は，明らかに何か特別なことに取り組んでいます．

何の飲み物がそれに合うように提供されたでしょうか？　緑茶と冷酒です．そして，食事はさわやかな緑色のシソグラニタで締めくくられました．

豚肉のロースト，上下逆さま？

　昔ながらの料理のコツは，焼く皮を下にして少量の水に入れてしばらく沸騰させることで，最高の皮ができるとアドバイスされています．この考えは，豚が屠殺されると皮がより硬くなる前の，やや高齢の豚のときはあてはまるのかもしれません．豚は一般的に若い年齢で市場に出されているので，そのことは検討の余地があります．水は調理時間のはじめに低温を保持し，脂肪の中には過熱することなく肉から溶かすことができるものもあります．しかし問題は，皮があまりにも多くの水を吸収するかもしれないということです．そして皮をカリカリにするよりも前に，水を充分に蒸発させるのは難しいでしょう．

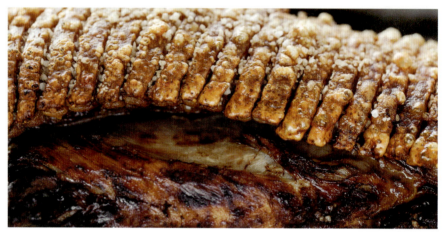

パリッとしたポーク・クラックリング．

　焼成過程の終盤になると，実際にクラックリングがどのくらいうまくいくかを決めるのは，皮の中に小さなポケットの形で水分が充分に残っていて，その水分が大きく膨張して蒸気になるときに泡立つかどうかということです．温かいオーブン（180〜200℃）か熱が皮に直接当たる肉焼き器だと，最高の結果が得られます．ローストは，表面を多かれ少なかれ平らにして，均等に加熱されるように置く必要があります．

　よいクラックリングとジューシーな肉の両方をもつ豚のローストを作るには，いくつかの方法があります．一つは，リブロースもしくはクビの肉を選択することです．それらは，よりマーブル状の脂肪を含み，より長い期間にわたって加熱しても，皮がパリパリのまま保たれ，肉も水分を含んだ状態にできます．もう一つの可能性は，肉と皮を別々に準備することです．それと同時に，二つの間の脂肪の一部を取り除くことです．料理を提供する際に，クラックリングを肉の上に戻します．

パリパリした魚の皮

　魚の皮は，真のごちそうとはあまり考えられていません．実際，多くの人は魚

豚のしっぽのカリカリコンフィ

現在は豚のしっぽを食べている人は少ないが，昔は農場労働者の食卓によく登場していた．これは恥ずべきことである．相対的に豚のしっぽの厚い皮の部分はコラーゲンが豊富で，ちょっと水っぽいが，豚のしっぽは非常に味わい深く，ジューシーで，骨に近い部分は軟らかい肉質である．これは，豚のしっぽを鴨脂で揚げ，肉から分離した皮の部分はカリカリと歯切れがよくできるレシピである．

【材料】

豚のしっぽ（オーガニック認定が望ましい）	2.5kg
鴨脂	2kg
ニンニク	6片
月桂樹の葉（ローリエ）	6枚
ナツメグの実	1粒（粗く潰す）
塩（フレーク塩）	

【作り方】

① しっぽに残っている剛毛を焼いて取り除く．

② 少量の鴨脂を準備しておく．豚のしっぽ，残りの鴨脂，粒コショウ，ニンニク，月桂樹の葉（ローリエ），粗く潰したナツメグを密封パックに入れ，100℃で8時間蒸す．

③ 温かいうちにしっぽに縦の切れ込みを入れて開き，スライスする．非常に注意深く，骨を取り除き，肉と脂肪をそぎ取り，皮の部分だけが残るようにする．

④ 天板の上にクッキングシートを置き，肉と脂肪を1cm程度の厚さの層に圧延する．別のクッキングシートで覆い，軽く重しをし，冷蔵庫に入れておく．

⑤ 肉と脂肪の混合物をできれば小さな正方形に切り，少量の鴨脂できつね色になるまで高温で焼く．フレーク塩を散らし，味のよいスナック菓子として，あるいはほかの料理に添えて提供する．

⑥ しっぽの皮の部分は180〜190℃に加熱した油で揚げ，カリカリとさせて提供する．

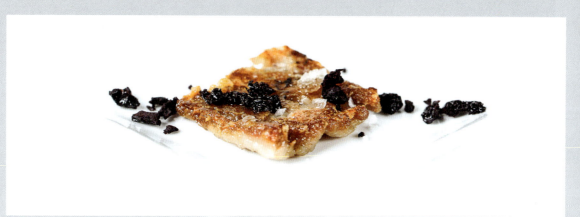

豚のしっぽのカリカリコンフィ．

の皮は食べられないと考えています．脂肪含量は肉のそれよりも多く10%ほどで，皮よりも大きく，真皮と呼ばれる，薄い外側の層とより薄い内側の層で構成されており，大量の結合体組織でおもに構成されています．たいていの魚には大きな鱗があり，まず掻き取らなければならず，また皮の表面には，糖タンパク質が含まれる粘液の層があり，微生物から魚自身を保護するのに役立っています．

魚を蒸すと，結合組織中のコラーゲンは，皮を粘性のあるゼラチン状の覆いに変えますが，これは食欲をそそるものではありません．しかし，コラーゲンは，

グリルしたタラの皮のスナック

【作り方】

① 生のタラから皮を剝がす．
② 剝がした皮を70℃の食品乾燥器に12時間入れておく．皮を小片に砕き，180℃の油で揚げる．
③ 揚げた皮をキッチンペーパーの上に広げ，余分な油を切り，塩をまぶし，すぐに提供する．

【材料】

タラの皮（生）
サラダ油（フライ用）
マルドンシーソルト

乾燥，パリパリウナギの皮

【作り方】

① ウナギの皮を剝ぎ，小片にカットする．
② はがした皮を70℃の食品乾燥器に入れ，3時間乾燥させる．
③ 好みのサイズに皮をカットし，180〜200℃の油で揚げる．
④ 揚げた皮をキッチンペーパーの上に広げ，余分な油を切り，塩をまぶして提供する．

【材料】

ウナギの皮（生）
サラダ油（フライ用）
マルドンシーソルト

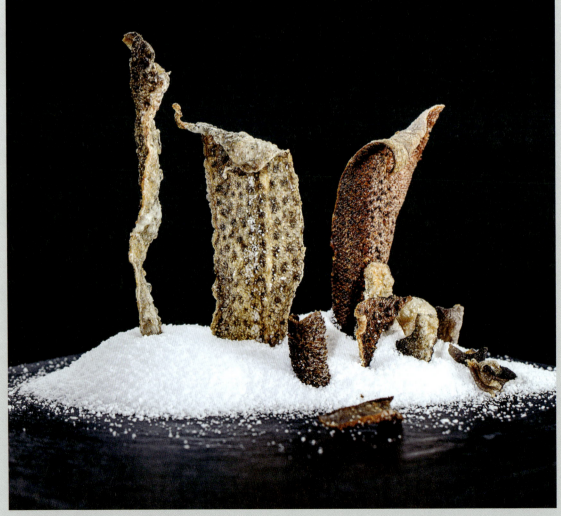

グリルしたウナギ，タラ，サケの皮のスナック．

タラの浮き袋から作るスナック

【作り方】

① タラの脊椎骨から浮き袋をはさみでカットしながら取り出す．浮き袋の両サイドの薄い膜をペーパータオルでちぎってこすり取る．その際，わずかな血液や内臓も一緒に取り除く．

② 食品乾燥器に浮き袋を入れ，60〜70℃で12時間乾燥させる．正確な時間は浮き袋の厚さにより若干異なる．その後，小片にカットする．

③ 180℃の油でそれら小片を10〜20秒揚げ，塩をまぶし，すぐに提供する．

【材料】

大きめのタラの浮き袋　一つ
サラダ油（フライ用）
品質の良い塩

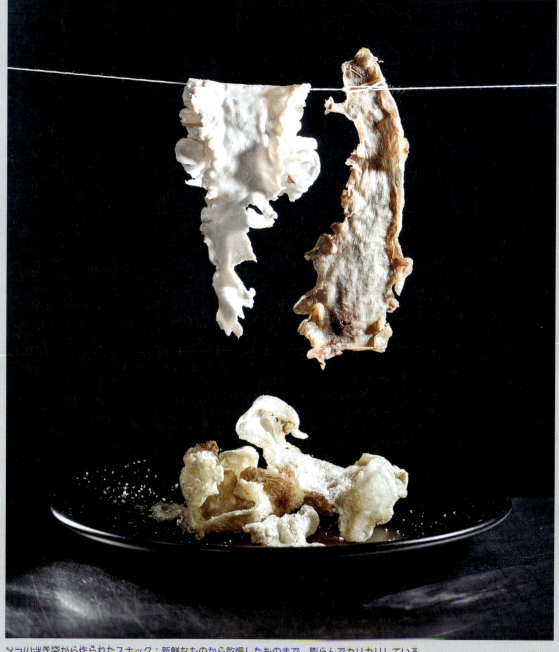

タラの浮き袋から作られたスナック：新鮮なものから乾燥したものまで，膨らんでカリカリしている．

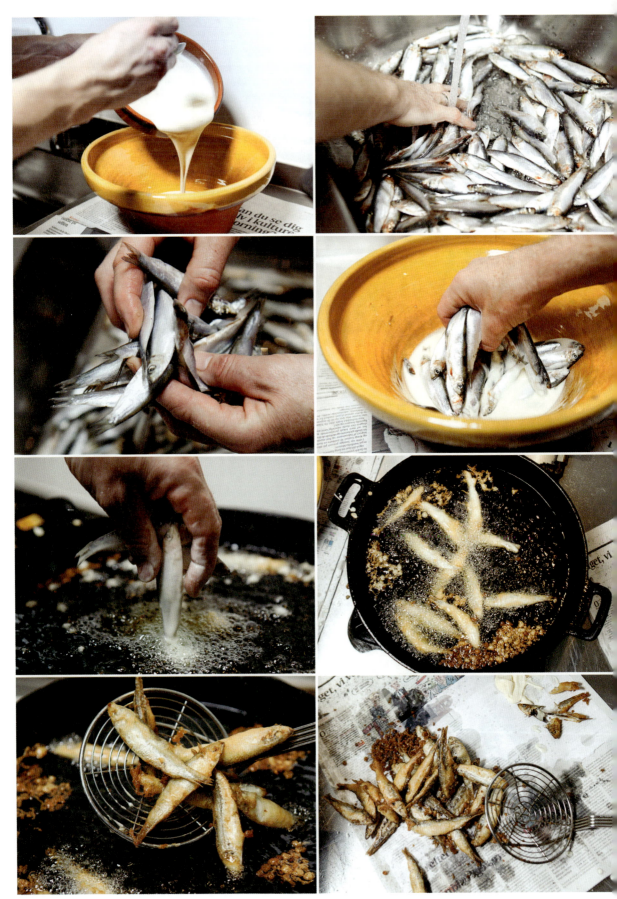

パリパリニシン．

パリパリニシン

【作り方】

① ニシンは塩水に5分間浸け，塩水から取り出し，余分な水滴を落とす．
② ドウの材料をすべて混ぜ合わせる（バッター）．粘りが出てしまうので，攪拌しすぎない．水の代わりにビールなどのアルコール液をバッターに使用するとよりカリッと仕上がる．
③ バッターは使用するまで冷たくしておく．できればボウルを氷の上に置いておく．
④ 油を165～175℃に温める．
⑤ ニシンをバッターにくぐらせ，すぐに油の中に入れ，黄金色になるまで揚げる．ドウがニシンのすべてを覆ってなくても問題ない．ちょっと粗っぽくなって逆によい．
⑥ ニシンをキッチンペーパーの上に取り上げ，余分な油を切って，塩を振りかける．

【材料】

小さめのニシン（生）	1kg
海塩	水1Lにつき50g
サラダ油（フライ用）	
＜カリッとしたドウ＞	
コーンスターチ	80g
高グルテン含有小麦粉	
〔パン用小麦粉（強力粉）〕	80g
ベーキングパウダー	2.5g
	（小さじ1/4）
冷炭酸水	200mL
サラダ油	10mL
塩	1.5g
赤唐辛子	少々

魚に皮をつけたまま揚げたときに，パリパリとした質感とおいしい味にする役割を担っています．さらに，粘液中に存在する糖タンパク質が加熱されると，水分を放出し，素晴らしいガラス状の表面を形成することができます．

揚げ物や焼き物に適する皮を調理するには，いくつかの方法があります．魚が非常に高熱で焼かれる場合，小さいサイズの魚は必ずしも皮を取り除く必要はありません．ポーランドではしばしばイワシが調理されます．サバやニシンのようなタイプの魚は，より簡単に除くことができる鱗の下に非常に薄くて丈夫な膜があり，皮を取り除くと軟らかい二番目の皮膚の層があります．メヌケ，パイクパーチ，およびスズキのような魚の皮は，鱗を取った後に，魚をブランチングすることによって軟らかくできます．

鱗を取り除いたサケの皮は，1～2ミリメートルの厚さの層があり，下にある身からスライスする必要があります．皮には充分な脂肪があるため，結合組織と実際の身が残るようにします．その後，熱いフライパンの上に，皮を脂肪面を下にして置くと，他の面を焼くのに充分な量の脂肪を流出させることができます．寿司屋では，職人がよくガスバーナーでサーモンの表面を焼くこともあります．サケの皮はパリパリ，カリカリしますが，脂肪含量が非常に多いため，口当たりが悪くなることもあります．

タラなどの脂肪の少ない魚の皮を使用することで，よりクリーンで乾燥した質感にすることが可能です．乾燥タラとウナギの皮は，両方ともたっぷりの油で揚げて，とてもカリカリするスナックとして供されます．

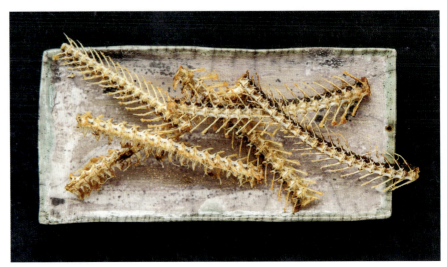
うなぎの骨のフライ．

タラの腸から

タラの腸に隠れている，胃と背骨との間のある，魚の浮き袋を包み込む厚い白い膜には，興味深いちょっとした驚きがあります．膜はほぼ純粋なコラーゲンで非常に丈夫ですが，加熱するとゼラチンとなり失われる可能性があります．そこで，素晴らしくパリパリしたスナックを作るために，揚げ物にされます．

パリパリした魚の骨

魚の骨は，皮よりもコラーゲン量は少ないですが，揚げてスナックにするには充分な量があります．小さなニシンやサバのような魚の場合，頭やえらでさえ使用できます．

日本あるいはアジアの他の国々の中でも，揚げた魚の骨を甘いしょうゆや他の調味料で味付けしたものをお菓子の一種としています．エイやウナギのような軟骨を多くもつ魚の骨は，とくに適しており，とてもカリカリになります．

日本食レストランの中には，新鮮なアジを特別な二つの方法で提供しており，同じ魚から広範囲なテクスチャーを体験することができます．最初はなめらかで軟らかい刺身として提供されます．非常に新鮮なアジの身は，頭，尾，ヒレを含むように背骨からさばかれ，薄くスライスして，姿造りにされます．アジの骨は，魚が水から飛び跳ねるように見えるように，小さな串に付けられます．刺身を食べ終わると，頭，尾，骨はキッチンに戻して，揚げて，クリスピーなスナックとして食べることができます．

腐敗のテクスチャー

私たちが食べる食べ物のテクスチャーは，私たちの食べ物をどのように調理するかによって大きく決まります．原材料は，熟れる，熟成する，成熟する，寝かせ

カリカリに揚げたエイのヒレ

【作り方】

① 生のエイのヒレは皮をつけたまま，適当な大きさにカットする．
② 水，酢，塩を一緒に鍋に入れ，沸騰させる．エイのヒレを入れ，1～2分加熱する．そうすると皮がナイフで容易にはがれ，廃棄できる．
③ エイのヒレに小麦粉（中力粉）をまぶし，塩，コショウで調味し，バターで黄金色になるまで焼く．両側の骨から身の部分をそぐ．この身の部分は「エイのヒレのグリル，スイスチャードを添えて」（次ページ参照）のようなほかのレシピに利用できる．
④ 鍋に油を注ぎ，175℃に加熱する．エイのヒレの骨に小麦粉（中力粉）をまぶし，カリカリになるまで揚げる．
⑤ 塩をまぶし，エイの身の部分などと一緒にすぐに提供する．

【材料】

エイのヒレ	1枚
水	1L
酢	100 mL
塩	18 g
小麦粉（中力粉）	
塩，コショウ	
バター	
サラダ油（フライ用）	

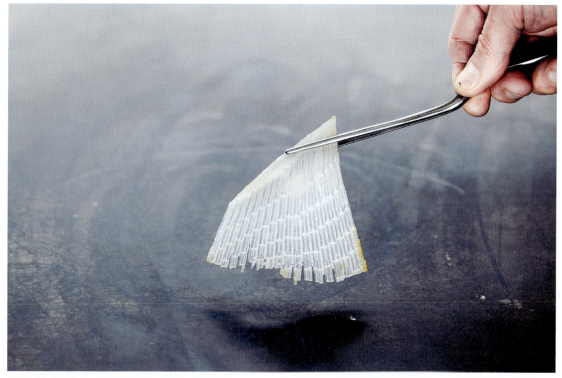

カリカリに揚げたエイのヒレ．

る，発酵させ，分解するといった多くの自然な過程によっても影響をうけます．

　これらのプロセスは，すべての生命の本質的ともいえるはかない性質，つまり食物の腐敗につながる可能性があります．それらのプロセスは，原材料中の多くの物質を，より容易に吸収し，私たちに必要なエネルギーとして供給できる栄養素に変換します．

　これらのプロセスは，元の状態とは非常に異なる方法で，原材料のテクスチャーと味を変化させます．私たちは，そのことにかなり慣れてきました．新鮮

エイのヒレのグリル，スイスチャード添え

【作り方】

① スイスチャードの葉柄は洗って，30℃の食品乾燥器で10～15時間，大きさによるが，半分のサイズに縮むまで乾燥させる．
② エイのヒレを皮を残したまま，適当な大きさに切る．
③ 水，酢，塩を一緒に鍋に入れ，沸騰させる．
④ エイのヒレを入れ，1片につきおよそ1～2分加熱する．そうすると，皮の部分がナイフで簡単にはがれる．身の部分を骨から切り取る．
⑤ 骨はフライ用に冷所に置いておき，料理のアクセントとして添える．
⑥ 小さなクルトンを作り，ホースラディッシュをおろし，パセリを刻み，ケイパーは水気を切る．
⑦ チキンブイヨンと生クリームを混ぜ合わせ，火にかけ，2/3程度になるまで煮詰める．
⑧ ブイヨンミックスを寝かし，100mLとは別に15mL程度を照り用にとっておく．
⑨ エイのヒレに小麦粉（中力粉）をまぶし，塩，コショウで調味し，バターで黄金色になるまで焼く．
⑩ 最後にホースラディッシュ，パセリ，ケイパーと一緒にたっぷりのバターでクルトンを焼く．中央上部にレモンの皮の砂糖漬け（レモンピール）を飾る．

＜盛りつける＞

皿の上にエイのヒレを置く．残しておいたクリームブイヨンと大豆タンパクを一緒に攪拌し，魚の周囲に盛りつける．その周りにチキングレーズを回しかける．別側にスイスチャードを盛りつけ，バターで炒めたハーブ風味のクルトンを添え，最期にマルドンシーソルトを振りかけ，コショウを挽きながらまぶす．

【材料】

材料	分量
赤やグリーンのスイスチャードのベビー葉柄	4本
エイの骨に付いていた身の部分	200g/1人分
水	1L
酢	125mL
塩	18g/1人分
高品質のパンから作られた微小サイズのクルトン (p.236参照)	
生のホースラディッシュ（西洋ワサビ）	
パセリ	
ケイパー	
チキンブイヨン	200mL
38%乳脂肪（生クリーム）	50mL
小麦粉（中力粉）	
塩，コショウ	
バター	
大豆タンパク	2.5g
マルドンシーソルト	
コショウ	
レモンの皮	

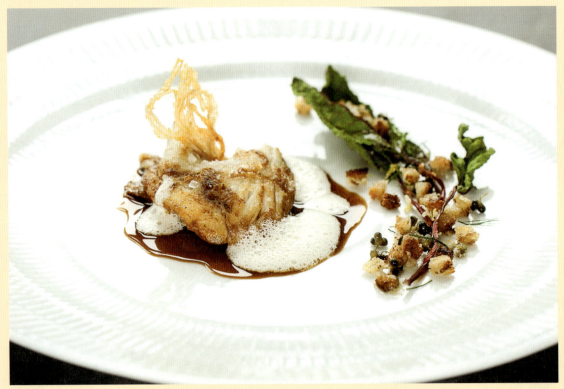

エイのヒレのグリル，スイスチャード添え

な肉は，熟成すれば軟らかくなり，牛乳とチーズは食感が非常に異なり，同じような味わいではなく，ほかにもあげればきりがありません．

　これらのプロセスの多くが，味とテクスチャーを根本的に変えたとしても，食品の品質を維持する上で役立ちます．私たちが，冷蔵庫や冷凍庫を簡単に使えるようになる前は，食べ物の保存方法を見つけなければならないという緊急の必要性のために，特定の食材を特定のテクスチャーに関連づけることに慣れてきました．そのよい例は，昔から作られている塩漬けのニシンであり，数カ月間，塩の入った樽に保管されている間，魚が全部，内臓の酵素によって軟らかくなっています．

　原材料の処理によって最も変化する基本的な味は，調理，熟成，発酵によるうま味です．約190万年前に人間がシェフになって以来，料理のうま味を，煮る，炒める，焼く，乾燥する，熟成する，保存する，酵母または酵素を使って分解するといった方法で作り，そのうま味に感謝することを学んできました．

　これらのすべてのプロセスの中で，たとえば，熟成に関連する発酵は，うま味を生成する最も効果的な方法ですが，原料成分の食感を変えます．

腐敗の境界線

　フランスの有名な人類学者クロード・レヴィ＝ストロース（1908 〜 2009）は，食べ物をその自然の状態（生）から食用にする（調理），もしくは微生物の作用によって腐った食べられないものになるとう料理の三角形を提唱しました．彼の見方によると，生と調理の違いは自然と文化の違いですが，生と調理の境界線はぼやけています．異なる文化，同じ文化のさまざまな段階であっても，境界線がどこにあるかについては一致していません．これは食べ物とは何かについての意見の違いへとつながります．

　一方，酵素および微生物による変換は，消化しやすいタンパク質と炭水化物を含む，おいしい食品を調製する望ましい方法としても考えることができます．またその一方で，食品を腐らせるプロセスは，望ましくないとみなされます．貴腐と腐敗の境界線ははっきりしておらず，常に動いています．発酵と熟成は，広範囲に味と香り物質を放出しますが，悪臭やまずい味は，食べ物を食べたくないような不快な感じにさせます．

肉，魚，家禽の熟成

　以前は，キジやウサギのような野生の獲物は，非常に長く熟成させると，フックから外れるほどだったといわれていました．細菌の作用による肉の熟成と腐敗のバランスが非常に繊細で制御が難しいため，誰もがやるべきことではないでしょう．とくに温度が高すぎると制御が難しくなります．しかし，獲物の肉，とくに高齢動物の肉は，非常に硬いため，充分に熟成する必要があります．

　熟成肉は，「制御された分解」として，とても正確に説明されます．肉に自然

熟成豚ロースのロースト，アスパラガスとベアルネーズソースを添えて

通常，ベアルネーズソースを作るためにすべての材料が混ぜ合わせられるが，このレシピにおいては別々に提供する．

【作り方】

<豚肉>

① ロースト用肉の脂の部分に切り込みを入れ，小さな角状に整える．
② フライパンに水を入れ，沸騰させる．トングを使用して①の肉を入れ，脂が溶けるまで1～2分ゆでる．肉汁を残さないように，ふきんあるいはキッチンペーパーで水分をふき取る．
③ 肉に塩，コショウを振り，まんべんなく調味し，塩が脂の切込みの中に浸透していることを確認する．
④ オーブンを90℃に温める．天板にローズマリーを平らに敷き，その上に肉を置き，オーブンに入れる．
⑤ 15分後に肉を取り出し，内部温度を測り温度コントロールをはじめる．その後，肉の厚さにもよるが，肉の内部温度が62～75℃になる程度に15～20分加熱する．肉がどんな状態がよいかにもよる．
⑥ 提供時まで豚肉とローズマリーをアルミ箔で包んでおく．そうすることで，盛りつけるための適切な温度に到達する．
⑦ ホワイトアスパラガスの皮をむき，氷水に浸ける．

<ベアルネーズソース>

① 63.5℃にセットしたウォーターバスに卵を入れ，1時間半保温する．ウズラの場合は保温時間を半分にする．
② 殻と白身を注意深く取り除き，黄身の部分だけにし，提供用に取っておく．
③ ウォーターバスがない場合は，黄身と白身を分け，エッグコドラーに黄身を入れ，65℃のオーブンで1時間半加熱する．
④ タラゴンの葉を茎から取りはずす．
⑤ バターを撹拌し，バターミルクを加え，白っぽくふわふわとなるまで撹拌し，絞り袋に詰める．

<仕上げと盛りつけ>

① フライパンにオリーブ油を注ぎ，熱く，煙を立たせ，その中に肉の脂身を下にして，黄金色になるまで焼く．
② 素早く，肉のすべての面に焼き色をつける．肉は均等に褐色づいていることが大事だが，長く焼きすぎない．
③ ホワイトアスパラガスは塩少々を加えた水の中に入れ，パリッと軟らかくなるまで2～3分ゆでる．鍋から取り出し，水を切る．
④ 皿にアスパラガスを盛りつけ，そのそばに撹拌バターを絞り，黄身を加え，みじん切りにしたエシャロット，チャービル，タラゴンを散らす．少量の粉末酢と赤唐辛子で仕上げる．
⑤ カリッとした脂が含まれるよう肉を厚めに斜めに切り，皿に盛りつける．マルドンシーソルトを振りかける．

【材料】（2人分）

よく熟成させた豚ロース（塊）	400g
塩, コショウ	
ローズマリー	一枝
太い白アスパラガス	
オリーブオイル	

ベアルネーズソース
（ワイン，エシャロット，レモン汁などで香味をつけた濃い味のソース）

ウズラの卵, 卵	各1個/1人につき
タラゴン	1/2枝
チャービル	1/2枝
エシャロット	1個（みじん切り）
バター	100g
バターミルク	30～45mL
粉末酢	5g
赤唐辛子	少々
マルドンシーソルト	

右ページ：熟成豚ロースのロースト，ホワイトアスパラガスとベアルネーズソースを添えて．

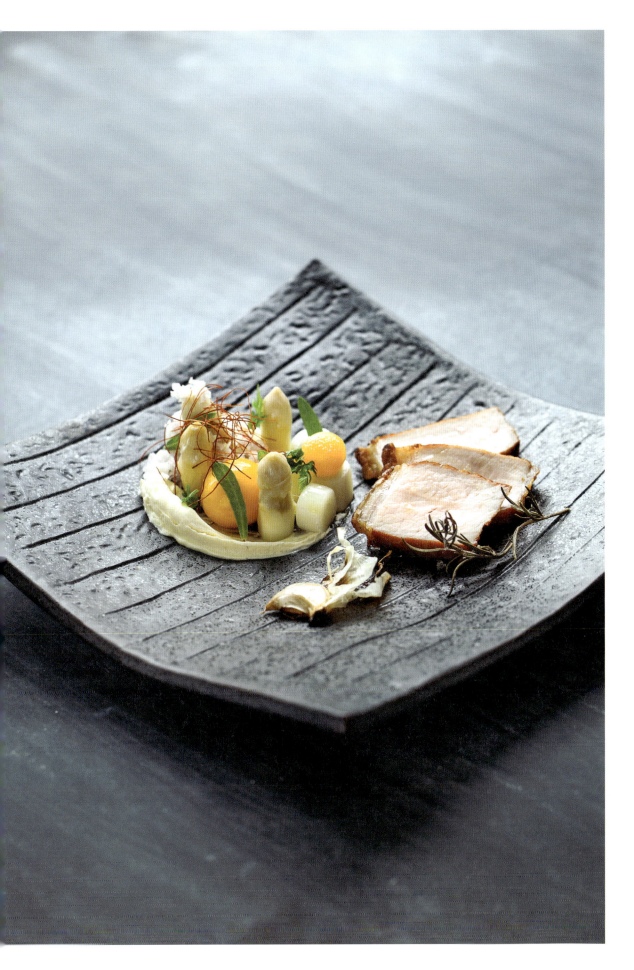

に存在する酵素が，組織を分解し，より軟らかくします．筋肉中のタンパク質を分解する酵素もあれば，結合組織で働く他の酵素もあります．その結果，肉を調理すること（たとえば，揚げること）は，より短時間で行うことができ，これは，肉がより多くの水分を保持することにつながります．適切に熟成されたレアの牛肉は，軟らかく，なおかつジューシーです．

　熟成はまた，さまざまな味物質の形成を促進します．タンパク質は，うま味を付け加えるグルタミン酸塩といったグルタミン酸などのアミノ酸に分解されます．脂肪はおいしい脂肪酸に，炭水化物，たとえばグリコーゲンは甘い糖に，核酸はうま味を増強するイノシン酸といったヌクレオチドにそれぞれ分解されます．

　魚の中には，熟成するとテクスチャーが向上するものもあります．ヒラメなどの脂肪の少ない薄い魚は，0～2℃で2日間熟成させることにより，味とテクスチャーを最高のコンビネーションにすることができます．おろした魚を熟成させる場合は，最初に血液の残りや体液をすべて取り除くことが重要です．

　豚肉や家禽は，牛肉よりも多くの不飽和脂肪酸を含み，長期間熟成させると脂肪が腐敗する可能性があります．最高の牛肉は熟成させているのに対し，数週間もの間，豚肉を熟成させるという習慣はあまりありません．仔牛は通常10日から12日間熟成させ，子羊は，より短期間の約5日間です．工業的に加工された肉の多くは，解体したり，カットしたり，消費者に運ぶ際に必要以上に熟成させません．

　肉は，乾いた状態と湿った状態の両方の条件下で熟成させることができます．調湿室での乾燥熟成（ドライエージング）は，肉汁が蒸発するにつれて，肉の重量の20％ほどを失います．さらに，食肉が吊り下げられた後は，その表面が真菌および細菌に侵されたり，肉の脂肪が酸化する可能性があり，肉をきれいにする必要があるため，損失が生じます．

　熟成は，肉がプラスチック包装で包まれた，湿った環境下でも起こります．これは通常，スーパーマーケットで販売されている肉の場合で，肉の梱包工場を出てから10日間は棚に置かれます．この方法は，肉を軟らかくすることはできますが，ドライエージングしたものと同じ味にすることはできません．しかし，プラスチック包装による熟成の利点は，空気中の酸素と細菌が肉の周囲を台無しにすることがないことです．

　これら二つの方法の代わりに，たとえばパパイヤ由来のパパインやパイナップル由来のブロメラインなどの酵素を用いて，肉を熟成させることがあります．これらの酵素は，肉のタンパク質を分解して軟らかくしますが，均一に起こるプロセスではないのでコントロールすることが難しくなります．また味は，肉の自然な熟成によってできたものほど良いものではありません．

熟成牛

　牛肉は，低温（1～3℃），高い相対湿度（70～80％）で，ウェットエージン

グする条件が最も適しています．肉が急速に乾燥しすぎないように，肉のすべての部分が均一に安定するためには，水分は不可欠です．低温では，肉中の熟成酵素はゆっくりとはたらき，細菌は繁殖しません．

伝統的に，牛肉は3～4週間熟成されますが，牛肉の一部には，90日間以上吊り下げて熟成された，グルメ料理として食べられているものもあります．肉は非常に軟らかく，色が濃くなり，短期間熟成した肉よりも，発酵してわずかに甘い味をもつようになります．

熟成豚

豚肉は，通常2～3日間しか熟成されず，6日以上はまれです．囲いのないオープンな状態で飼育された豚は，囲いで飼育された豚よりもかなりゆっくりと成長し，肉がより硬くなります．そのため，肉が軟らかくなるようにするには，より長い熟成期間が必要です．豚肉の中には現在，20日間まで熟成するものもあります．

豚肉を保存するまったく別の方法は，少量の塩と空気を使って，ハムを作ることです．その最も卓越したハムはスペインとポルトガル由来のもので，そこでは，イベリアの山々で黒い足の豚が飼育され，森の植物を食べています．この素晴らしくおいしいハムは，塩漬け，乾燥，熟成の組み合わせを使用し，周囲に存在する真菌と一緒に約18カ月の期間にわたり，軟らかくされます．最高品質のものはしっかりとしていますが，まだ軟らかく，一様にマーブル様の不飽和脂肪酸が浮き上がっています．イベリアハムの薄いスライスは，文字通り口中で溶けます．

味の挑戦：特別なシーフード

海には多くの生き物がいますが，それを魅力的な食べ物として考えている人もいれば，他の人がごちそうとみなしても，食べ物として見られない人もいます．これらの中でも，イカ，タコ，ウニ，ナマコ，ヒトデ，クラゲなどは有名です．そしてもちろん，世界各地で10,000種の異なる種類が見つかっている海藻は，おもにアジアで毎日の食事の一部を形成しています．これらの特別な生き物はすべて，とくにテクスチャーとして評価される海の強い特徴をもっています．

頭足動物：タコ，イカ，コウイカ

頭足動物は，「頭」と「足」というギリシャ語に由来したもので，多くの人には，パン粉をつけて揚げたイカの形くらいしか知られていません．パン粉をつけたものが主流で，身はやや硬く，生の繊細な食感は失われています．またタコは，マリナラソースのややゴムっぽい一部として連想するかもしれません．

タコは，調理するのが難しいといわれています．これは，タコの筋線維があらゆる方向に架橋されている独特の筋肉組織によるためです．地中海諸国では，漁師がよくタコを突き刺しにしく筋肉線維を緩め，身をより軟らかくしています．

魚のスープ，揚げたイカとヒトデの魚卵を添えて

【作り方】

<スープ>
① 野菜類はあられ切りにする．鍋にオリーブ油を注ぎ，野菜類，ニンニク，パセリ，トマトペーストを加える．焦がさないように野菜類の水分だけで蒸し煮にする．
② 魚の内臓を取り除き，血液とえらを取り除き，厚切りにして野菜類の上に置く．
③ 香味材とともに水，ワイン，パスティマを加える．
④ 沸騰させ，アクを取りながら，30分煮る．
⑤ 煮ている鍋の中で大きめの木製のスプーンを使い，材料を粗く潰す．
⑥ 再度沸騰させ，すべての材料をざるで漉す．できるだけ液体量が多くなるように硬めの塊部分も少量の軟らかい塊と一緒にしながらざるに押し当て漉し，濃度のあるスープとする．
⑦ 漉したスープを再度沸騰させ，少し煮詰める．
⑧ 味を見て調味する．

<イカ>
① イカを水ですすぐ．頭を握って，内臓とバチの部分を引き上げる．体腔の膜をこすり取り，ヒレ状器官を切り取り，触腕（げそ部分）をきれいにする．再度すすぐ．イカ肉，触腕，ヒレ状のみを使用する．
② イカ肉を6 mm厚さのリング状に切り，げそ，ヒレ状部分は2～3 cmの長さに切る．
③ イカリングとげそを塩水に5分浸け，水から上げ，水気を切る．
④ 175℃に油を加熱し，フライ用バスケットの中にイカを入れ，油の中に2秒程度沈める．
⑤ キッチンペーパーの上にイカを広げ余分な油を切り，提供用に別にしておく．

<ヒトデ>
① まな板の上に背甲を上にしてヒトデを置く．縦に切り込みを入れて，ヒトデを開く．
② 氷の上に小さめのボウルを置き，ヒトデから性巣，卵を掻き出し，ボウルにとる．ヒトデの残りの部分は処分する．
③ フライパンに少量のバターを溶かし，ヒトデの性巣と卵を薄黄金色になるまでソテーする．最後にヘーゼルナッツオイル，チャービル，塩，コショウで調味した新タマネギの中でかき混ぜる．

<盛りつける>
① スープ皿の中央にイカを小さく重ね，蒸気の立った温かいスープをそれらの周りに注ぐ．
② 少量のスープを残しておき，ブレンダーで上方に小さな泡が立つまで攪拌し，スープボウルに加える．
③ スープの中央に小さじ1杯程度のヒトデの性巣と卵をのせる．

【材料】（6人分）

<魚のスープ>
ネギ	2本
タマネギ	大1個
ニンジン	2本
フェンネルの球根	1/4個
熟したトマト	大4個
オリーブ油	45 mL
ニンニク	3片
生パセリ	100 g
トマトペースト	48 g
魚（タイ，スズキなど）	1尾
（2 kg程度のもの）	
水	2.5 L
白ワイン（辛口）	200 mL
パスティマ（アニスと甘草で風味をつけたフランス産リキュール）	15 mL
香味材（ディルの茎，セロリの葉っぱ，月桂樹の葉（ローリエ），粒コショウなどブーケガルニに使用するもの）	

<イカ>
イカ	150 g
10%塩水	500 mL
オリーブオイル（フライ用）	

<ヒトデ>
ヒトデ（生きているもの）	6枚
バター	
新タマネギ（みじん切り）	少々
チャービル（みじん切り）	少々
ヘーゼルナッツオイル	5 mL
塩，コショウ	

右ページ：魚のスープ，揚げたイカとヒトデの魚卵を添えて．

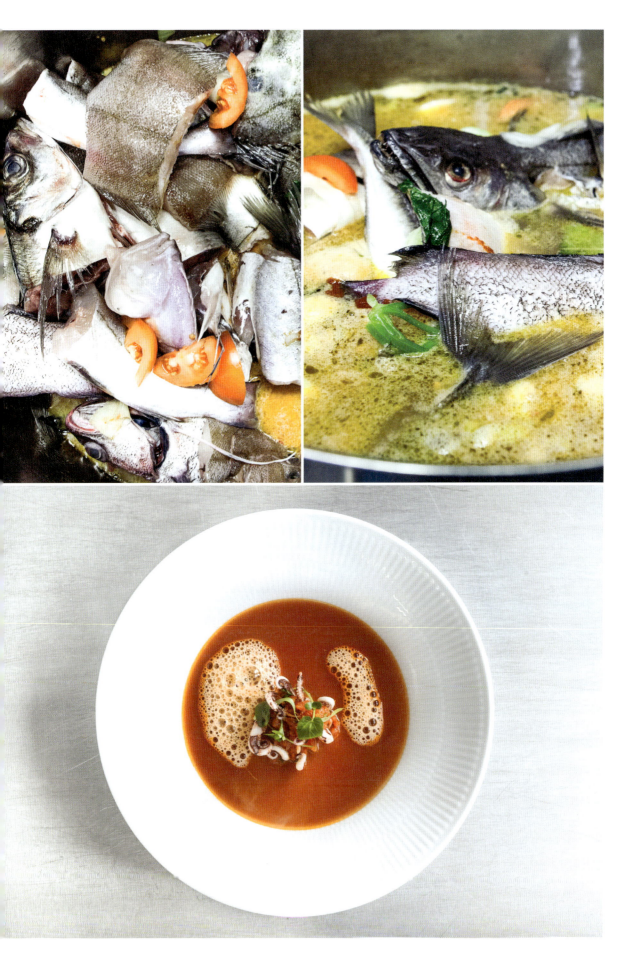

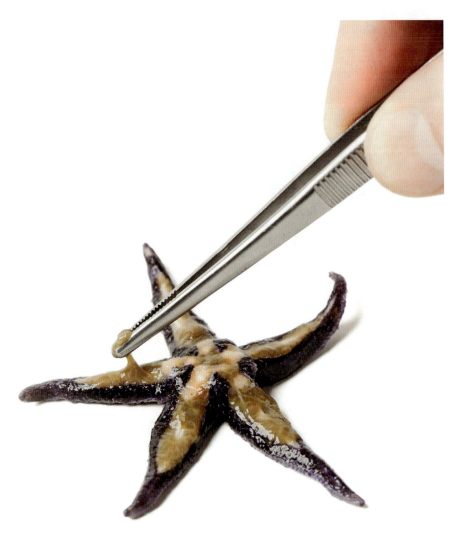

切り込みを入れたヒトデ．それぞれの腕にあるおいしい性巣と卵を見せている．

　イカやタコを調理するとき，覚えておくべき最も重要なことは，非常に短時間加熱するか，数時間煮るべきであるということです．それ以外の場合や，60℃以上の温度で加熱すると，非常に硬い身になります．

　頭足動物を調理する一つの方法は，10 ～ 15 秒以内で沸騰水または熱い油に入れたり，ざるに入れて高温の油を注ぐことです．身は軟らかくてジューシーですが，まだ何回かは噛む必要はあります．この方法を注意深く行うことによって，大型の頭足動物の身もほとんど生の状態でキープすることができます．

クラゲ，ウニ，ヒトデ

　タコとイカが奇妙だと思う人には，クラゲやウニやヒトデのようは棘皮動物を食べることはさらなるチャレンジかもしれません．ウニやヒトデの場合，厚い殻の中にある，おいしい部分を見つけなければなりません．

　ウニの食べられる唯一の部分は，ロウと呼ばれる黄褐色の生殖器官，つまり精

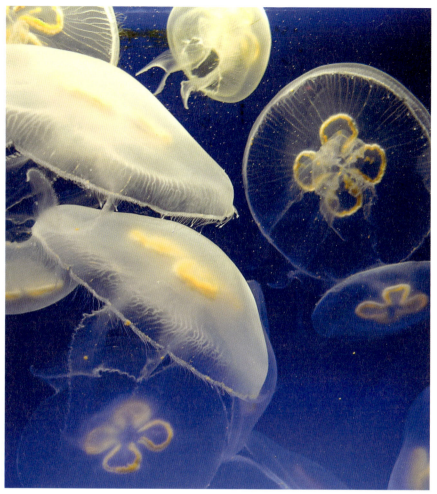

クラゲ．

巣と卵巣です．ウニの体は，どこからどこまでというのが難しいですが，内臓が 3 分の 2 を占めています．ウニの身は 15 〜 25％の高い脂肪分を含んでおり，非常にクリーミーです．このクリーミーさは，身の中の塩，ヨウ素，臭素によるもので，海の強い味の源でもあります．脂肪が口の中を覆うことで，味の強さが長時間残ります．このことはまた，ソースまたはスープを濃くするためにウニを使用することが可能です．

　海の星として知られているヒトデは，世界のほんの数カ所でしか食べられません．ヒトデの中には有毒物質が含まれていて，その厚い甲皮には小さな炭酸カルシウムの塊が詰まっているので，食材としてはあまり期待できません．しかし，ウニのように，ヒトデは腕の溝の中に生殖器官である軟らかい内部構造をもっています．これらを掻き取り揚げると，クリーム状で脂肪質の食感を生じます．

クラゲ

　クラゲ（ゼリーフィッシュ）は，その名前が示すように本物のゼリー（ゲル）で

す．水分はほぼ95％で，残りはコラーゲンが4％，他のタンパク質が1％，炭水化物はほとんど含まれていません．コラーゲンは，クラゲの体を保持しています．クラゲには毒素を含んでいるものもありますが，一般的なミズクラゲなどは食べられます．韓国や日本をはじめとするアジアの多くの地域で，クラゲは珍味としてみなされています．

クラゲは，ほぼ食感のためだけに調理されて食べられる数少ない食材の一つです．クラゲは，塩味は別として，味がほとんどありませんが，非常に硬く，人工のゲルに似ています．捕獲された新しいクラゲは，数時間以内で腐敗するため，すぐに調理する必要があります．まず，口を取り囲むかさと触手だけを残して，胃，生殖腺，さまざまな膜を取り除ききれいにします．東南アジアでは，クラゲは完全に脱水されるまで，または少なくとも塩で水分の90％を失うまで乾燥させることによって通常保存されます．

質感に関しては，部分的に脱水されたクラゲが最も興味深いです．この状態のクラゲは，非常に若い鶏肉の軟骨のように，カリカリ，コリコリしています．しかし，クラゲをおいしいごちそうに変えることは「いうは易く行うは難し」です．

クラゲを脱水する伝統的な方法は，塩，重曹，ミョウバンの混合物を使用して，約2カ月はかかります．塩と重曹はともに水を取り除き，重曹はコリコリ感を高め，ミョウバンは悪臭を取り除きます．最高品質のクラゲは明るい白色ですが，劣った品質のクラゲは黄色または茶色です．かさは，おもに触手よりも規則的な形をしているので，最も価値があります．

塩漬けされ脱水されたクラゲを使用するときは，まず水に浸したり，酢のドレッシングに漬けたりしなければなりません．その後，薄い小片にカットして，サラダに加えたり，スナックとして食べたりします．

クラゲ自身には味があまりないので，多くのエキサイティングな料理の味を引き出す可能性があります．クラゲは，ほとんどクラゲ独自の質感であり，他の成分によって味付けられた媒体として役立ちます．

大型の海藻

興味深い料理として好奇心をかき立てる，頭足動物，棘皮動物，クラゲ，そしてもちろん魚や海洋動物に加えて世界の海には，海藻として広く知られている大きな海洋藻類が生息しています．海藻は，地球最大の生物界である，藻類に属しています．この分類は，微視的に小さい単細胞生物から，海洋で見られる最大の生物の長さ約60メートルの巨大なコンブまで，非常に多様な生物群を含んでいます．

大型の海藻は，アジアやポリネシアで重要な食料源ですが，これらの二つの地域以外ではほとんど食材としては見られません．しかし，前述したように，アルギン酸塩，寒天，カラギーナンなどの海藻抽出物としては，食品製造産業においてゲル化剤として広く使用されており，モダン・キュイジーヌや分子ガストロノ

クラゲの脱水（乾燥）

ミズクラゲを脱水乾燥させるために，このレシピでは伝統的なアジアの方法に従い，以下のように行う．このレシピ自体は単純だが，脱水過程は5段階に分かれ，それぞれ塩の使用法が異なる．開始から終了まで2週間かかり，想像とは正反対であることを以下に示す．水分を抜き，正しいテクスチャーに仕上げるのはそれほど容易ではない．しかし，この処理は毎日塩水を交換すれば，スピードアップできるに違いない．脱水されたミズクラゲは最終的には元の94％程度の重量となる．

【作り方】

① ミズクラゲは胃，生殖腺，不要な膜を取り除き，きれいにする．存在するわずかな砂を取り除くため，冷水でしっかりと洗う．
② 塩類は2日ごとに交換する．
③ 最初の塩漬け：塩の層にミョウバンをまぶし，ミズクラゲをのせる．
④ 2～4番目の塩漬け：重曹を加え，ミョウバンの量を半量ずつ減らしていく．
⑤ 5番目の塩漬け：ミズクラゲを塩のみの層に置く．この方法で非常に冷所に置けば，1年間は保存可能である．
⑥ 使用する前にミズクラゲを水に浸す．

【材料】（乾燥物1kg）

ミズクラゲ（生）　　　　　大10kg
（きれいで，透明度が高い海で捕獲されたもの，砂が混じらないように海岸近くで捕獲されたものは避ける）

1番目の塩類（ミズクラゲ1kgにつき）
　塩　　　　　　　　　　　120g
　ミョウバン　　　　　　　10g

2番目の塩類（ミズクラゲ1kgにつき）
　塩　　　　　　　　　　　120g
　重曹　　　　　　　　　　20g
　ミョウバン　　　　　　　5g

3番目の塩類（ミズクラゲ1kgにつき）
　塩　　　　　　　　　　　20g
　重曹　　　　　　　　　　15g
　ミョウバン　　　　　　　2.5g

4番目の塩類（ミズクラゲ1kgにつき）
　塩　　　　　　　　　　　120g
　重曹　　　　　　　　　　10g
　ミョウバン　　　　　　　1.25g

5番目の塩水（ミズクラゲ1kgにつき）
　塩　　　　　　　　　　　120g

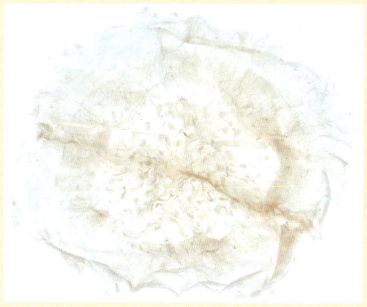

クラゲの脱水（乾燥）．

ミズクラゲのサラダ，海藻，コールラビ，ホースラディッシュの絞り汁，黒ニンニクを添えて

【作り方】

① 塩クラゲを完全に水に浸して，戻し，せん切りにする．
② 生の海藻を4％塩水あるいはきれいな海水ですすぎながら，砂，貝殻などのかけらを注意深く取り除く．
③ コールラビは皮をむき，せん切りにし，氷水に浸け，パリッとさせておく．
④ おろし金でホースラディッシュから果汁を絞る．
⑤ フリーザーバックにミズクラゲとホースラディッシュの絞り汁を入れる．バッグに封をし，1時間おく．その代わりにボウルにこれらを入れ，もう1時間長くおいてもよい．
⑥ サラダ用水切り器あるいはペーパータオルでコールラビの水気を切る．
⑦ 黒ニンニクを薄くスライスする．

<盛りつける>

ミズクラゲ，コールラビ，海藻を混ぜ合わせ，小さなガラスの器につぎ分ける．中央上部に黒ニンニクをおいて，アボカドオイルを振りかける．

【材料】（6人分）

乾燥塩クラゲ	100g
生の緑藻類	
（スジアオノリやアオサなど）	40g
コールラビ	100g
生ホースラディッシュの絞り汁	15mL
黒ニンニク	1片
アボカドオイル	15mL

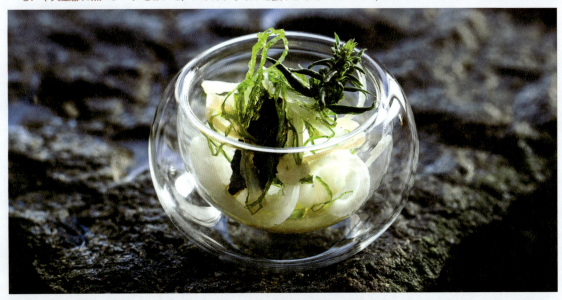

ミズクラゲのサラダ，海藻，コールラビ，ホースラディッシュの絞り汁，黒ニンニクを添えて．

ミーの実践者によっても注目されています．

　一方で，何千もの海藻種のうち，紅藻，褐藻，緑藻の品種のわずか数百種が食用となっています．食べられるものは，軟らかくて，カリカリ，コリコリして，丈夫で，ジューシーで，弾力のあるといった，食べ物として幅広いテクスチャーをとくに生み出すもので，非常に広い用途があります．海藻は，興味深い味と香りをもっていますが，とくにアジア料理では，そのテクスチャーがより高く評価されています．

　海藻の種類には非常に薄いものもあり，厚さがわずかな細胞からなり，乾燥して焼くと，パリパリ，カリカリになり，スナックとして食べるのに適していま

アイスキャンデー風のクラゲ：甘草はどこで海と出会うのか

【作り方】

① 3本の串を準備しておく．竹串，木串であれば，ミズクラゲを準備している間20分程度水に浸けておく．
② ミズクラゲを戻し，水気を切り，乾燥させる．横幅3〜4 cm程度の大きさに切る．
③ ミズクラゲと甘草を一緒にフリーザーバッグに入れ，冷蔵庫に1時間入れておく．
④ 余分な水分が出てくれば，取り除き，串を突き通す．ラックに入れ，そのまま1時間乾燥させる．
⑤ 揚げ油を170℃に加熱し，2秒程度，串刺しのクラゲを揚げる．
⑥ スナックとしてあるいはグリルフィッシュのつけ合わせとして提供する．

【材料】（4人分）

乾燥塩クラゲ	100g
甘草粉末	1g
（または生の甘草液）	
サラダ油（フライ用）	

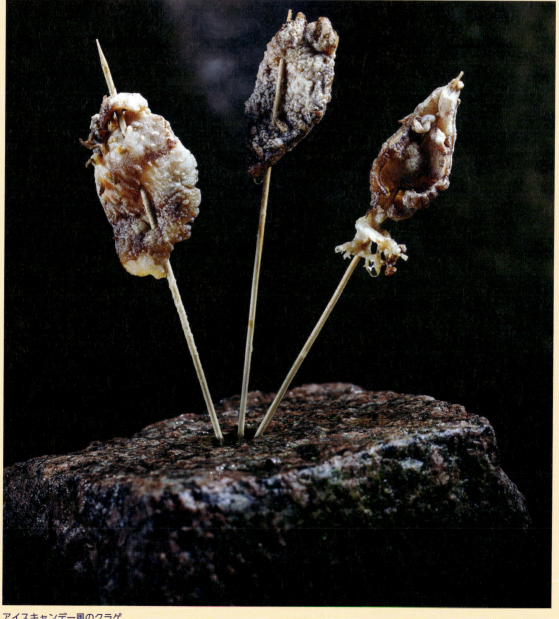

アイスキャンデー風のクラゲ．

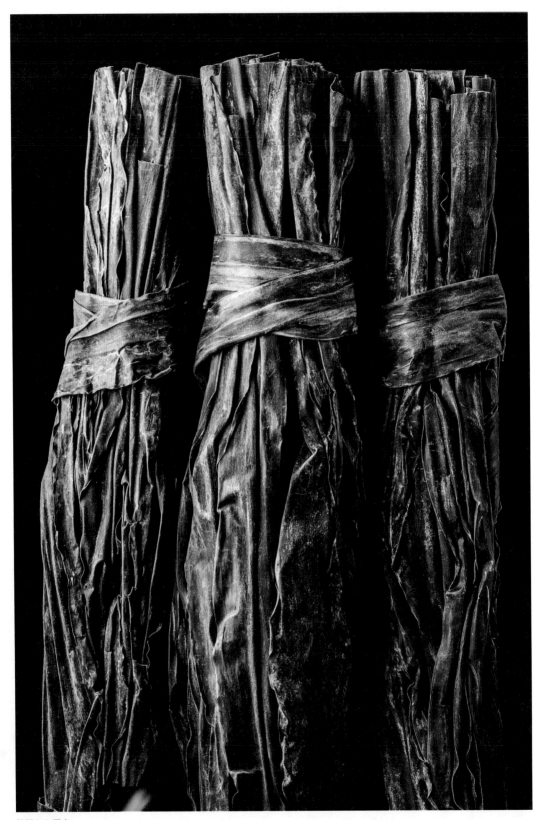

乾燥した昆布.

軟らかい海藻「リコリス」

　昆布のような大きな褐藻の中には，その食感が弾力のあるものか，もしくはリコリス（スペインカンゾウなどで味付けされたヨーロッパの黒いお菓子）のような軟らかい食感に調製できるものがあります．これらの海藻を煮込むと，口当たりが変わり，リコリスが含まれているように感じさせることもできるようになります．

　一般的な日本のおやつに，乾いた昆布で作られたものがあり，それは昆布を水で調理して吸水させた後，米酢に漬けたものです．しょうがやその他の香辛料を漬け汁に加えて，繊細さを加えることもできます．質感はしっかりしていて弾力があり，少しヒビ割れしているものもあります．酢の酸味がそのようなお菓子を非常にさわやかなものにしていて，しばらく口の中でじっくり味わうのは面白いです．

　海藻の煮物の作り方はとても簡単です．乾燥した大きな褐藻は通常，欠けていない刃のような形で販売されています．それは，最初に約1時間，冷たい水に浸されなければなりません．「刃」からしみ出ているスライムのように見えるものが多い場合，それらは実際には無害な多糖類でできているものが多いですが，水を数回交換することを勧めます．カラフト昆布は豊富な多糖類を含んでおり，過度に粘着性をもつので，スナックを作るにはよい選択ではありません．

　海藻を浸したら，水切りし，新鮮な水の入った鍋に入れ，軟らかくなるまで煮込みます．煮汁は捨て，その後細切りにされて千切りにされるか，幅1～2センチメートルの正方形にカットされます．これらは，それ後しょうゆと甘いワイン，可能であれば日本酒，みりんの混合物で煮ます．砂糖がカラメル化し，部分的に光沢があり，ほぼ黒くなるまで煮込みます．

　この煮物は，本物のうま味物質であふれています．海藻を煮込んでいる際に，少しすりおろした干ししいたけを加えると，うま味をさらに強めることができます．完成品の粘りがやや強すぎると思われる場合は，それらに米粉やリコリスの粉を軽く振りかけてもかまいません．簡単に指でつまめ，軽食として食べられることができます．

　この海藻「リコリス」の利用用途は，細かく刻んでバニラアイスクリームに混ぜたり，トッピングにすることです．海藻には水と結合する多糖類が含まれているので，煮込んで小さく刻んだものは冷たいアイスクリームに触れても硬くなりません．そのため，甘くてうま味の豊富な海藻「リコリス」のようなしっかりとした噛み応えの部分と，それとは対照的なアイスクリームの軟らかくてクリーミーな口当たりの完璧なテクスチャーの組み合わせになります．

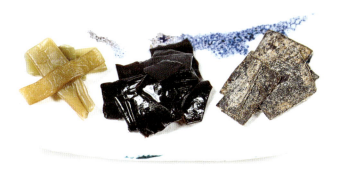

3種類の昆布：(左) 酢漬．　(中) しょうゆ漬．(右) しょうゆ漬ののち，乾燥，そして米粉をまぶしたもの．

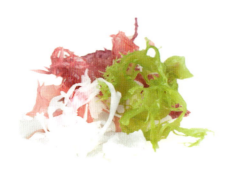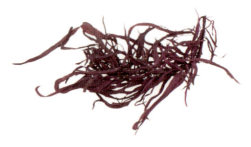

繊細な海藻種．トサカノリとフノリ．

す．これは，とくにダルス（*Palmaria palmata*），アマノリ（*Porphyra*），ワカメ（*Undaria pinnatifida*），アラリアエスクレンタ（*Alaria esculenta*），オオウモキ（*Macrocystis pyrifera*）の場合に当てはまります．大型のコンブは，海藻のすべての種の中で最大ですが，例外的に繊細で薄い刃をもっています．他の種，たとえば，コンブ（*Saccharina japonica*）とラミナリア・ディギタータ（*Laminaria digitata*）は，食用にするために最初に加熱されなければなりません．

特定のとても食べやすい海藻種，とくに褐藻類は，むしろかなり，硬い枝分かれした形で成長します．口の中では，褐藻類は，最初はくすぐったいように感じますが，その後に歯ごたえのよい食感になります．温かい水の中でも冷たい水の中でも生育するオゴノリ（*Gracilaria*）は，日本の珍味であるフノリとトサカノリと同様に，生のまま食べることができます．

乾燥して焼いた海藻は，海藻のもつ天然ゲル化剤のために，液体や高い湿度にさらされて再び軟らかくなると，非常に迅速に水分を吸収します．これは，海苔巻きの海苔にも当てはまります．海苔は，紅藻類のアマノリから作られます．海苔は乾燥され，焼かれ，寿司に使われるときに，完全にパリパリしている必要があります．海藻が速やかに水分を吸収するので，寿司は作った直後に食べなければなりません．そうしないと，海苔の食感が悪くなります．パリパリした海苔と軟らかな寿司米とのコントラストが，よい巻き寿司の特徴です．

フローズンデザート：粒状からクリーム状まで

味，食感，温度の驚異的な相乗効果は，おいしいフローズンデザートの特徴です．そのテクスチャーは，グラニタ（イタリアン・シャーベット）のクランチさ，シャーベットの粒状から，自家製アイスクリームのクリーミーさ，ジェラートの超なめらかさまでをカバーします．すべてのフローズンデザートは，氷結晶，気泡，および凍結しない糖溶液の複雑な混合物です．それらの顕微鏡的構造は，最終的にさまざまな感覚特性を決めています．

フローズンデザートは，通常の砂糖や他の甘味料（たとえば，グルコースや還元糖）で作られます．砂糖の含有量は，アイスクリームがいかに軟らかく感じら

れるか，つまりその基本的な質感に大きく影響します．通常，フローズンデザートは少なくとも15％の糖度をもち，とても甘いものはもちろんそれ以上あります．

クリーミーなアイスクリーム

牛乳，水，クリーム，砂糖，卵から作られたアイスクリームは，歯の間に砕ける氷結晶の痕跡がないほど，非常になめらかでクリーミーなテクスチャーをもっていなければなりません．アイスクリームとジェラートの両方において，小さな乳脂肪粒子が，気泡と水層である砂糖溶液との界面に結合しています．牛乳とクリーム中のタンパク質とともに脂肪は，気泡を安定させ，フローズンデザートの特徴的な軟らかくてクリーム状の食感を生み出すのに役立っています．

砂糖，塩，アルコール，味物質などのさまざまな可溶性成分がアイスクリームに含まれるため，アイスクリーム中の水分は0℃以下で凍ります．おいしいアイスクリームの食感は，冷たくて少し硬く，なめらかでクリーム状になり，口溶けのよいものです．逆に，グラニタやシャーベットでは，ややクランチ感がある，より粒状の構造が望ましいです．

口腔内では，7〜10マイクロメートルの小さな粒子を感知することができます．そのため，たとえばアイスクリームをとても軟らかいクリーム状にする場合，氷結晶が形成されないように絶え間なく攪拌しながらミックスを非常に迅速に凍結させることが重要です．さらに，成分の混合物は，冷凍庫に保存されている間に結晶の成長を阻害する物質，たとえば糖，乳化剤，安定剤を含んでいなければなりません．攪拌はすでに形成された結晶を壊すのに役立ちます．牛乳やヨーグルトのような低脂肪の乳製品からソフトでクリーミーな製品を作ることはとくに難しいです．

完璧になめらかなアイスクリームやシャーベットを作るのに，たくさんのモダンなキッチン用品がありますが，注目はパコジェットというものです．それには，高速で回転する非常に鋭いチタンブレードがあり，凍ったアイスクリームの混合物のブロックを，わずか約5マイクロメートルのサイズで削ることができます．このサイズは舌と口が個々の粒子を感じることができる閾値以下です．別のオプションは，液体窒素の助けを借りて混合物を急速に凍らせることです．この場合，粒子は1マイクロメートルよりも小さくなります．

世界で最も噛む必要のあるアイスクリーム

トルコの専門品であるサレップ・ドンドゥルマは，「世界で最も噛むアイスクリーム」と呼ばれています．その名前の由来は，ややエキゾチックなものと明白なものの組み合わせです．ドンドゥルマはトルコ語で「凍っているもの」を意味しています．サレップはトルコ語で，アラビア語の「狐の睾丸」という意味ですが，狐の睾丸に似ている蘭（*Orchis mascula*）を指します．この蘭の根から作られた粉末が，アイスクリームを作るために使われています．

アイスクリーム，ダルスの糖蜜漬を添えて

アイスクリームにダルスを加えることはこのデザートのカロリーを減らし，テクスチャーに変化を与えるという二つの効果がある．まず，海藻から抽出されたうま味物質は砂糖と脂質と相加効果的に作用し，各使用量を減らすことができる．第二に海藻中の多糖類はアイスクリームのゲル化剤として作用し，その量に比例してクリームを少なくしても，なめらかなテクスチャーを維持できる．

【材料】（8～10人分）

牛乳	600 mL
38％乳脂肪（生クリーム）	400 g
砂糖	150 g
ダルス	25 g
卵黄	6個分

【作り方】

① 牛乳，クリーム，砂糖100 gを鍋に入れ，沸騰させる．
② 少し冷めたらダルスを加え，真空パック用袋に入れ，室温で30分休ませる．
③ ②の袋を60℃のウォーターバスに入れ，40分保温する．
④ ボウルに卵黄と残りの砂糖50 gを入れ，とてもフワフワした状態になるまで攪拌する．
⑤ ③の牛乳混合液を混ぜ合わせ，目の細かいざるで漉す．その混合液を80℃に加熱する．
⑥ 卵黄に牛乳混合液を少しずつ加え，ドロドロの状態にし，80℃になるまで再加熱する．
⑦ アイスクリームメーカーに⑥を入れ，各メーカーの使用方法に従って，かき回す，あるいは12時間冷凍庫に入れる．その際は，パコジェットビーカーを使う．
⑧ 好みでダルスの糖蜜漬を散らして提供する．

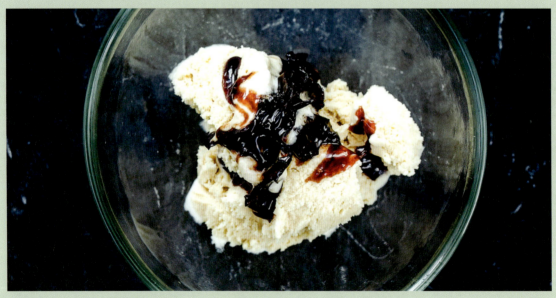

アイスクリーム，ダルスの糖蜜漬を添えて．

噛むアーモンドミルクアイスクリーム

【作り方】

<アーモンドミルク>
① アーモンドの皮をむき,皮は処分する.
② 400mLの水にアーモンドを浸し,24時間置く.
③ 水を捨て,残り400mLの水を加え,トロトロの糊状になるまでミキサーにかける.
④ 裏ごしし,アイスクリームを作るためのアーモンドミルクに使用する.

<アイスクリーム>
① アーモンドミルク,牛乳,コニャック,ベンズアルデヒドを撹拌し,30分休ませる.
② ①を50℃まで温める.
③ バニラビーンズに切り込みを入れ,種子をこすり取り,砂糖と一緒に牛乳混合液の中に入れる.
④ 牛乳混合液を沸騰させる.沸騰を続けながら電動ミキサーで15分撹拌し続ける.
⑤ アイスクリームメーカーに入れ,各メーカーの使用方法に従って調製し,冷凍する.あるいは砕いたドライアイスを入れて凍らせる.提供する前に冷凍庫に12時間以上入れておく.

【材料】(8~10人分)

<アーモンドミルク>

アーモンド	100g
水	800mL

手作りのアーモンドミルクの代わりに市販のアーモンドミルク800mLを使用してもよい.

<アイスクリーム>

牛乳	400mL
コニャック	4g
ベンズアルデヒドまたはアーモンド(抽出物)エッセンス	3滴
バニラビーンズ	1/2本
砂糖	200g

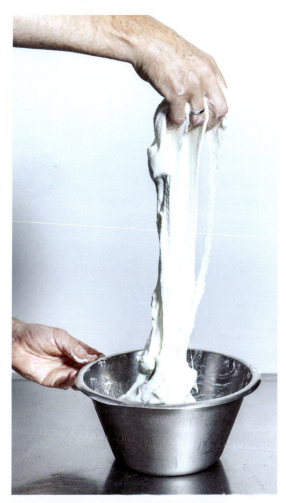

噛むアーモンドミルクアイスクリーム.

サレップは，5,000個以上の糖を含んだ，長鎖状の複雑な多糖類を含んでいます．そのため，ハイドロゲルを形成することができ，非常に効果的なゲル化剤としてはたらきます．温かい牛乳を濃くするために使うと，粘りがあり，一体感のある非常に独特な食感になります．

　このような方法で粘性を高めた牛乳が凍結すると，液体はとてもしなやかになり，タフィーのように長いひも状に引っ張ることができます．サレップで作られたアイスクリームをこねると，高グルテン含量のパン生地をこねるのと同じように，数メートルの長さに引き伸ばすことができます．それをスプーンですくうことは忘れてください．ミックスははさみでのみ切断できます．

　アリエル・ジョンソン，ケント・カーシェンバウム，アンネ・マクブライドは，トルコ以外でサレップを採取することが難しいため，蘭の根に相当する他の多糖類を使用して，サレップ・ドンドゥルマを作ることを試しました．最初の試みとして，彼らはコーンスターチとクズウコンの根に代えてみました．アイスクリームはしっかりしていましたが，あまりコシがなく，弾力性に欠けていました．彼らはその後，中国と日本の原産で，特殊なタイプの麺を作るために使用される植物の根であるコンニャク（*Amorphophallus konjac*）を試しました．コンニャクはサレップと同じ効果があり，彼らは結果としてコンニャク・ドンドゥルマという名前をつけました．この三人の研究者は，強い粘弾性，一体感のある食感を達成するために，凍結前と凍結後の両方でこのアイスクリーム混合物をこねることが不可欠であることも発見しました．そうしないと，氷が粒状になり，噛みにくくなるからです．

味が弾けるテクスチャー

　ある一つの成分の相を別の相でカプセルに封入することで，実に特別な味覚体験が得られます．これは，小さな球体の殻に包まれた特定の味をもつ液体で，しっかりとして，噛む必要があり，噛んだときにはじけます．また，注ぐと破裂する二酸化炭素の泡をもつ液体を含むこともあります．この達成には，放出する味を感知し，異なるテクスチャーを感じることの間の相互作用といえます．よく知られている例は卵黄と魚卵ですが，人工的に小さなカプセルを作ることもできます．これは，ゲル化や石灰化といった，果実の表面での化学修飾を使って行うことができます．

驚くべきテクスチャーと味をもつ小さなカプセル

　魚卵は，薄い膜で包まれた脂肪滴で満たされた卵黄嚢です．この膜は，補強材としてはたらく糖タンパク質と呼ばれる特別なタンパク質の層によって覆われている生体膜で構成されています．実際の卵子は，卵黄の内側にあります．未成熟な卵は非常に硬いですが，時間が経つと軟らかくなり，孵化する直前には簡単にバラバラになります．魚卵は，熟す直前に食べるのが一番です．

塩漬けした魚卵は，より歯切れのよい，プチッとした食感に通じる丈夫な表面になります．そのため，個々の卵を噛んで膜が破裂すると，脂肪の多いクリーミーな内部の味とのコントラストが向上します．

　最も歯切れのよい，プチッとした魚卵に，トビコがあります．トビウオの卵で，卵の直径は約 0.5 ミリメートルです．カラフトシシャモの魚卵は，より茶色で，同じくらいプチッとしています．世界的に有名なキャビア，チョウザメの卵は，やや大きめです．その膜にはより弾力があり，クリーム状の食感があります．サケとマスの卵はさらに大きく，塩漬けすると，非常に歯切れのいい外観をもつようになります．

　塩漬けのニシンの卵は，トビコと同じくらいプチプチしていて，口当たりがよい日本料理の中でも特別な地位を占めています．日本語では，とても説明的な名前である「数の子」として知られています．文字通り「多くの子供たち」を意味します．一つの卵嚢には，最大 10 万個の小さな卵が入っています．独特な珍味に，ニシンの卵がつけられた海藻があります．たとえば昆布などがあり，その場合，数の子昆布と呼ばれています．多くの場合，昆布の両側に厚さ 2 センチメートルくらい重ねてつけられています．

　プチプチ感のあるおいしい数の子を作るには，魚卵を食塩水に段階的に浸し，最終的に飽和食塩水で終わらせる，という面倒な工程が必要です．得られた膜はしっかりとしており，非常にプチプチした卵が詰まっています．食べるときは，卵は水に浸されます．

　魚の卵を乾燥させることによって，まったく違った食感が得られます．これ

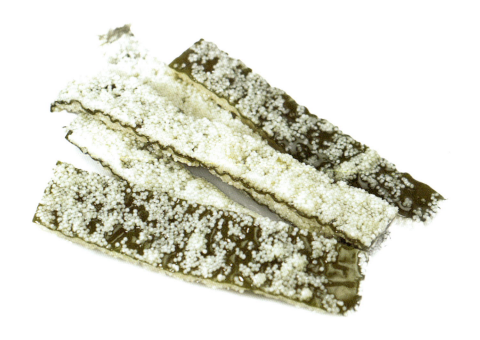

海藻に生みつけられたニシンの卵（「数の子昆布」）．

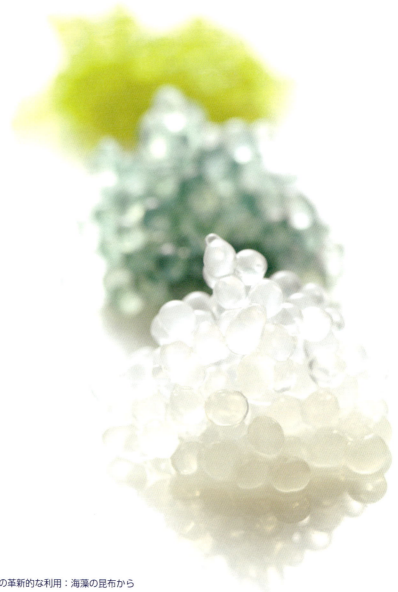

球状化の革新的な利用:海藻の昆布から
作られたキャビ・アート「キャビア」.

は,伝統的にヨーロッパの地中海の国々で行われてきました.この貴重な珍味は,イタリアではボッタルガ,スペインではボッカルゴと呼ばれています.乾燥した卵は,硬くしっかりしており,乾燥した脂肪物質が多量に含まれているので,ワックス状の食感があります.多種類の魚卵,とくにタラとマグロから作ることができますが,ボラのものが最高と考えられています.

球状化

液体窒素の使用とは別に,球状化は,おそらくほとんどの人々が分子ガストロノミーと関連づける技術です.アルギン酸ゲル化剤(アルギン酸ナトリウム)を

キャビ・アート（cavi-art）：グルメ完全菜食主義者の選択肢

　小さなデンマークの企業は，実際にはある失敗した実験から国際的な支持を得ています．1988年，イェンス・ムォラーは，特定の酵素が海藻と混合されると，非常に小さな球が形成されることを発見しました．彼はこれらの球と魚卵の間の類似点をすぐに見つけ出し，アイデアを発展させるために動きはじめました．数年かけてアイデアを試し，それをさらに発展させた後，1994年に彼の技術革新に関する特許を取得することができました．1年後，彼はキャビ・アート（cavi-art）という名前をつけたこの珍しい製品の商業生産をはじめました．それは海藻から作られる小さい球からなりますが，外観においても，そしてとくに口当たりに関しても，キャビアに似ています．

　小さなキャビ・アートの球は，最終用途に応じて食品着色剤とさまざまな味物質が添加される液体内部を囲み，ゼラチン化された海藻アルギン酸塩から作られ堅い弾性の膜からなります．キャビアの代用品として使用されるのであれば，それらは当然魚の味にしますが，パッションフルーツやパパイヤなどの甘いジュースを選ぶことでデザートにも使用用途が広がります．キャビ・アートは球状化（スフェリフィケーション）のシンプルでスマートな応用です．

　前衛的なシェフは，モダン・キュイジーヌ（現代料理）のために球状のものを作る上でアルギン酸塩の使用を「発明した」ことを称賛しています．おそらく彼らは，イェンス・ムォラーがそれをすでに発見し，ほんの数年前に新シリーズの食品として市場に参入していたことを知らないでしょう．

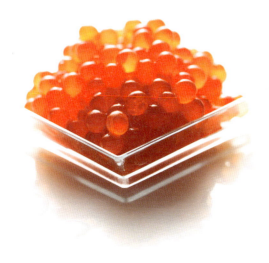

「キャビ・アート」：「キャビア」に代わる完全菜食主義者用の食べ物．

使うと，卵の卵黄を囲むように，液体を含む小さな球体やより大きなものを作ることが可能です．このプロセスは，驚くほど挑戦的な食感をもった独特のテクスチャーを作り出します．トビコのような感覚に似たプチプチ感や，歯で潰すとき，膜の破裂に続く柔軟な弾力があります．後者は，口の中で香りが弾けます．

すでに述べたように，球状化は，アルギン酸ナトリウムがカルシウムイオンの存在下で，化学的に安定なゲルを形成する性質に基づきます．カルシウムイオンは，塩化カルシウムまたは乳酸カルシウムとして，球状化される成分中に天然に存在しています．ほとんどのシェフは，乳酸カルシウム，おそらくグルコン酸カルシウムと混合して使用することを好みます．乳酸カルシウムは塩化カルシウムとは異なり，味に影響を与えないからです．球体を作るために使用される二つ目の方法は，通常の球状化と逆の球状化です．

通常の球状化は，スポイトや小型のスプーンを用いて，アルギン酸ナトリウムを含む少量の液体，たとえば果汁を，カルシウムイオン溶液中に添加することで行われます．カルシウムイオンはアルギン酸塩を液滴の外面にゲルを形成させ，液状の内部をもったしっかりとした球状の膜を形成します．ゲルの強度は，カルシウムイオンの濃度，液体の酸性度，アルコールを含むかどうかで異なります．リンゴジュースのように，液体がpH 5未満の酸性である場合，ゲルは形成されません．代わりに，あまり溶解せず，増粘剤として作用するアルギン酸が形成されます．ある程度まで，この効果は，pHを上昇させるクエン酸ナトリウムを添加することによって対処することができます．液滴が完全に固体にならないようにするには，球体をすぐに純水に移してカルシウムイオンを除去しなければなりません．カルシウムイオンをすべて洗い流すことはできないので，これを正確に行うのは難しいことです．時間が経過すると，カルシウムイオンは球体内に拡散し，完全に固体になります．乳製品のように，球状化する成分がある量のカルシウムイオンを自然に含んでいる場合にも同様の問題が生じます．この繊細さのバランスをとることが難しいため，基本の球状化は通常提供する直前に行われます．

通常の球状化に関する多くの問題は，代替のプロセス，逆球状化を使用することによって解決することができます．この方法も，球状化される成分は，カルシウムイオンを含むもので同様ですが，天然に存在するか，または乳酸カルシウムを添加したものです．混合物をアルギン酸ナトリウム溶液に滴下し，ゲル化の膜を球の周りに形成させます．これらの膜は，通常，基本的な球状化方法によって形成されたものよりもわずかに厚いので，形はより良好ですが，口当たりがよくなく，容易に破裂しません．基本の球状化と同様に，球体はすぐにきれいな水に移して，過剰のアルギン酸塩を洗い流します．ゲル化をやめると，球体の内部は液体のままであるため，逆球状化の球体は，提供する前にあらかじめ充分に準備することができます．逆球状化はまた，酸性，アルコール，すでに多くのカルシウムイオンを含む液体で生じる上記の問題を解決します．

球状化により，もう一つのテクスチャー要素，すなわち小さな二酸化炭素の泡を組み込むことが可能になります．固体のゲルと液体の内部を合わせるので，固体，液体，気体の三つの状態がすべて同時に存在します．二酸化炭素の泡が放出されるとき，食感は炭酸飲料によって生み出される，よく知られているようなものになります．

　完璧な球体を作りたい場合には，現場で行う上での多くの条件が考慮されなければならず，何回も試作が必要です．たとえば，落とす溶液の比重が落とされる溶液の比重よりも低いと，液滴がそれをうけている溶液に沈まないことがあります．この問題は，球状化される液体にキサンタンガムを加えることによって克服することができます．

石灰化

　軟らかい内面の外側に殻を作るために，炭酸カルシウムを形成させる石灰化をちょっとした調理の技として使うことが可能です．先に説明したように，これはプレッツェル生地で行われていますが，トマトの皮を剥がすためにブランチングする際も作用しています．面白い驚くべき食感になります．外観はしっかりしていて少し硬く，内部はまったく異なる構造をしています．この技は，空気中の二酸化炭素と，成分の表面を処理するために使用される塩基，アルカリ性の溶液との反応といったちょっとした化学反応に基づいています．

　石灰化は，皮を剥がしたトマトの周りにしっかりとした膜を作り出すことができます．さらに，トマトに香りの香辛料を注入した場合，もう一つの驚くべき効果があります．トマトの内部構造はまさにそれが期待する通りですが，味はまったく異なります．

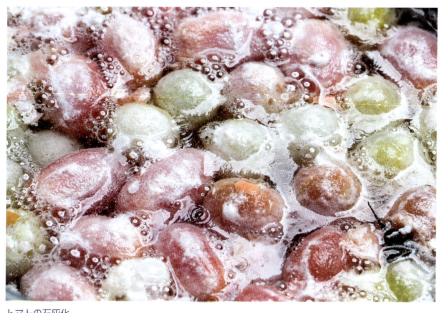

トマトの石灰化．

香り高いハーブを注入した石灰化トマト

　スペインのビルバオ・グッゲンハイム美術館にある有名なグルメレストラン,「ネルア」でキッチンを統括しているマスターシェフのホセアン・アリハは,さまざまな香り高いハーブのエッセンスを注入した石灰化トマトのレシピを作り上げました.この手順は非常に時間がかかり,複雑です.説明するのに4ページの記述,トマトの準備には10時間かかります.ここに記載するは,この名物料理を作るのに必要とされる重要なステップの概要です.

　まず,色と形の異なる,直径約3センチメートルのチェリートマトを選びます.それらの皮を剥きやすくするために湯通しし,それからすぐに冷たい水に入れて,皮を剥きます.この時点で,それらを消石灰の溶液に浸漬します！

　これがどのように機能しているのかを理解するには,基礎となる化学を調べる必要があります.消石灰(水酸化カルシウム),石灰水として知られている飽和水溶液は,強塩基で腐食性があります.消石灰は実際に食料生産分野でかなり広範囲に使用されています.石灰水は,空気中の二酸化炭素と反応して水と炭酸カルシウム(これは固体です)ができます.3時間浸した後,トマトを流水でよく洗います.このトマトは加熱して乾燥させた後,トマトソースを注入することができる堅い外殻ができました.

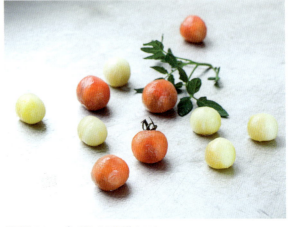

芳香性のハーブに満ちた石灰化トマト.

　トマトソースは,天日干しチェリートマト,オリーブ油,塩,砂糖から作られています.最初に天日乾燥トマトを170℃で20分間焼いてからふるいにかけてピューレにします.ソースは,たとえばレモングラス,チャイブ,ミント,ローズマリー,チャービルなどの香り高いハーブで味付けされてから,石灰化トマトの殻に注入されます.追加の効果として,さまざまなソースが特定の色または形のトマトに合わせられます.

　シロップの中で石灰化した殻を真空パック中で温め,次いで乾燥させることによって甘いトマトを作ることも可能です.

　提供する際,トマトは昆布から作られた海藻抽出物中で30秒間蒸されて,一つの皿あたり五つの異なるものが並べられます.料理は,ケッパーから作られたソースと70℃に加熱されたキサンタンガムでとろみがつけられたトマトスープで飾られ,バジルの葉が上に置かれます.

　このアイデアに触発されて,見習いシェフのカスペル・ストルベクと物理学者のペル・リングス・ハンセンの2人が,トマトを石灰化するのに,それほど厳密でない方法による代替レシピを開発しました.石灰水の代わりに,塩化カルシウムと重曹を使い,酢を添加し溶液を調整します.結果として,石灰化はトマトの中にさらに浸透し,より厚い殻をもたらします.その結果,心地よく丈夫な口当たりをもつより堅いトマトが得られます.

18品コースのランチの食感を解読する

ビルバオのレストラン「ネルア」は，もともとビルバオ・グッゲンハイム美術館のビストロを通り抜けることによってしか入ることができなかったため，ミシュランの星にふさわしくないと噂されています．ネルビオン川に面した階段を上り，控えめながらも，非常にエレガントな入り口を手に入れたとき，すぐに最初の星を授与されました．

レストランは，フランク・ゲーリーの印象的な脱構築主義建築の傑作，ビルバオ・グッゲンハイム美術館にあり，それは川の端にある巨大な彫刻に似ています．この博物館は，低迷していた工業都市を観光地に変えました．1997年にオープンしてからわずか1年で，市内の訪問者数は300倍に増えました．グッゲンハイムは，市自体の理解とその経済の点で，文化への大規模な投資が都市にとって何ができるかの輝かしい例です．

「ネルア」の担当者は，ちょっとした魔術師です．香り，味，食感の基本に焦点を当てた，マスターシェフのホセアン・アリハの料理は，ある意味，真面目で禁欲的です．しかし，より綿密に調べると，そのスタイルは見事であり，少なくともレシピとテクニックを開発するための膨大な作業に基づいていて，いつも驚かされます．その上，レシピの複雑さにもかかわらず，料理はテーブルに着くと簡単に研究されます．ポール・ボキューズは，ホセアンの食べ物は彼がこれまでに味わった中で最高のものだと述べたといわれています．

「ネルア」でのランチに大きな期待を抱いていたのは，とくに私たちのうちの1人（オーレ）が一度そこで食事をしたり，シェフとの準備なしのディスカッションに参加し

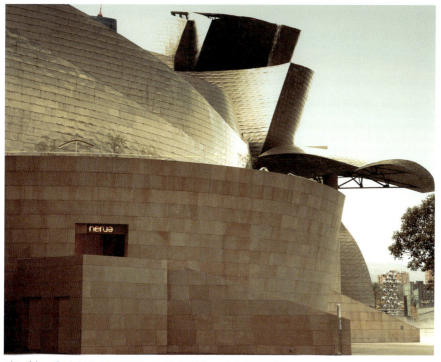

ビルバオ・グッゲンハイム美術館にあるレストラン，ネルアの入り口．

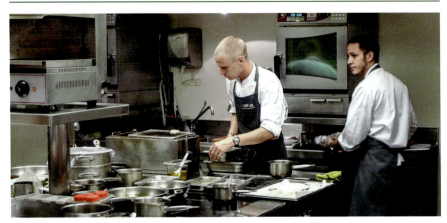

ネルアのキッチンで，熱心に仕事をするシェフ．

たり，本のためのレシピを作成するのに一緒にはたらいていたからです．私たちはまた，レストランのデンマーク人の見習いシェフ，カスペル・ストルベク（著者の一人の息子）から，メニューは18品の特別に選抜された料理で構成されるといわれていました．

　まずはじめに，非加熱のトマトのエキスにタマネギとニンニクを加えて作られた飲み物をいただきました．私たちが最初に到着したゲストで，私たちはすでに活動の中心地であるキッチンの前の部屋に立っていました．飲み物と一緒に，揚げて乾燥させたタラの皮から作られた「チップ」が出されました．またそれとともに，黒い豚の足のイベリコハムをベースにしたアイヨンが注入されたメロンから作られた，ぶどうの木が出されました．私たちは台所の周りで見られ，「ネルア」の「実験室」としての役割を果たす小さなスペースも見せてもらいました．

　レストラン自体は非常に小さく，台所が一つとたった10台のテーブルしかありません．川に面した窓は一つしかなく，装飾的な気配はありません．すべてが明るくクリーミーな色調で描かれています．部屋の真ん中には，接客する際のステージング領域として機能するように取り囲むテーブルの列があります．テーブルの上にはテーブルクロスがありますが，それ以外はありません．ある意味では，部屋は美術館自体の内部を映し出しています．つまり，装飾や展示会さえも必要としない彫刻，形や色のない自立した芸術作品ということです．

　私たちが着席するとすぐに，カトラリー，ナプキン，そして簡単な装飾がいくつか現れ，そして昼食がテーブルに運ばれてきました．前菜として，トマトの酢漬が氷上で出されました．最初の料理，ビートニョッキの焼ピーマンジュース添えには，「ネルア」の基本理念が示されていました．それは一見単純そうに見えましたが，ビートジュースの甘さと酸味の相互作用とともに質感の微調整が，完璧に近づいていました．

　これに続いて，単に「ソース中のトマト」として知られているレストランの特製料理の一つが出されました．異なる色の五つの小さな皮をむいたトマトが，皿の上に並んでいました．噛むと，それぞれが口の中で破裂し，レモングラス，チャイブ，ミント，

右ページ：18品のランチコースで出される，一連の料理．

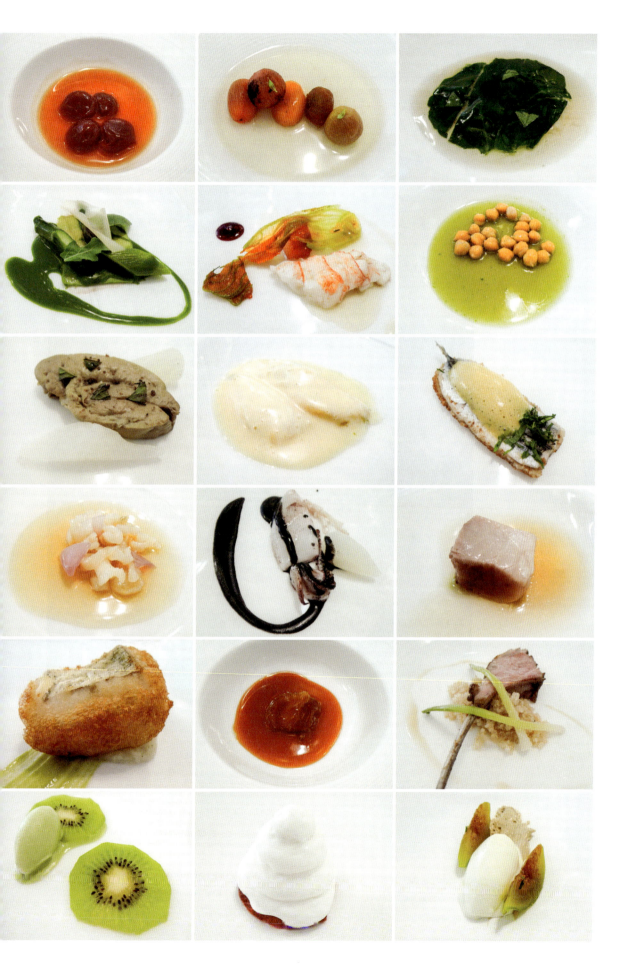

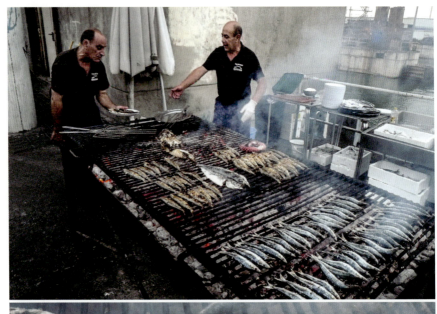

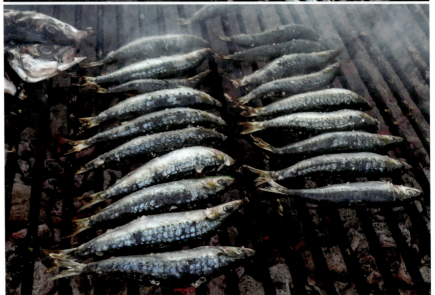

ビルバオの港での焼き魚.

　ローズマリー，またはチャービルを注入したケッパーベースのソースの味が弾けました．その効果は，すがすがしく圧巻でした．そのテクスチャーは，普通のトマトの果肉とはまったく異なる，非常に軟らかい内部と，しっかりして軽く，パリッとした石灰化の殻を組み合わせたものです．

　3番目の料理は，アーモンドミルクとオリーブ油で作られたホウレンソウのクリームです．すべての料理の中で，おそらく最も美しく提供されました．ホウレンソウはジューシーでした．野生のアスパラガス，アボカド，ルッコラ，素晴らしいうま味がある小麦草の緑の抽出物が並んでいました．それはパルメザンチーズの水抽出物を乾燥さ

せることによって作られたチップで彩られていました．

　ワインの組み合わせは何でしょう？　マルバシアのブドウから作られた白いリアジャー・ビーナー・コンドニア 1999 年は，オークのバランスがとれています．それはまれでかなり複雑なワインですが，最初の四つの料理によく合いました．その後，より軽くて年代の若いスペインの白ワイン，アルバーリノードー・フェレロー・リーアーズ・バイクサズ 2013 年に切り替えました．

　次の料理では最初に海の味がしました．大きなエビとズッキーニの花に，ミント，カレーソース，煮込んだプラムが添えられていました．私たちはすぐに野菜コースに戻りました．それは香り高いハーブのグリーンソースにヒヨコ豆で特色づけたものでした．ヒヨコ豆はバスク地方のあらゆる地域で栽培されています．とくに禁欲の時期に食べられる主食です．「ネルア」では，まだしっかりしていて，チョリソジュースで味付けされて料理されています．その結果，純粋なうま味の相乗効果が得られます．

　より伝統的で本格的な魚料理に移る前に，ホセアン自身に説明されたアヒルのフォアグラを味わいました．その際，ジューシーですが，しっかりしたベビーカブと新鮮なレモンミントが添えられていました．

　8 番目の料理は，スペイン語でバカラオ・アル・ピルピル（タラのオイル煮）としても知られているココチャでした．この料理は温かい油で，通常はメルルーサやタラといった魚の顎のすぐ下にある肉を使って調理する方法が数百種類あります．その料理の見た目は魅力的ではなく，くすんだように見えましたが，この店での料理を支えた秘密は，油中水滴エマルションで調製されたタラの舌にありました．エマルションが分離しないように低温でゆっくりと攪拌することにより陶器の中でゼラチン化させました．舌は，エマルションに完璧に合った質感によって軟らかく，そして少しクリーミーになりました．

　次に，「ネルア」の特製料理のもう一つ，蝶のように見える切り開いたアンチョビを焼いた面を下にして出されました．小麦粉とパン粉から作られた流動性のあるイースト生地上にのせて出され，濃厚な卵黄，赤タマネギジュース，加熱したアンチョビの骨からの泡の上にトッピングされていました．泡が口に触れると，信じられないほど繊細な海の味が放たれました．

　カニのスープ，アーモンド，赤タマネギのソースに入った軽く燻製されたタラの浮き袋が，10 番目の皿でした．浮き袋は興味深く，やや粘着性のある質感を出すためにゼラチン化した結合組織です．

　その後の料理は，赤ワイン，ラース・グラバズ・ジャミラー 2010 年との組み合わせでした．加熱したベビーカブと漆黒のオリーブペーストが添えられ，ベビーイカの砂糖煮が素晴らしくマッチした料理でした．オリーブの自然な黒い色は，イカ墨の添加によって強化されました．イカはとてもジューシーで，少しも硬くありませんでした．さらに二つの魚料理が続きました．一つ目は，ピーマンとトマトジュースの淡いソースに入ったビンナガマグロでした．それに続いて，バスク地方で最も人気のある魚の一つで，

おいしいタラの一種であるフライドヘイクが運ばれてきました．ヘイクは皮をむいた状態で提供され，緑のコショウの実とキャバイ・ダンジェルとともに筋状のクリームの上に置かれました．キャバイ・ダンジェルは，黒種南瓜から作られる甘味で，一般的にはペストリーで使用されています．

　デザート前の最後の二皿は，えんじ色のスパイシーソースを添えた牛肉の腱シヌーと，キヌアとミント入りの青ネギとシェリースープを霧雨のように降らせたベッドの上に，非常に軟らかい子羊のカツレツをのせたものでした．

　デザートでのワインの組合せは，1956年，1970年，および1997年のヴィンテージからブレンドされた，ランサローテ島のエル・グリフォー・キャナーリーの特別なデザートワインでした．それは今では非常に珍しいワインで，私たちの訪問の後には数本のボトルだけがレストランの地下室に残っていました．

　最初のデザートは，青ジソをベースにしたソルベとキウイでした．青ジソは日本の香り高いハーブで，しばしば寿司の大皿上の装飾として見られます．次は，伝統的なケーキやチェリージャムが詰められたパンの形をした，ホセアンによる有名なガトー・バスクのアレンジでした．ホセアンのガトーは，ココナッツ，黒コショウ，バラの水による美しい硬いクリームをトッピングしたイチゴのベースだけでした．

　私たちは早い時期に収穫される花イチジクと呼ばれるもので食事を終えましたが，これは通常のイチジクとはかなり違います．花イチジクは新鮮なフルーティーな味をもっていますが，普通のイチジクはほんの少しクリーミーな味があります．花イチジクは，ミント，ナッツのムース，そして冷たいいちじくの木のミルクと一緒にスライスして提供されました．

　私たちはランチテーブルで5時間を過ごし，ホセアンの魔法が私たちの体と魂をとりこにしました．幸いなことに皿は小さく，私たちは夜の食事，バスクの魚のグリルについてのんびり考えられる程度のボリュームでした．

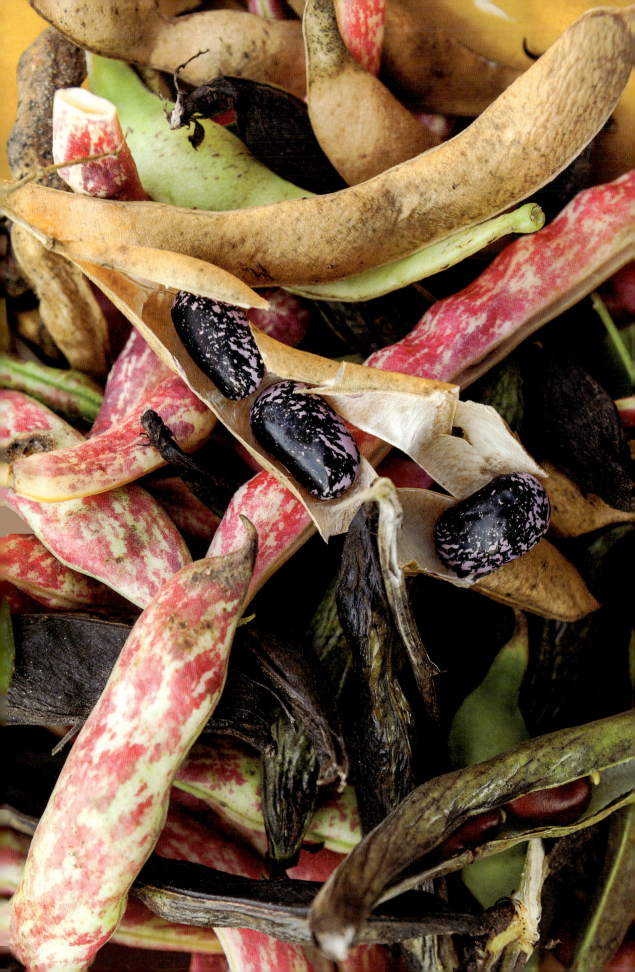

なぜ私たちは食べ物を好きなのか？

　感覚科学の世界の専門家であるオーストラリア人のジョン・プレスコット教授は，私たちの食べ物の好みを形作る知覚に長年興味をもって追い続けてきました．著書の『風味の問題：私たちが作る食べ物を好む理由』において，私たちがどのような食べ物を好み，どのような食べ物を嫌うのかを決定する因子を説明しようとしました．やや曖昧な言い回しで，プレスコット教授は「私たちは好きなものを食べ，そしてそれら食べるものを好む」とまとめています．これは，大いに食感によって引き起こされています．

楽しみと快楽主義

　プレスコット教授の食べ物の好みを表す方法では，私たちが食べる理由を説明することがどれほど複雑かとごまかしています．基本的に，私たちは欲望に操作され，楽しみによって引き寄せられます．食べることは快楽的な活動です．私たちはそれぞれがおいしいと思うものを食べます．この点において，私たちは性的行動を支配するものと同じメカニズムによって動機づけられています．人類の進化が進むにつれて，食欲と性欲の両方が長く生きる種としてのヒトの能力を向上させました．食べ物は必要な栄養分を与え，性は繁殖の可能性を与えます．

　食べ物の楽しみの価値は，栄養成分というより人間の個人的嗜好に基づいています．私たちが人生のさまざまな段階で何を楽しむかは，遺伝のほか，非常に多くの要因によって決められます．私たちの文化や伝統，民族性と同様に，妊娠中の母親の食生活，成長時の環境，育てられ方，教育と経験に基づいた性質がその要因としてあげられます．いくつかの食品の好みは先天的で普遍的です．私たちは，甘味またはうま味の一部を感じる食べ物を好み，苦味や酸味を感じる食べ物を嫌います．また，やや塩気のある食べ物を好みます．進化の過程で，食べ物の選択の本質は，カロリーが豊富な食べ物を選び，毒性のある食品を避けることで，私たちの生存の可能性を高めました．世界中の多くの地域で食べ物は容易かつ比較的安価に入手できます．その反面，私たちがカロリーの高い食べ物を求める傾向は，食べ物の入手しやすさや低コスト化と合わさって，裕福な国と貧しい国の両方で肥満のまん延をもたらし続けている理由の一つとなっています．

　それにもかかわらず，基本的な味に対する私たちの嗜好は，必ずしも同じ種類

の食べ物を好むわけではなく，実際にはまったく異なります．基本的な味以外にも，多くの他の味のニュアンスが私たちが選択する際に大きな役割を果たしていますが，その重要なものの一つが食感です．

　私たちが好きな食べ物に共通する，いくつかの特性を識別することは非常に簡単ですが，私たちが嫌いな食べ物の特性を正確に突き止めることは大変困難です．私たちは，さまざまな理由で食品を拒みますが，共通する唯一の要因は，その食べ物があまりにも苦すぎたり，甘すぎたり，塩辛すぎたりするという点です．苦い食べ物が好きではなかったとしても，年齢を重ねるにつれて，コーヒー，紅茶，ホップが豊かなビール，ホウレンソウ，トニックウォーターなど，ある程度の苦味に対する食べ物の嗜好が生まれることがあります．

　食の多面的な感覚体験に対する快楽的反応の発達は，人間の行動や社会的相互作用を支配する多数の要因との複雑な相互作用を実際に反映しています．最もよく知られている例は，味覚および肯定的または否定的な性質の個人的体験との関連性です．二つ目の例は，何度も味わった食べ物に順応し，その味を探すことさえ可能になることです．三つ目の例は，食べ物や食事の用意に関わる社会環境における味の好みの発達です．

　最後の二つの例は，私たちが食べ物や味の冒険と呼ぶものに重要な役割を果たし，新奇性恐怖，すなわち，新しいものや斬新なものに対する恐怖を打ち消してくれます．

食と味覚の冒険

　2歳頃まで，幼児は両親が許可しているものを食べます．子供は雑食動物で，両親が食べているものが彼らにとって安全であると無意識に信じているという，生物学的原則がそこにあります．さらに，新生児の食べ物の好みは，母親が妊娠中に食べたものに非常に影響されます．

　大体2～3歳から子供たちは徐々に自立しはじめ，生物学的な影響を受けます．これは，彼らが知らない食べ物を試す傾向が少ないからです．一種の新奇性恐怖ですが，雑食動物のジレンマと関係があります．それは，何でも食べることができるが，有害なものを食べる危険はないということです．このような食物の新奇性恐怖の程度は，ある程度までは遺伝学の問題です．

　食物新奇性恐怖は，これまで試したことのない食べ物を毛嫌いするという問題ではありません．むしろ，食べておいしくない可能性があるため，新しい食べ物を受け入れられないという恐怖です．食べ物に関するこのような冒険心の欠如は，それを味わうことになると同様に冒険心の欠如につながります．そして，これは新しい食べ物が実際においしいかまずいかを知ることさえしようとしていない可能性が非常に高いことを意味します．子供が今まで味わったことがないにもかかわらず，特定の食べ物を嫌いと主張するのは珍しいことではありません．

　食物新奇性恐怖は，しばしば偏食と関連しています．しかし，食べ物に対する

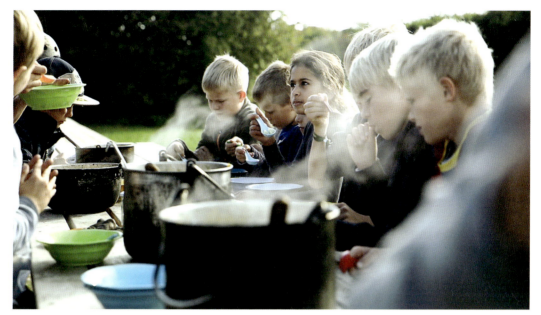

スクールガーデンプロジェクトに参加している子供たちが，自分たちの手で育てた野菜で作ったスープを味わっている場面．ここには食べ物の好き嫌いはありません！

　不安はいつもあるものではなく，社会的状況に依存します．親は，自宅で好き嫌いをしている自分の子供が他人の家ではあらゆる種類の食べ物を喜んで食べる，というフラストレーションを感じる経験をします．子供たちが学校で自ら野菜を栽培し，自分自身とクラスメイトのために調理する，といったスクールプロジェクトは，この点を明確に示していることがよくあります．教師たちは，子供たちが自分で食べ物を収穫したときは，その食べ物を決して拒絶しないといいます．食べ物の好き嫌い自体が望ましくない特性ではありません．むしろ，この特性は非常に自然な状態で，まれにですが，約束，恐れ，あるいは指を振って叱ることによって，食べ物の好き嫌いに影響を与えてしまうこともあります．

　子供は，大人との関係において，自分の力を主張する方法として食べることや新たな食べ物にトライしてみることをしばしば拒みます．この方法は非常に効果的で，子供の好き嫌いが激しくなる年頃に，子供たちの家族のほとんどは，恐らく夕食で何度もそのような時間を経験してきたことでしょう．たとえ，子供たちが好きな料理でさえ，彼らを幸せにしません．

　通常，子供たちはティーンエイジャーになるまでに食物新奇性恐怖を脱却しますが，一部は，大人になってからも食物新奇性恐怖のままでいます．この食物新奇性恐怖を克服する方法の一つは，何度も新しい食品と新しい味を試すことであるという研究があります．4回から8回の間で何かを味わった後に，その食品をもっと高く評価することを学びます．これは，過去に試したことのない食物に対する度重なる試食の結果，恐らく新しいものへの恐れが減少し，ついには完全に消える可能性があるということです．

7章　なぜ私たちは食べ物を好きなのか？

私たちが新しい食物を試すのを妨げる障壁を打破するもう一つの方法は，なじみのある食べ物，いわゆる「入り口の食べ物（ゲイトウェイ・フード）」とともに，徐々に導入することです．三つ目の選択肢は，異なる環境であったり，好奇心や参加意思を示したり，味わいたいという人たちと一緒に情報を積極的に取得することです．

テクスチャー，食品の選択，テクスチャーの許容

テクスチャーは，原材料と加工食品の双方の品質の重要な指標です．一方で，味が悪く不快なテクスチャーは，特定の食べ物が食べるのに適しているかどうかを示す味やにおいとほぼ同程度の役割をもっているかもしれません．崩れたスフレは，まだふくらんだままの食べ物ですが，崩れていないスフレと崩れたスフレの口当たりには大きな違いがあります．一方で，野菜と果物のような原材料の鮮度に関して，テクスチャーは品質の正当な指標で，きわめて洗練された料理を調理して提供するシェフの能力を判断する方法と同様です．

文化的，心理的，社会的，年齢的な違いがあるとしても，食べ物のテクスチャーが，食べられないものの記憶を呼び起こすことは当然できません．たとえば，厚紙の食感と味をもつ食べ物はほとんどの人が拒絶するでしょう．つまり，ある食べ物に対して慣れ親しむかどうかの問題で，当初は異質や未知で食欲をそそらないテクスチャーをもつ食べ物ですら，食べるようになるのです．

他の食文化の知識を獲得したいときは，しばしば馴染みのないテクスチャーや新しい状況におけるテクスチャーの要素の組合せを受け入れることになります．西洋風の食べ物に慣れている人の多くは，豆乳から作られた絹ごし豆腐がまずそうなゼリー状の食べ物に思えるかもしれませんが，ちょうど同じテクスチャーで牛乳から作られた甘いプディングやチーズは，軟らかくておいしいと判断して味わうかもしれません．別の例を示すと，昔，野菜は煮崩れて形がわからなくなるまで調理されるものでした．今では，野菜の自然なみずみずしさと弾力性を保つために，最小限に調理することが高く評価されています．

食物のテクスチャーに関しては，年齢に関連した生理学的差異を考慮する必要があるかもしれません．歯が生えていない赤ちゃんや小さな子供には，飲み込んだときに窒息する危険がなく口の中でコントロールできるように，裏ごしされた食べ物か，よく刻んだ食べ物を与える必要があります．高齢者は，顎の筋肉の力を失ったり，歯に問題を抱えていたりするため，咀嚼が困難な場合があります．さらに，高齢者の場合，唾液の分泌が減り，口腔内が乾燥した状態になることがあるため，硬くて乾燥した食べ物の咀嚼や嚥下が難しくなります．化学療法や放射線治療を受けた患者においても，高齢者と同様の問題が生じる可能性があります．

毎日の食事のローテーションなど，私たちはさまざまな状況で異なるテクスチャーを好むという経験的観察を，研究は証明し，説得力を与えています．私た

ちはサクサク，バリバリ，軟らかい，ジューシー，硬いと特徴づけられるテクスチャーが大好きですが，噛み切れない，ネチャネチャ，ゴツゴツ，ヌルヌル，ボロボロといったテクスチャーは好まれないことも実験で明らかにされています．さらに，シリアルが入ったヨーグルトのような，なめらかさとサクサク感，あるいは焙煎されたアーモンドと蒸して加熱した魚のような硬さと軟らかさが同居した，とりわけ対照的なテクスチャーの組合せを，私たちは自然と思い描きます．

完璧な食事

　食事は単に食品に留まらず，素晴らしい食事経験が，熟練したミシュランレベルのシェフの精力的な努力の結果だけではないことを知っても，誰も驚きません．それ以上に必要なのは，誰と一緒に食事をするかということです．実際には，もっと多くの物事が関係しています．照明，カトラリー，食器類，皿の名前だけでなく，五感すべての複雑な相互作用や，最終的にはより多くの心理的条件の影響をうけます．たとえば，記憶や感情の状態などです．

　英国の心理学者であるチャールズ・スペンスと，マーケティングと消費者行動の専門家であるベティナ・ピケラス・フィズマンは，食べ物と食事の多感覚科学を扱った本を共同執筆しました．スペンスは，彼の研究テーマの中でも，背景雑音が多い飛行機での食事の経験など，どの程度食べ物の味に音の影響があるかについての業績で知られています．この著書は，ガストロノミーの科学研究の10年分の価値に相当します．「調理化学」「分子ガストロノミー」「ニューロガストロノミー」「モダン・キュイジーヌ」などの表現は，近年，調理法の研究への組織的アプローチの一環として広く世間に認められています．この巻では，すべての研究が「食卓の新科学」という見出しでまとめられています．スペンスは，デンマークの物理学者であるマイケル A. ロムホルトが2002年から2003年頃にはじめて使用した「ガストロフィジックス」という用語を一貫して使用しています．この言葉は，2012年にデンマーク王立科学文学アカデミー後援の下で開催された第1回国際会議の後，明らかに主流になりました．スペンスによれば，完璧な食事を作り出すには，料理面における化学と物理学だけでなく，実験心理学，デザイン，神経科学，知覚科学，行動経済学，マーケティングなどの異種の分野からの知識も関わってきます．現代のシェフや食品製造者の多くは，この知識を駆使して，新しくて驚くべき忘れられない食事体験を作り出しています．とくに，口に入るものだけでなく，脳内で何が起こっているかという問題です．

　科学の新しい部門であるニューロガストロノミーという語句は，イェール大学の神経科医であるゴードン・シェファードによってつくられ，脳内における異なる感覚入力のマルチモーダル情報統合の意味を理解する科学的基礎を形成しはじめています．しかしスペンスによれば，完璧な食事を作り出すのにもっと必要なことがあります．つまり，トータルで食事の美学とみなされるその他すべてのことだけでなく，ダイニングテーブル，テーブルクロス，カトラリーと食器類，料

理名とその料理の提供方法，音響と照明です．

　カトラリーや食器類の重量，形，色が味覚の経験に影響するのは本当でしょうか？　スペンスらの研究で示されているように，答えはイエスでしょう．ずっしりとしたカトラリーで食べる料理は，食事客に高品質と解釈されます．部屋の音も味に影響を与えるのでしょうか？　イタリアのオペラ音楽が背後で演奏される中でピザを食べるとより本格的な味に感じられ，海や波の音を聞くと牡蠣をより楽しめるということが，研究によって示されています．他の実験では，手にもてる大きさの食器から料理を食べると早く満腹感を感じ，その結果，重い食器より軽い食器から食べる方が摂取量は少なくなることが実証されています．多くの人は，飛行機の騒音は，酸味，甘味，塩味の強さを減らす一方，うま味は変わらない傾向があることも認識しています．これは，非常に多くの乗客が飛行中に無意識のうちにトマトジュースを注文する理由であるといわれています．

　スペンスは，私たちが料理の名前をつけて説明する方法が，その料理の味をどのように認識するか，そして認識した味が好きかどうかに対してどの程度大きな影響を与えているかを実証しています．料理名は食事をする人にとってより魅力的なものになります．たとえ二つの料理が同じであっても，baked Alaska（ベイクド・アラスカ）と名づけるよりも，*omelette à la norvégienne*（ノルウェー風オムレツ）と名づけた方が２倍の料金を請求することができます．Cassoulet（カスレ：フランス語）もまた，casserole（キャセロール：英語）よりも，より魅力的です．実際の原材料から注意をそらすような方法で，内臓物や珍しい動物のソースから作られた料理に命名するという長年の伝統もあります．King eel（キングうなぎ）は確かに Smoked shark belly（燻製されたサメ腹）よりも食欲をそそるように聞こえます．２人のデンマークの知覚科学者，リネ・ホラー・ミールビーとマイケル・ボム・フロストは，レストランで食事をする人が料理を食べて感謝する状況は，メニューからもたらされる情報と接客係の料理の運ばれ方に関わっていることも明らかにしています．彼らの研究は，料理の提供技術の記述が，官能的品質の記述よりも肯定的な評価をもたらすという，驚くべき結論に至りました．

　スペンスらが発表した他の多くの興味深い発見の中には，カトラリー，グラス，そしてカップが口腔内でどのように感じられるかと同様に，皿に使われている材料，色，形，大きさの重要性があります．黒いタンブラーから赤ワインを飲んだり，毛皮で覆われたスプーンで食べるのは，あまり魅力的ではありません．カトラリーが立てる音も，味覚に影響します．磁器プレートの上のナイフとフォークの音は非常に魅力的ですが，テーブルの硬い表面にプラスチック製のシャンパングラスを置く感覚は感激を呼び起こしません．

　食べ物がどのような味であるかについての期待は，たとえば，料理名，外観，原材料の知識，その料理をはじめて食べたときの経験，接客係の説明に基づいています．また，予想される驚きが，その料理を私たちがどのように評価するのか

に影響していることも明らかになっています.このことは,たとえ味が同じであったとしても,食感がイメージと異なっていたなど,私たちの期待がはずれた場合にとくに大きく影響します.私たちが食べたときにカリカリした炒めたベーコンが入ったみずみずしいシーザーサラダはおいしく感じますが,同じサラダがミキサーで砕かれて提供されたとしたら,まったく不快な料理になってしまいます.

エピローグ
人生における食感と味

　食べ物と楽しさが調和すると，食べ物の味は，よい人生に通じる道筋となります．食べ物の味は，ゆりかごから墓場まで，私たちの生活に常にあるものです．年を経るにつれて感覚が鈍くなるかもしれませんが，毎日の食事は私たちに最も多くの喜びを与えてくれます．私たちは食べるときにすべての感覚を使用し，食感は全体の知覚経験の重要な部分を担っています．

　適切な栄養成分を含んでいる，どろどろの食べ物でもなんとかやっていくことはできます．しかし，そのような食べ物を，たとえば，1年間の宇宙旅行でチューブ状の液体食品として長期間食べたいと思うのは難しいことです．

　食べ物とその味は，進化的，生理学的，文化的な点で人間である私たちと密接に結びついています．190万年前，私たちの祖先が身につけた火を使った食品の調理は，私たちの栄養摂取に革命をもたらしました．その結果，大きな脳を発達させるのに充分なエネルギーを得ることができました．加熱調理は，生の食べ物を一日中嚙む必要性から私たちを解放し，家族をつくり，社会構造を築く時間を生み出しました．加熱調理が，私たちの文化の原動力となりました．

　生き物の一つの種として私たちは，猿人類が一日に6～8時間かけて嚙んでいなければならない状況とはかけ離れていますが，咀嚼の物理的な行為や口の中の食物の機械的操作によって，食べることに追加された価値を充分理解することができます．

　このことは，私たちの毎日の食事がどのように構成されているかに反映されています．朝は，たとえば，ヨーグルト，卵，食パンなど，嚙んで飲み込みやすい，より軽い食べ物に頼ります．昼は，より重めのパン，サラダ，スープ，おそらく軽くて温かい料理といった，より複雑な料理を求めます．ディナータイムになると，より魅力的な食べ物を食べる時間となり，肉やいろいろな野菜など，より広範囲の食材を選択します．よりきつい咀嚼の作業に備えるために，構造がシンプルで食べやすいだけではなく，唾液の分泌液が流れ出やすくなる前菜から取りかかります．メインディッシュは通常，より咀嚼に強度と時間がかかります．口にものを詰めたまま話さないというルールを守ることが最も難しいのはこのときです．食事の終わりに，私たちは，あまり機械的な操作を必要とせず対照的な食感をもったクリームやスポンジといった，興味深くて，場合によっては驚くべ

きテクスチャー源となるデザートを選びます．

　テクスチャーは，食欲をそそる食べ物の重要なパラメータだけでなく，脂肪や砂糖を少なくして，カロリーを減らしてもおいしい食べ物を作るヒントにもなります．研究者の中には，粗い食感で多量の繊維を含む食品がより満腹感を与えていると考えている人もいます．別の研究者らは，マウスを用いた実験により，咀嚼することが記憶機能を改善し，認知症のリスクを軽減する働きがあるという仮説を立てています．このことは，適切な口腔衛生の重要性について新たな光を与えます．健康な状態の歯を保つための生涯に渡る努力は，私たちが食べ物を噛むことができることにどれほどの価値があるかを証明しています．私たちは，単に美容上の理由や口腔の健康を保つために，定期的な歯科検診を行うだけではなく，液体食で生き延びることもできますが，食感がよいものを実際に噛むことを楽しみ続けるために歯を健康に保つことが重要です．ほんの数十年前，私たちは未来的で高度な技術社会では食事を摂取せず，単に少量の錠剤を飲み込んだり，少量の食物をチューブから摂ったりすると考えていました．今は，これらのシナリオは魅力的ではないため受け入れられてはいません．

　限られた資源の惑星で増加する人口のための充分な食料を確保することは，人類が直面する主要な地球規模の課題の一つであり，味覚をよく理解することはこの課題の対策としてに役立ちます．食料生産の多くは，食材の最適な利用の点では非効率です．その例は，家畜を介して循環している，魚と植物由来のタンパク質です．タンパク質含量の80～95％がその循環の過程で失われますが，その一方で，多くの人が肉を食べ，その特定のテクスチャーを味わうことを楽しんでいます．

　将来，現在のタンパク質源を利用するよりも，より効果的な方法を見つけることが必要になるでしょう．一つの可能性は，従来，豆腐，グルテンミート，パスタ，またはパンの場合に行われてきたように，植物タンパク質を肉のようなテクスチャーをもつ固形物に直接変換することです．これらの製品は，利用できるタンパク質の90％までを可食化しています．

　私たちは，現在食べていない多くの種の魚介類のテクスチャーをより高く評価することを学ぶ必要があります．食べない魚は単に逃したり，養殖場で使う魚粉に変えたり，家畜用の飼料にしてから動物性の脂肪やタンパク質に変換します．このプロセスの過程で部分的に失われる，魚の貴重なオメガ3系脂肪酸の場合にも当てはまります．

　味，とくに食感の知識は，人間としての自分自身の理解を深めるのに役立ちます．キッチンでも口の中でも，私たちが食べ物を食べるのはなぜなのでしょう，食べ物をどうやって食べているのでしょう．私たちがすでに知っている，もしくは経験した記憶に結合した食物の多知覚受容と，報酬システムとの間にある複雑な相互作用として登録されている脳に味覚の知識が存在しています．このように，味は伝統，文化，社会的関係とも結びついています．

食べ物の知識は，なぜ私たちがときにはあまりにも多くの食べ物を食べすぎるのか，間違った食べ物を食べるのか理解するのに役立ちます．ニューロガストロノミーの分野における新たな発見は，脳がどのようにしておいしさを栄養とエネルギーに結びつけているかを示しています．ニューロガストロノミーの情報は，より健康的な食の選択を促し，食関連の問題，とくに肥満や糖尿病や心臓病などの関連疾患を回避するのに役立つでしょう．味に関する知識は，私たちが適度に食べなければならない食べ物に対する強い欲求をどのように処理するのが最善であるかを示し，それらの食べ物への過信を抑えるのに役立ちます．

　しかし何よりもまず，味の知識，とくに食感の知識は，健康でおいしい食事を作る上でのツールを提供し，私たちの最も基本的な生命力の一つとして元々備わっている楽しみと喜びを強化するものです．楽しみと喜びが食べる上でとても必要なことです．

訳者あとがき

　私たちが料理を食べて「おいしい！」と感じるとき，料理のどこにおいしさを感じているのでしょうか．グルメリポーターが脂の乗ったトロの寿司や和牛霜降りのステーキの味を表現するとき，味や香りの感想よりも「軟らかい」「とろける」などの表現を多用する場面を目にした方も多いのではないでしょうか．

　料理のおいしさには，舌や鼻で感じる風味はもちろんですが，口にしたときの歯ごたえ，口当たり，舌ざわり，のどごしなどの物理的な「触覚」が大きく影響しています．このような食べ物を口に入れ，咀嚼し，飲み込むまでの唇・歯・舌・口蓋・喉などで感じるさまざまな物理的な感覚は，「食感」と呼ばれています．人間の知覚から見た食感は「マウスフィール (mouthfeel)」，食品の属性から見た食感は「テクスチャー (texture)」という言葉をそれぞれ使うことが多いですが，研究者によって言葉の考え方に微妙に違いがあります．それだけ食感というのは，正確な定義や表現をするのが難しい言葉なのかもしれません．

　この本は，2017 年に南デンマーク大学の生物物理学者オーレ・G. モウリットセンと，デンマークのシェフ，クラフス・ストルベクにより書かれた "Mouthfeel: How Texture Makes Taste" の翻訳本です．タイトルに Mouthfeel とあるように，ヒトの知覚サイドの食感にフォーカスした，世界的にも貴重な本です．本書のタイトルは，読者へのわかりやすさと親しみやすさを重視し『食感をめぐるサイエンス』としました．さらに，読者に風味だけでなく，食感のおいしさとの出会いを感じてほしい気持ちも込め，「味や香りだけではない，もう一つのおいしさを探る」という副題を添えました．

　原著は，身近な食材や料理を取り上げながら，その食に潜むサイエンスをわかりやすく語りかけています．ふだん私たちが料理を食べているときに感じている感覚や，おいしい食材の構造の巧妙さを気づかせてくれる記述に溢れています．おいしさは，食べる側のヒトの理解と，食べられる側の食品の理解がともに必要になってきますが，この本にはその両方の科学がとてもバランスよく配合されています．さらにこの本の魅力を増強しているのは，しっかりとしたエビデンスに基づいた内容はもちろんですが，ビジュアルの美しさもあるでしょう．食材の写真などからそのリアルな食感が伝わってくるのはもちろんのこと，実験風景や科学的説明のモデルはわかりやすく示され，さらになんといっても数々の料理の美しさには目を見張るものがあります．食べたときの食感が容易に想像できる料理もあれば，容易に想像できない，想像をかき立てられる料理もあります．

　「食の科学」に関する本で中では珍しく，本格的なレシピが多数掲載されているのもこの本の大きな特徴となっています．食の科学の原理の解説とともに，その原理が潜んでいる身近な応用例としての料理レシピは，科学的原理の意味を

しっかり確認したり，食材への興味を湧き立たせることに大いに役立っています．さらに，本書では，日本語版オリジナルのレシピも開発し，掲載しています．

　この本の翻訳は，分子調理研究会のメンバー6名によって行われました．分子調理研究会は，「調理に関する現象を分子レベルで理解し，料理に対する新たな科学的知見を集積すること（分子調理学），ならびに分子レベルに基づいた新しい料理，新しい調理技術の創成を目指すこと（分子調理法）」を目的として，2016年に立ち上がりました．研究者や料理人の方などとの連携を通じた，食のおいしさの増強などによって，人々の幸せに貢献することを目指しています．原著は，まさに科学者とシェフによるコラボレーションによるもので，分子調理学と分子調理法による相乗効果がいかんなく発揮されています．研究会の今後の展開に大きな示唆を与えてくれる本となりました．この翻訳本が，食に関するさまざまなジャンルの人をつなぐ一つのきっかけになればとメンバー一同願っています．

　最後に，この翻訳本が完成するまで訳者を支えてくださった株式会社化学同人の山本富士子さんと津留貴彰さんにお礼を申し上げます．素敵な本，そして素敵な人と巡り合わせてくれたことに心から感謝致します．

2019年7月

訳者を代表して　石川伸一

用語解説

アイナー・ビゴ・スコウ
1866～1925年．デンマークの実業家であり発明家．1919年に，乳化剤の最初の特許を取得した．しかし，すでに乳化剤はマーガリンの生産に使用されていた．

アイオリソース
ニンニクで作られたマヨネーズタイプのソース．一般的に，魚料理の調味料として使用される．

アガロース
アガロペクチンとともに寒天を形成する多糖類．ガラクトースを基本骨格として構成されている．

アガロペクチン
アガロースとともに寒天を形成する多糖類．アガロースのように，アガロペクチンはガラクトース群からなるが，硫酸塩含量がより大きい．

アクチン
細胞内や細胞表面，体内の構造を形成するタンパク質分子およびそれらから作られた繊維．たとえば，筋肉において，個々のアクチン分子は，幅わずか7nmで長さ数μmのマイクロフィラメントとして重合することができる．

亜酸化窒素
N_2O は，通常は笑気ガスとして知られている．サイフォンボトルを使用して泡を作るのに適した無味のガスである．

味細胞
五つの基本的な味物質を識別できる特別な神経細胞．

アスパルテーム
糖類ではなく，アスパラギン酸とフェニルアラニンの二つのアミノ酸からなるジペプチドの人工甘味料．通常の砂糖（ショ糖）より150～200倍甘い．

アスピック
牛肉，豚肉，羊肉，鶏肉，魚の肉や骨が調理されることによって，結合組織が破壊されてできたゼラチンを活用して作られた肉汁由来のゲル．

油
炭素を含む不溶性化合物．たとえば脂肪酸，トリグリセリド，脂質が含まれる．

アミノ酸
アミノ基（-NH$_2$）を含む最小単位分子．アミノ酸は，タンパク質を構成する．たとえばグリシンは，グルタミン酸，アラニン，プロリン，アルギニンを構成している．自然界には，500種類以上のアミノ酸があり，そのうちヒトのタンパク質を構成しているアミノ酸は20種類ある．アミノ酸はタンパク質を構成していて，タンパク質ではペプチド結合によって，アミノ酸が結合されている．短鎖はポリペプチドと呼ばれ，長鎖はタンパク質と呼ばれる．20種類のアミノ酸のうち，バリン，ロイシン，リジン，ヒスチジン，イソロイシン，メチオニン，フェニルアラニン，トレオニン，トリプトファンの9種類は人体で合成されず，食べ物から摂取する必要があるために必須アミノ酸と位置づけられている．食物中において，アミノ酸はタンパク質として結合しているが，遊離アミノ酸の形でも含まれているため，味に影響を及ぼすことができる．たとえば，グルタミン酸はうま味のベースであり，ヒスチジンは苦味をもつ．

アミラーゼ
デンプンを分解して糖類を生成することができる酵素．唾液中にあり，膵臓で分泌される．

アミロース
グルコース分子の長い直線鎖からなる多糖類．アミロペクチンとともに，デンプンの最も重要な成分である．

アミロペクチン
グルコース分子の枝分かれした結合からなる多糖類．アミロースとともに，デンプンの最も重要な成分である．

アラビアガム
アカシアの木の樹液から得るゴム．

アルカリ性
NaOH（水酸化ナトリウム）やKOH（水酸化カリウム）のように，アルカリ基を含むイオン塩の一種．

アルギン酸
単独の酸から形成されたアルギン酸塩の混合物．不溶性．

アルギン酸塩
褐藻類に見られる複合多糖類．異なるタイプのアルギン酸塩は，二つの異なる単糖類である β-D-マンヌロン酸（M）および α-L-グルロン酸（G）からなる，長い直鎖分子から構成される．これらの酸性基は，-M-M-M-M-M-，-G-G-G-G-G-，または -M-G-M-G-M-G のように，線状に結合することができる．アルギン酸塩はこれらの物質の基本的な形態であり，関連するアンモニウムおよび硫酸塩（たとえばアルギン酸ナトリウム）は水溶性である．異なる種の藻類由来のアルギン酸塩は，さまざまなレベルのMおよびG酸を有する．鎖の長さは変化し，最短のものは典型的には500個の単糖類群からなる．アルギン酸塩は，ペクチンでゲルを形成する温度よりも，はるかに低い温度で，Ca^{2+}（または Mg^{2+} および Ba^{2+} を含む他の二価イオン）の存在下でゲルを形成する．アルギン酸塩の融点は水の沸点よりわずかに高い．アルギン酸塩は，大量の水を結合する能力を有するために，増粘剤および安定剤として使用される．酸に耐性があり，他の安定剤よりも優れている．主として水溶性のために，とくに溶液中で高分子電解質として知られているイオン形態をとるアルギン酸ナトリウムの形態で有用である．アルギン酸カルシウムは水溶性ではない．酸で処理するとアルギン酸塩はアルギン酸に変換される．

アルギン酸ナトリウム
アルギン酸の水溶性ナトリウム塩．

アルブミン
卵白中に含まれるタンパク質.

アロマ
嗅覚物質として鼻腔で感知できる.空気中の分子に起因する香りやにおい.

安定剤
エマルション,ゲル,懸濁液を安定化させる物質.

イオンチャネル
イオンを通過させる膜タンパク質.酸味と塩味の味覚受容体はイオンチャネルである.

活け締め
魚を処理する際の日本の技術で,魚肉の鮮度や色に与えるダメージを最小限に抑えながら味を高めると考えられている.350年の歴史をもつこの技術は,死後硬直を確実に遅らせる.魚は死亡時にストレスを感じることなく,うま味の源であるイノシン酸を,より多く放出する.

イソチオシアネート
化学基 S=C=N⁻ を含む物質.たとえば,マスタードの種子,キャベツ,西洋ワサビ,すり下ろされたワサビなどにあり,刺激を引き起こす.

イポリット・メージュ＝ムーリエ
1817〜1880年.1869年にマーガリンを発明したフランスの化学者.

うま味
第五の基本味は,二つの要素からできている.遊離グルタミン酸に起因する基底部分と,5'-リボヌクレオチド,とくにイノシン酸およびグアニル酸が同時に存在する場合の補強または相乗作用の部分である.

ヴルーテ
薄いルーと卵黄とクリームを煮詰めて作る伝統的なフランス料理のソース.家禽や子牛,魚のような白身の肉や魚に添えられる.

運動感覚
身体と身体の一部の位置と動きを感知する能力.食べ物を噛んでいる間,その食べ物の大きさ,形,テクスチャーを探って識別する舌の動きを通じて食感とリンクしている.

液晶
結晶と液体の両方の性質をもつ物質.二つの相(固体と液体)の間の中間相に見出される.多くの脂肪は液晶を形成する.たとえば,細胞壁の内部やチョコレートのココアバターである.

エスパニョールソース
ブラウンルーから作られる伝統的なフランス料理のソース.おもに他のグレイビーソースに色を追加するために使用される.マデイラワインを加えることによって,デミグラスに変身する.

エマルション
水と油様物質(たとえば脂肪)との混合物.水に溶けにくいので,通常は乳化剤の助けを借りている.マヨネーズやアイスクリームはエマルションの例である.

MSG
グルタミン酸ナトリウムを参照のこと.

エリスリトール
人工甘味料として使用可能な糖アルコール.スクロースよりもカロリーが95％少ない.口に溶けると,舌に冷涼感を与える.

エルヴェ・ティス
分子ガストロノミーの父の一人で,フランスの物理化学者.

塩化カルシウム
塩酸のカルシウム塩($CaCl_2$).豆腐の凝固剤や缶詰の野菜の形状保持剤,スポーツドリンクに含まれている電解質のpH調整剤などの用途で活用されている.

塩化ナトリウム
食塩($NaCl$).

塩化マグネシウム
塩化マグネシウム($MgCl_2$)は豆乳から豆腐を生産する際の凝固剤として,またはアルギン酸塩を用いた球状化のプロセスにおいて作用する.

煙点
油が煙を出す温度.油の中の脂肪が分解しはじめるサイン.

オーギュスト・エスコフィエ
1846〜1935年.フランスのシェフであり作家.伝統的なフランスの食文化に基づく技法とレシピを更新し簡略化した.

押出成型
通常は水やデンプンを含む混合物(押出物)を,多孔板や類似の金型に通すと同時に,水分を蒸発させて柔軟な塊にするために加熱して押し出す.その後硬くするために乾燥させ,ガラス状態にする.これにより,貯蔵期間が大幅に改善される.スナックやパスタを作るためによく使用される手法である.

オランデーズソース
卵黄の助けを借りてブイヨンに乳化した溶かしバターでできた,古典的なフランス料理のソース.

オルソネーザル(前鼻腔性)
外部環境から鼻腔に入る,におい物質の認知に関する用語.

界面張力
混合できない二つの存在(例:油と水)の間の界面を,可能な限り最小限にしようとする力を特徴づけるために,通常使用される用語.界面活性のある物質(例:セッケン,脂質やタンパク質のような他の両親媒性物質)を添加することによって,油と水の間の界面張力を緩和し,混和性を高めることができる.

化学感覚
刺激や痛覚を引き起こし,細胞や組織にダメージを与える可能性のある,化学的に誘発される反応に対する皮膚や粘膜の感受性のこと.私たちがカプサイシンを含む唐辛子やピペリンを含む黒コショウの実,またはイソチオシアネートを含むワサビやマスタードを食べたとき,口腔内では,辛味として記録される.三叉神経(一対の第Ⅴ脳神経)の終末が影響を受けるので,化学感覚はときに三叉神経感覚と呼ばれる.温

度の感覚は化学感覚に関連している．

架橋結合
たとえばタンパク質または炭水化物といった，長鎖重合体間の横方向の化学結合構造．線維と重合体の架橋結合は，ソフトマターをより強固で丈夫にする一つの方法である．皮膚や筋肉のコラーゲンあるいは植物の細胞壁のセルロースは，いずれもしっかりと架橋結合しているため，これらの組織は硬くて丈夫である．

拡散
分子や微粒子のランダムな動き（ブラウン運動）．

核酸
ヌクレオチド鎖（ポリヌクレオチド）．核酸はDNAとゲノムの構成要素である．

加水分解
水を吸収しながら，分子がより小さな物質に分解される化学的プロセス．たとえば，アミノ酸に分解された植物性または動物性タンパク質の加水分解がある．加水分解は，酵素によって媒介され，たとえば，デンプンを加水分解するアミラーゼや，ペクチンを加水分解するペクチナーゼがある．

ガストリック
カラメル状にした砂糖と酢で作られた，粘度が高く甘酸っぱい液体．

ガストロノミー
料理法，食事，食文化に関する考え．分子ガストロノミーは，食品の分子特性の調査と，食品が調理されて食べられるときに生じる物理的および化学的変換に重点を置いている．ニューロガストロノミーも参照のこと．

ガストロフィジックス
ヒトを対象とした，食品加工の効果および物理的根拠に基づいた食品の品質，フレーバー，吸収に関する定量的な食品の科学研究．

カゼイン
牛乳中にあるタンパク質．

可塑化
物質と物質の混合物をより可塑的に変形させるプロセス．たとえば，キャンディの生産に関連している．

可塑性
圧力が除去されたときに元の形状に戻ることなく，外部圧力に応答して形状を変化させる材料の能力に関する言葉．

堅さ
変形しにくい物質の能力．

硬さ
舌，歯，口蓋の作用によって変形される食物の抵抗性を特徴とする，食感を表す言葉．

カツオ節
調理，焙乾，カビつけなどの一連のプロセスを経てできた，カツオの硬い切り身．うま味に相乗効果をもたらすイノシン酸を豊富に含む．だしの重要な材料である．

ガナッシュ
チョコレートとクリームから作られた，ケーキや菓子に使用されるチョコレート固形物．

カフェイン
たとえば，コーヒーや紅茶などに見られる苦い有機物質．

カプサイシン
唐辛子の強烈な辛味の原因となる有機物質．

ガム
水に結合する能力が大きいが，例外的な状況下でのみゲルを形成する物質．非常に粘性の高い液体を形成することで，食品を安定化させるのに大変適している．ガムには非常に異なる特徴があり，さまざまな供給源から得られる．植物由来のもの（例：ローカストビーンガム，グアーガム，アラビアガム），細菌作用の生成物のもの（例：キサンタンガム，ゲランガム），植物の化学反応によって抽出されたもの（例：メチルセルロース）がある．

カラギーナン
紅藻類に見られる複合多糖類で，異なる数の硫酸基を含む化合物と単糖類のガラクトースからなる．カラギーナンは，約25,000個のガラクトース分子を有する屈曲性のある長鎖である．カラギーナンのゲル化特性はカラギーナンの種類に依存し，それらの挙動は影響を受けるpH，イオン含有量，および温度の周囲条件によって決定される．カラギーナンはいわゆる電解質であり，K^+およびCa^{2+}イオンの存在下でゲルを形成することができる．いくつかは，疎結合してネットワークを形成することができ，らせん構造にカールすることができる．技術的な最終用途には，三つの重要なカラギーナンがある．強く硬いゲルを形成する κ-カラギーナン，より軟らかいゲルを形成する ι-カラギーナン，そしてタンパク質の乳化によく適している λ-カラギーナンである．

ガラクトース
乳糖ともいう単糖．

ガラス
非晶質固体あるいはきわめて粘性の強い液体を示す用語．パンの耳，ハードキャンディ，乾燥パスタ製品，そして多くの冷凍食品は，実はガラス製品である．

カラメル
糖類が熱分解したときに生成される，異なる分解生成物の混合物．カラメルを作る最も簡単な方法は，最初に砂糖を水に溶解させた後，加熱して液体を減らすことである．

カラメル化
カラメルを作るプロセス．

カロテン
ニンジンやその他の食品に含まれる，赤みがかったオレンジ色の色素．抗酸化物質として作用する．

眼窩前頭皮質
嗅覚印象を記録するための場所である脳内の前頭葉の領域．

寒天（アガー）
アガロースとアガロペクチンで構成された，紅藻類から抽出

された複合多糖類．増粘剤，安定剤，ゲル化剤として使用され，耐熱性ハイドロゲルを形成する．

カントゥチーニ
ビスコッティのイタリア語の別名．たいていアーモンドを混ぜて作られている．

ギー
伝統的なインド版澄ましバター．脂肪結晶からなるザラザラした構造をもつ．しばしば茶色であるが，それは，加熱してバターに混ぜた牛乳中の乳糖のカラメル化によるものである．

キサンタンガム
ザントモナス・カンペストリス細菌（*Xanthomonas campestris*）の作用によって生産される複雑な分枝多糖類．冷水および温水の両方に溶解し，$0.1〜0.3\%$の濃度で増粘剤としてはたらく．キサンタンガムで硬化した液体は，ケチャップおよびドレッシングから周知の効果である，ずり流動化を示す．

キシリトール
通常の砂糖とほとんど同じ甘さがあるが，カロリーは 33% 少ない糖アルコール．舌の上で溶けるにつれて，キシリトールの結晶は冷たい感覚を誘発する．

キチン
真菌の細胞壁および昆虫や甲殻類の外骨格の双方に見出される多糖類．

キニーネ
キナの木の樹皮から抽出された，アルカリ性の苦味物質．

基本味
他の基本的な味を組み合わせて作ることができない味．五つの基本味とは，酸味，甘味，塩味，苦味，うま味である．脂肪も基本味であると考える研究者もいる．

キムチ
キャベツなどを漬けて発酵させた韓国の漬物．

キモシン
レンネットの酵素で，牛乳を凝固させてチーズカードを作るのに役立つ．

キャッサバ
マニオク（学名：*Manihot esculenta*）から抽出したデンプン．タピオカの製造に使用される．

嗅覚
においの感覚．鼻腔に局在する受容体は，脳の嗅球にシグナルを送る．心地よい香りはしばしばアロマと呼ばれる．

嗅球
脳の前頭葉にある嗅覚中枢の一部．

球状化
アルギン酸塩などを用いて作製することができる，ゲルの小さな球状殻の形成．特定の味を与えるために，ゲルまたは液体で殻の中を充填することができる．

共感覚
ギリシャ語の「ともにある感覚」が語源であり，一つのタイプの感覚印象（例：赤色の視覚認識）が別の（架空の）感覚印象（例：甘味）を引き起こしうような，異なる感覚印象が混同すること．

凝固
何かが一緒になって塊を形成するプロセスのこと．たとえば，血液タンパク質は血餅を，乳タンパク質はカードを形成する．

凝固剤
溶液中の物質を凝集させたり，ゲルの形成を助けるために使用される物質．

凝集
散らばっていたものが，一つに集まり固まること．例として，溶液中の粒子あるいはチーズ製造中の牛乳の中のミセルなど．

凝集性
物質中の凝集力と，物質が破壊点に達する前に変形できる結果として生じる程度の物理的表現．感覚的にいえば，食べ物の凝集力を意味し，バラバラになる前にどれくらい圧縮すればよいのかを意味している．

極性
帯電した末端をもつ分子の性質．非極性分子とは対照的に，極性分子は，たとえば水と結合して水素結合を形成することができる．したがって水溶性である．

グアーガム
マメ科植物のグアーから抽出したガム．冷水に容易に溶け，増粘剤として使用することができる分枝多糖類である．

クエン酸
柑橘類の果実に由来する弱有機酸．

クエン酸カルシウム
クエン酸のカルシウム塩．

クエン酸ナトリウム
クエン酸のナトリウム塩．

口当たり
食感を示す表現．テクスチャーを参照のこと．

グラス
ゆっくりと煮詰められた肉汁．濃厚な呈味物質を含み，グレイビーソース中の味覚添加物として使用することができる．

グラニタ
ときには少しアルコール類が加わった，薄いシロップがかかったシャーベット．小さな氷の結晶が歯で噛み砕かれるので，そのテクスチャーは均一ではない．

グリコーゲン
グルコース単位からなる分枝多糖分子．グリコーゲンは肝臓や魚介類の白筋のエネルギー貯蔵庫である．

グリセロール
グリセリンともいう糖アルコール．多くの脂肪，たとえばリン脂質に見られる．

クリーミー
粘性がありつつも，口の中で食品がなめらかに動いて粘膜とすれ合うという異なる状態を併せもつテクスチャーの特性．このため，均一な，なめらかな，まろやかなと表されること

もあるが，脂っこいとは表現されない．

クリーム・アングレーズ
卵黄と砂糖に，沸騰寸前まで温めた牛乳とクリームを混ぜ合わせたケーキ用のソース．混合物に望ましい粘度のとろみがつくまで加温する．

クリームブリュレ
カスタードクリームまたはプリンを作るために硬くしたクリーム・アングレーズ．加熱してカラメルの「蓋」を形成するために，砂糖の層で覆われている．

クリームフレーシュ
サワークリーム．

クリューズリー
ミューズリー（シリアル食品）に似た製品．おもに北欧で食べられている．

グルコース
ブドウ糖ともいう．単糖類．

グルコン酸カルシウム
グルコン酸のカルシウム塩．グルコースを代謝するときにグルコン酸が生成される．

グルタチオン
肝臓やホタテ貝，魚醤，ニンニク，タマネギ，そして酵母エキスに見られるトリペプチド．こく味の知覚に寄与する．

グルタミン
アミノ酸．

グルタミン酸
まずくて，わずかにすっぱいアミノ酸．グルタミン酸の塩はグルタミン酸塩と呼ばれている．たとえばグルタミン酸ナトリウム（MSG）はイオン形態でうま味に寄与する．

グルタミン酸塩
たとえば，グルタミン酸ナトリウム（MSG）の形では，グルタミン酸‐ナトリウム塩である．水中では，グルタミン酸塩はナトリウムイオンとグルタミン酸イオンに分離する．後者はうま味の主成分である．

グルタミン酸ナトリウム（MSG）
アミノ酸であるグルタミン酸のナトリウム塩．うま味に寄与するため，塩とコショウに続いて「第三のスパイス」とも呼ばれている．

グルテン
小麦の特定タンパク質．とくに，グリアジンとグルテニンは小麦粉の製パン性を高める．こねるとタンパク質が伸展し，水を保持する弾力網を形成する．これは，ドウの発酵によって形成される二酸化炭素の気泡を保持するのに適している．セイタンは濃縮されたグルテンである．

グルテンミート
濃縮されたグルテンの塊．セイタンともいう．

グレーズ
粉砂糖と水，ときには卵白で作られるコーティング．名前が暗示しているように，ガラス状であってもよい．たとえば水が加熱によって蒸発するとき，ガラス相を安定化するのはたいてい糖である．フォンダンは，グレーズの特例である．

クロード・レヴィ＝ストロース
1908〜2009年．フランスの人類学者．「料理の三角形」と呼ばれる概念を示した．この三角形は，食べ物を「生のもの」「火にかけたもの」「腐ったもの」の三段階のいずれかとして特徴づけた．食べ物は生の状態から，食用にするために調理するか，微生物の作用によって腐敗して食べられないものになるといったように，その姿を変えることができる．

血液凝固因子
生のインゲン豆などに見られる毒性物質．赤血球を凝集させる．

結合組織
コラーゲン線維によって階層的に構築されたネットワーク．それぞれのコラーゲン線維は多数の線維からつくられている．線維はそれぞれ三つの長いタンパク質分子（トロポコラーゲン）の対からなり，これらの分子は，互いに巻かれらせん構造をとっている．個々のタンパク質分子は，化学結合（架橋結合）によって互いにさまざまな程度に結合することができる．線維の強度は結合の数とともに増加し，結合組織をより強くする．たくましい筋肉や年老いた動物の筋肉は，彼らの結合組織においてより多くの架橋結合を有する．陸生動物に比べて魚類のコラーゲンははるかに弱いが，頭足動物では非常に強いこともある．

結晶
分子が互いに秩序構造を有する固体物質．

ケフィア
主として乳酸菌と酵母の菌の複合体で牛乳を発酵させた発酵乳．

ゲフィルテフィッシュ
古典的なユダヤ教徒の料理．味付けしたつみれ状の魚肉を魚の皮の中に詰めて調理する．今では一般的に，細かくして骨を抜いたパテ状またはボール状に成形されたものから調理され，味付けされたストックで煮たり，冷たいまま食卓に出される．

ゲランガム
Pseudomonus elodea 株の培養液から単離されたすっぱい多糖類．

ゲル
分子ネットワークの専門用語．ハイドロゲルの場合，多量の水を含むが，固体のようにいくぶん硬い．

ゲル化剤
ゲルを形成することができる物質．たとえば，寒天，アルギンサン塩，カラギーナン，ゼラチン，ペクチン，デンプン，ガム．

懸濁液
液体中の固体粒子の分散系．粒子が充分小さく，一般的に1マイクロメートル以下の大きさである場合，粒子の密度は液体の密度とは異なるが，粒子は液体中に懸濁したまま存続できる．これらのタイプの懸濁液は，コロイド溶液とも呼ばれる．

抗酸化物質
酸化を防止する物質．アスコルビン酸（ビタミンC），ビタミンE，緑色のクロロフィルは食品中の重要な抗酸化物質である．カロテノイドのうち，たとえばカロテンは，しばしば抗酸化物質として機能する．

コウジ
蒸した米，大豆，焙せんして粉砕した小麦などにコウジ菌（コウジカビ）を繁殖させたもの．しょうゆ，味噌，酒の生産に使用される．

酵素
化学または生化学反応において触媒として作用するタンパク質．デンプンを分解するアミラーゼ，チーズ製造に使用されるキモシンは酵素の一種である．

構造物質
複合流体を参照のこと．

高分子
タンパク質または炭水化物のような，大きな分子のこと．大部分の生物学的高分子は重合体である．高分子集合体は，互いに密接に，またはゆるく結合している大きな分子であり，たとえば脂質膜の形態で存在している．

こく味
持続，つまり長続きする味覚と食べ物の食感を表現する言葉．こく味とうま味の味覚体験の間には，いくらかの重なりがあるかもしれない．

ココアバター
カカオ果樹の莢(さや)の中の発酵豆から作られた脂肪．

コーティング
口の中に広がって，口腔内を満たす食品に関連するテクスチャーの表現．脂肪や油分の多い食品，クリーム，植物油，動物性脂肪，バター，マーガリン，ココアバター，コクのあるクリーミーなチーズを表現するときによく使用される．もし油脂の融点が口腔内の温度以下であれば，コーティングのテクスチャーは最大限に発揮される．エマルションはしばしばコーティングの特性を示す．

ゴードン・M・シェファード
ニューロガストロノミーとして知られる，新しい科学分野を定義したアメリカの神経生物学者．

固有受容器
「自分自身を把握する」というラテン語からきている．筋肉，関節，内耳に見られる特定の受容器で，運動の位置やパターンを検出する．たとえば，舌の動きに敏感な神経は，食物を検知するときに固有受容器を利用する．

コラーゲン
結合組織を形成し，それによってすべての動物組織に構造を与えるタンパク質ネットワーク．おもに動物の皮膚や骨に認められ，哺乳類のタンパク質総量の25～35%を占めている．トロポコラーゲンの架橋結合が分解する温度である70℃以上の長期加熱によって，水溶性のゼラチンに分解することができる．

コレステロール
すべての動物の細胞膜に豊富に見られる脂質．ステロイドホルモン，ビタミンDおよび胆汁酸塩の生合成のための前駆体．

コロイド
液体中に懸濁状態で残ることができるほど小さい粒子．たとえば，ホモ牛乳中の脂肪粒子．

コンソメ
たとえば，卵白を使用することによって，澄んでいるか清澄化されたブイヨン．

昆布
真昆布は，だしの重要な材料である．昆布は大量のグルタミン酸を含む，うま味の源である．おぼろ昆布およびとろろ昆布は，米酢で酢漬にした後，ある程度乾燥させて非常に細く削って作る．

コンフィ
保存性を高めるために，塩をすり込み，油脂または油で調理した食品．たとえばガチョウやアヒルの卵のコンフィなどがある．

再結晶化
一つの結晶相から別の結晶相への物質の変換．

再水和
水和を参照のこと．

細胞膜
脂質，タンパク質，炭水化物からなる，各細胞を取り囲む薄い膜．

サクサク感
ポテトチップス，パンの耳，ローストした種などの薄くて硬い食品や，メレンゲのような多孔質な食品の双方の特性を示すために使用されるテクスチャーのやや曖昧な用語．「サクサク」「パリパリ」「カリカリ」は乾燥食品と割れやすい食品の双方によく使用される．サクサク感は，食べ物が変形してしまう前に，歯が食べ物の硬い表面を突き抜けたときに発生する高周波音に関連している．

酢酸
糖を用いた細菌や真菌の発酵によって醸成された酢で見つかる，すっぱい有機酸．

酢酸エチル
果実の香りをもつ有機物．

砂糖
転化糖，乳糖，マルトデキストリン，マルトース，単糖類，スクロースを参照のこと．

サレップ・ドンドゥルマ
トルコ発祥の，とくに硬くて嚙み応えのあるアイスクリーム．

酸化
酸素と結合すること．たとえば，不飽和脂肪酸が酸素にさらされたとき，悪臭を発する可能性がある．

三叉神経
唐辛子のカプサイシン，ワサビのイソチオシアネート，黒コ

ショウのピペリンなどの刺激（化学感覚）を引き起こす物質によって刺激される第Ⅴ脳神経．

酸性
pH を参照のこと．

酸敗
脂肪の酸化や酵素分解により，不快なにおいや味が引き起こされること．不飽和脂肪はとくに悪臭を放ちやすい傾向がある．

シアン化合物
たとえば，キャッサバや苦いアーモンドで発見された毒性物質（CN^-）．

ジグリセリド
二つの脂肪酸が結合したグリセロール分子からなる脂質．

刺激物
三叉神経の神経終末に影響を及ぼす物質で，化学感覚で知られている．化学感覚は，原理上，粘膜を損傷する可能性がある，危険なシグナルである刺激を引き起こす．唐辛子に含まれるカプサイシンは刺激物である．

自己組織化
小さい存在体（例：分子および原子）が結合して，より大きな構造（例：ミセルまたは膜）を形成する自発的プロセス．

脂質
通常，脂肪酸は親水基と疎水基から構成される脂肪である．生体膜は脂質，たとえばリン脂質からなる．

脂質膜
両面に水を含む脂質分子の二重層．

視床
感覚信号と運動信号が大脳皮質との間を行き来する，脳の中間部分にある灰白質．

G タンパク質共役受容体
七つの膜貫通部分と，細胞膜から外向きに離れた大きな外側部分をもつ，膜貫通型タンパク質．味覚分子を補足して同定することができる味覚受容体上にある．

渋味
機械的な知覚経験を引き起こす化学反応に起因する味覚印象．つまり，口腔内の味覚細胞に接続することができる食感の一種．紅茶またはワインの中のタンニンの味として知られ，粘膜や唾液中のプロリンを含むタンパク質と反応する．ヒリヒリしたり，辛さやこすれる感じを引き起こす．渋味は状況に応じて快または不快を感じさせる．

脂肪
水に溶解しない物質の，大きなカテゴリーの総称．脂肪は，固体（例：バター，ろう）または液体（例：オリーブ油，魚油）で存在する．典型的な脂肪は，炭素原子の長鎖からなり，飽和または不飽和のいずれかである．重要なタイプの天然に存在する脂肪は，脂肪酸からなる脂質であり，アミノ酸や糖類のような他の物質をいくらか含む．脂肪の融点は味に大きな影響を与える．

脂肪酸
カルボン酸基を有する炭素原子の長鎖からなる物質．長鎖中の隣接原子は，単結合あるいは二重結合のいずれかで，互いに化学結合している．不飽和脂肪酸の二重結合が多いほど融点は低くなる．単結合のみが存在する場合，脂肪酸は完全に飽和している．オリーブ油由来のオレイン酸などの一価不飽和脂肪酸は単結合を有する．多価不飽和脂肪酸は二つ以上の二重結合を有している．たとえば，大豆由来のリノール酸は二つ，亜麻仁油由来のα-リノレン酸は三つ，魚油由来のドコサヘキサエン酸は六つの二重結合をもつ．

ジャン・アンテルム・ブリア＝サヴァラン
1755 ～ 1826 年．1825 年に代表作である "The Physiology of Taste, or Meditations on Transcendental Gastronomy"（邦題『美味礼賛』）を出版したフランスの法学者であり政治家．この本は当時から絶えず出版され続けていて，ブリア＝サヴァランに「ガストロノミーの父」の地位が与えられている．

ジューシーな
圧縮された果物から抽出したジュースの度合いに関連する形容詞で，流速，総量，唾液産生を刺激する状態が考えられる．また，調理された肉から肉汁と液体の脂を生じる程度を言い表すために使用される．

受容体
たとえばにおいまたは味覚分子のような，特定の物質を認識および結合する特定の能力のあるタンパク質分子．受容体は，すべての膜，とくに神経細胞の膜に見出される．

順応
味やにおいのような，物質の特性に慣れることで，時間が経つと気づきにくくなるか，むしろ敏感になること．

昇華
固体が気体に直接変化すること．

触知覚
触覚に基づいた感覚印象．原材料の感触や食べ物の表面構造の知覚について言い表すのに，最もよく使われる．

食品添加物
味，色，品質，テクスチャー，または栄養価を向上させるために食品に添加される物質．ゲル化剤および乳化剤は，食感に影響を及ぼす添加剤の例である．歴史的な背景から，食塩，ベーキングパウダー，酢などの物質は一般的に食品添加物とはみなされない．

食物繊維
体内の酵素で分解されない炭水化物．水溶性と不溶性がある．ゲル化剤の寒天，アルギン酸塩，カラギーナンは水溶性だが，セルロースは不溶性である．

食塊
食べ物が飲み込まれる直前に形成される，唾液と混ぜられた丸みを帯びた食べ物の塊．

触覚
圧力，接触，伸縮，振動，痛み，温度などの身体への物理的な影響によって刺激される感覚．

食感
口当たり，舌触り，歯ごたえ，質感などを表す．ただし，本書では原著で mouthfeel と書かれている用語を「食感」と，texture は「テクスチャー」と訳す．日本では「食感」と「テクスチャー」がほぼ同じ意味に使われることも多い．

シロップ
大量の砂糖を含む，砂糖と水の混合物．水と砂糖が結合して液体が非常に粘稠になるため，砂糖は結晶化しない．

侵害受容器
機械的および化学的作用または極端な温度条件によって，感覚神経の末端で刺激される特定の TRP チャネル．

新奇性恐怖
食べたことのない食べ物など，新しいものを試すことに対する恐怖．

真空調理法
「真空下で」を意味するフランス語からきている．真空パック（密封用のプラスチック製の袋）に生の食材を入れて，低温で長時間加熱調理する技術を表す．

親水性
ラテン語の「水の恋人」が語源．水に可溶であるが，油には溶解しない物質または分子について典型的に用いられる表現である．

浸透
バリアを越えて起こる現象．水透過性であるが，塩，アミノ酸，または糖などの他のより大きな分子の通過を許さない細胞膜はその一例である．結果として生じる不均衡は，水の一部がより大きな分子の側に滲出することによって調整される．この浸透圧効果は，膜を越えて生じる圧力の形態（浸透圧）に対応する．浸透は，地面の水を根の中に，そして幹と茎を通って上に引き出す植物の能力の重要な要素である．

真皮
上層（表皮）の真下にコラーゲンを含む皮膚の層．

水酸化ナトリウム
アルカリ液，苛性ソーダ（NaOH）．

水素結合
特定の分極された化学結合で，電子を他の適合する原子（例：酸素）に与える水素原子特有の能力に基づいている．水素結合は水に偏在しており，融点や沸点，比熱など，水特有の特徴的性質であり，水の本質的側面である．各水分子は，他の水分子またはその分子自体が水素結合を形成することができるタイプの分子と，最大四つの水素結合を形成することができる．水素結合は，損傷を受けていないタンパク質や酵素中の安定構造の形成にとって重要である．水中の水素結合は，油および水のエマルションの安定性の程度を決定するのに役立つ．

水素添加
不飽和脂肪酸の二重結合を，完全または部分的に除去することによって，脂肪を固体にするプロセス．たとえば，不飽和植物油からマーガリンを製造する場合など．

水分活性
食品で水分子が接近可能な程度を表す値．たとえば，水分子がすでに他の分子と密接な結合を形成している場合，水分活性は低くなる．魚の干物のような食品は，20％の水分を含んでいるものの，水分活性は依然として低い．その結果，干物は長期保存され，微生物は干物中の水分を利用して繁殖することができない．

水和
物質への水の添加．反対のプロセスは脱水である．脱水された物質の水和は再水和と呼ばれる．

スクロース
砂糖のこと．グルコースとフルクトースからなる二糖類．

スターチ
アミロースとアミロペクチンの多糖混合物．

ステアリン酸
炭素数 18 の飽和脂肪酸．

スティーン・ステンダー
トランス脂肪酸によってもたらされた健康被害の発見に関わった，デンマークの医師であり研究者．

ストック
煮詰められたブイヨン．しばしばハーブと香辛料で味付けされている．薄いストックは，白身肉と野菜から作られている．濃いストックは，褐色の骨，肉，ハーブから作られている．

すり身
「ミンチした肉」を指す．たとえば，カニやエビの身の模造品に使用される．通常，脂肪の少ない魚から作られ，水 75％，タンパク質 15％，炭水化物 6.8％，脂肪 0.9％（うち 0.03％はコレステロール）で構成されている．

ずり流動化
ずり応力が流れの方向に加えられると，複合液体がより自由に流れることができる状況．

石灰化
たとえばプレッツェルのように，硬い炭酸カルシウム（チョーク）の殻を形成すること．チョークの殻は，空気中の二酸化炭素と結合して，食べ物の表面にチョークを作ることができるアルカリ（水酸化ナトリウム）の塩基性溶液にさらすことによって形成される．

セビチェ
魚肉をしっかりと締める柑橘類の汁でマリネされた生魚．

セモリナ
粗挽きの黄色い小麦粉．

ゼラチン
結合組織中でコラーゲンの形で見られるタンパク質．コラーゲンが加熱され，硬いコラーゲン線維が溶解すると抽出される．コラーゲンとは対照的に，ゼラチンは水溶性である．ゼラチンが冷却されると，コラーゲンの硬い線維構造は再形成されない．代わりに，保水ゲルが形成される．このプロセスをゲル化という．

セルロース
グルコースの架橋直鎖からなる多糖類．デンプンのグルコース鎖とは異なり，セルロースは水に溶け，ヒトの胃や腸では消化されないくらいしっかりと結合している．

線維束
結合組織に包まれた 10 ～ 100 本の筋線維からなる束状構造．

相
物質の状態のことで，最も一般的には固体，液体，気体を示す．ガラスおよびエマルションは，より複雑な相である．

増粘剤
液体をより粘稠で硬くすることができる物質で，ゆっくりと流動する．増粘した液体と固体の性質をもつ真のゲルとの間にすべり遷移がある．増粘剤は食感にとって非常に重要で，したがって増粘剤の使用は料理の質感を変えるための最も一般的な料理技術の一つである（例：グレイビーソース）．卵，デンプン，ゲル化剤は，増粘剤として機能することができる．また，沸点以下のときに，バターやクリームなどの脂肪を加えてソースを濃くすることもできる．これは，小滴の形態の脂肪がソースをいくらか濃くし，味をまろやかにしてクリーミーさを感じさせるために機能するからである．しかし，脂肪は味物質とアロマ物質のいくつかを結びつけることができるので，グレイビーソースの味を薄めてしまう．このタイプのソースは，牛乳，乳製品，チーズを使用して濃縮することもできる．

疎水性
ラテン語の「水を恐れる」が語源．油に可溶であるが，水には溶解しない物質または分子について典型的に用いられる表現である．

ソーダ
炭酸ナトリウム（Na_2CO_3）．

ソフトマター
液体と固体の両方の特性をもつ，しなやかで曲げることができる変形可能な物質．それらは中間の構造をもっており，しばしば構造性物質や複合流体物質，高分子物質とも呼ばれる．原材料や食品を含めて，生物系の大部分がソフトマターである．

ソルビトール
砂糖の 3 分の 2 のカロリーで，60％の甘味をもつ糖アルコール．化学的には，ソルビトールはマンニトールの異性体である．

ゾル
液体中の固体微粒子の分散．懸濁液も参照のこと．

体性感覚系
ギリシャ語の *somato*，すなわち「身体の」からきており，皮膚が感覚器官として機能する感覚系の一部．温度，痛み，接触，圧力，位置，動き，および振動の意識的な知覚を含む．食感は体性感覚系の一部である．

対流
拡散による液体または気体中の動き．温度差によって引き起こされる．

だし
昆布とカツオ節で作られたストックで，「煮だし汁」を意味する．うま味の本来の源．

多汁
ジューシーさ．おもに植物ベースの食品を説明するために使用される．

脱水
生物学的物質から水分を除去すること．

多糖類
多くの単糖からなる糖．多糖類は，細胞壁や茎，葉の構成要素として，また，細胞中のエネルギー貯蔵庫として機能する．エネルギーを貯蔵するために植物によって使用される単純な多糖類（たとえばグリコーゲンおよびデンプン）とは対照的に，多糖類構造要素として藻類によって使用されるものは，より複雑で異質である．植物はペクチンと呼ばれる多糖類の一種を含んでいるが，これは増粘剤として使用することができる．藻類は，アルギン酸塩，カラギーナン，寒天のような，独自の多糖類を利用する．これらの多糖類は可溶性食物繊維として知られており，胃や腸の水分を吸収してゲルを形成することができる．不溶性食物繊維，たとえばセルロースも多糖類である．炭水化物も参照のこと．

タピオカ
キャッサバから作られたデンプン粒．

タヒニ
炒ったゴマをごく細かくすり潰して作られた濃厚なペースト．

ダール
煮込んだ豆，レンズ豆，エンドウ豆，またはヒヨコ豆のインド料理．

単音料理法
フランスの化学者エルヴェ・ティスによって作られた表現．肉，魚，植物，果物，キノコ，海藻，それらの天然成分の抽出物といった，自然な材料を使用せずに調理する方法を指す．代わりに，食べ物と食事全体は，化学物質またはその混合物から作られる．

炭酸
さまざまな形態で水に溶け込んだ二酸化炭素．

炭酸カルシウム
チョーク（$CaCO_3$）．

炭酸ナトリウム
ソーダ（Na_2CO_3）．

炭水化物
単糖類または糖類は，おもに酸素，水素，炭素からなる大きな有機化合物群を構成する．単純な糖類，すなわち単糖類および二糖類には甘味があり，グルコース，フルクトース，ガラクトース，スクロース，ラクトース，マルトースのような一般的な糖類を含む．デンプン，セルロース，グリコーゲンは，よく知られた植物性の多糖類である．海藻には，寒天，アルギン酸塩，カラギーナンなどの複合多糖類が含まれている．炭水化物は，光合成によって植物や海藻に形成される．光合

成は，二酸化炭素と水が結合して酸素を放出する一連の行為である．

単糖類
たとえば，グルコース，フルクトース，ガラクトースのような，単体からなる単純な糖．

タンニン
ポリフェノールの総称．赤ワイン，紅茶，燻製製品に見られる苦味物質．

タンパク質
ポリペプチド，すなわち，ペプチド結合によって一緒に保持されたアミノ酸の長鎖である．シグナルを受け取り，それらを同定する細胞（例：味やにおい）の受容体はタンパク質である．酵素は，制御された状況下での化学反応の触媒として作用するタンパク質の一種である．タンパク質は加熱あるいは食塩や酸にさらされたとき，塩漬けにされたとき，マリネされたとき，微生物の作用をうけたとき，その機能を失う（変性）．タンパク質が分解されると，より小さなペプチドおよび遊離アミノ酸（例：グルタミン酸）が形成される．

弾力性
圧力を取り除いたときに，変形していた材料が元の形状に戻る速度の物理的表現．感覚的にいえば，たとえば舌からの圧力が止まった後，食品がどれくらい早く元の形状に戻るのかを指す．その物質が変形できる程度は，外力の強さに比例する．

知覚
感覚印象の感知と解釈．

知覚科学
知覚，とくにフレーバー（味，香り，テクスチャー，食感，化学感覚）に関する科学．

中間相
液体および固体との中間の相．たとえば，液晶またはガラスなどがある．

張力
材料が変形するように加えられる機械的な力（応力）を表す．

調和
一致しているか，互いに補完し合っている関係を表した言葉．補完あるいはつり合いのとれた異なる感覚印象をつくり出す，さまざまな味の特性を示すために使用されることが多い．

チロシン
苦味のあるアミノ酸．

ツェスニアク
ポーランド生まれのアメリカの食品科学者で，食物のテクスチャーに関する先駆的な研究を行っている．

TRP チャネル
一過性受容器電位（TRP）チャネルは特殊な膜チャネルであり，ナトリウム，カルシウム，マグネシウムイオンの輸送に関与する．一連の異なる感覚印象を記録することができる．たとえば，暑さと寒さ，痛みなど．

低温殺菌 (pasteurization)
フランスの生物学者，ルイ・パスツール（1822～1895年）が発明したプロセスで，彼の名前にちなんで命名された．液体を有害な細菌を殺す温度まで加熱し，続いて迅速に冷却するが，液体の化学構成を大きく変えない．この殺菌を行うことにより，食品の品質変化が抑制される利点がある．

ディグレーシング
揚げ物や蒸し煮をした後の深鍋や浅鍋の焦げつきなどをはがすために，ワイン，ストック，牛乳，クリーム，またはフルーツジュースを加えてグレイビーソースを作ること．

テクスチャー
食品のテクスチャーの特性は，おもに接触によって感じることができる独特の物理的特性の一群で，食品の構造的要素に起因している．テクスチャー特性は，力をうけたときの食品の変形，破壊，流動などの機械的性質に関連する．これらの機械的性質は，それ自体ではなく，客観的な物理的手段によって測定することができる．

デミグラス
煮詰められたマデイラワインを使用したブラウンソース．

転化糖
グルコースとフルクトースが合わさった二糖類である．スクロースが加水分解された特定の形態．その結果，転化糖はスクロースよりも甘くなる．なぜなら，フルクトースはスクロースよりも甘いからである．同時に，グルコースはアイスクリームのような製品を製造するときに糖が結晶化するのを防ぐ．

テンペ
新鮮な大豆でできた発酵大豆食品．大豆を浸漬し，皮をむいて煮熟したら，培養した種菌（Rhizopus oligosporus）を加えて，約30℃で数日間発酵させる．これにより，菌糸と大豆が一緒に織り合わさり，個々の豆の構造を感じられるような，塊状の固形物となる．

島
島皮質は脳の一部であり，弁蓋とともに，味覚中枢である．意識と感情に関与していると考えられている．

糖
単糖類，二糖類，および多糖類といった，一つまたは複数の糖で構成することができる糖．

糖アルコール
砂糖中のカルボニル基の還元によって生成される．グリセロール，マンニトール，ソルビトール，キシリトール，およびエリスリトールは糖アルコールであり，甘味料として使用することができる．

凍結乾燥
脱水手法の一つ．周囲の温度と圧力は，物質の水が昇華するほどに低く調整される．つまり，氷から気相に直接変化する．それから，得られた凍結乾燥材料は粉砕して粉末にすることができる．

糖タンパク質
炭水化物に結合したタンパク質．

トサカノリ
鮮明な日本の紅藻（学名：*Meristotheca papulosa*）で，サクサクと歯触りのよい食感をもつ．緑色，紅色，白色の三品種がある．

トランスグルタミナーゼ
肉の接着剤として知られており，一つのタンパク質の遊離アミン基と，別のタンパク質のアミノ酸グルタミンのアシル基との間の特定の結合の形成を触媒する酵素である．これにより，通常はタンパク質を分解する酵素であるプロテアーゼで分解されないような方法によって，遊離アミン基とアシル基を結合させる．トランスグルタミナーゼは，たとえばすり身の製造に使用される．

トランス脂肪酸
脂肪が不飽和状態のままであっても，脂肪をより固体にする，いわゆるトランス結合をもつ脂肪酸．伝統的なハードマーガリンは，トランス脂肪酸を20％まで含有することができる．トランス脂肪酸の存在は，動脈硬化と心内血栓のリスクを増加させることが実証されている．結果として，多くの国が工業的に生産されたトランス脂肪酸を2％以上含む食品の販売を禁止あるいは規制中である．トランス脂肪酸は，揚げ物やさまざまなファストフードで最もよく見られるが，反芻動物の胃の中の細菌作用によって形成される．羊の肉だけでなく，バター，チーズ，その他の乳製品など，他の食品にも少量（1〜5％）天然に存在する．

トリグリセリド
グリセロールに結合した三つの脂肪酸からなる疎水性の脂質．

トリペプチド
三つのアミノ酸が結合している．いくつかのトリペプチドは味物質である．たとえば，肝臓，ホタテ，魚醤，ニンニク，酵母エキスに見られるグルタチオンである．

トロポコラーゲン
結合組織中の長いタンパク質分子で，三本の束にらせん状に巻かれてコラーゲン線維を構成する．これらの線維は互いに結合して，たとえば筋肉内の結合組織構造を形成するコラーゲン線維をつくる．

ぬか漬け
野菜を米ぬかに漬けて作った漬物．

にがり
豆腐の生産のために凝固剤として日本で伝統的に使用されている，多量の塩化マグネシム（$MgCl_2$）を含む海塩．

二酸化炭素
CO_2 分子からなる気体の種類．水に溶解すると，炭酸を生成することができる．

二糖類
二種類の糖で構成された糖．たとえば，スクロース（フルクトース＋グルコース），マルトース（グルコース＋ガラクトース），ラクトース（グルコース＋ガラクトース）など．

乳化剤
油と水の間の表面張力を低下させ，エマルション形成を促進する物質．脂質のような，両親媒性物質は乳化剤である．

乳酸
乳酸菌の作用で作られる簡単な有機酸．グリコーゲンが酸素の存在下で消費されたときに筋肉にも生成される．

乳清タンパク質
乳清中の，硫黄を含むタンパク質．たとえば，リコッタチーズを作るのに使用される．

乳糖
ラクトースを参照のこと．

ニューロガストロノミー
アメリカの神経生物学者であるゴードン・M・シェファードが作った言葉で，彼の著書 "Neurogastronomy"（邦題『美味しさの脳科学』）の中で説明されている．食べ物の認識がどのように脳に記録され，処理されるかを理解するための基礎となる神経科学を指す．

ヌガー
高温のシロップを強くかき混ぜて固めた，ナッツを含む軽いメレンゲ．

ヌクレオチド
核酸の一部を形成する化学基．うま味物質であるイノシン酸およびグアニル酸はヌクレオチドである．

熱分解
酸素が存在しない場合における，高温での材料および物質の化学分解．

ネバネバした
ある物質が他の物質にどれほどよく付着しているか，逆に，付着している物質から引き離すのが簡単かどうかの物理的表現．知覚の面でいえば，舌，頬，とくに口蓋に付着したときに，食べ物を滑らせることがいかに簡単であるかを指す．

粘液
皮膚および粘膜上のタンパク質の層．

粘弾性
ある状況下で食品が弾力性または可塑性のある固体のように振る舞い，別の状況下では流れる液体のように振る舞うことを表す材料の特性．水と複合多糖で作られたゲル（ハイドロゲル）はこの性質の好例である．脂肪，水および空気の複雑な混合物も粘弾性を表すことができる．たとえば，マーガリン，焼き菓子，アイスクリーム，野菜，果物，ある種のチーズなど．

粘稠性
テクスチャーに関連して多くの異なる文脈で見出されている，充分に定義されていない表現．「粘度」と同義語として使用されることが多く，場合によっては食感やすべてのテクスチャーの要素を一般的に特徴づけるために使用される．

粘度
流体または半流体の流れに対する抵抗の度合い．あるいは，流体または半流体を通る別の物質の移動に抵抗する液体の能力．

脳神経
脳や脳幹から直接出ている特殊な12対の神経．感覚印象の

シグナルを脳に伝達する知覚神経や，脳から筋肉および器官にシグナルを送る運動神経がある．知覚神経には，味覚印象を記録する嗅神経，視神経，三叉神経（食感に関連する）と，脳と胃をつなぐ迷走神経がある．

ノート
ガストロノミーの観点では，アロマや味の基本的な感覚印象を指す．

ハイドロゲル
ゲルの一種で，多量の水が結合しているやや固体の物質．親水コロイドとしても知られるハイドロゲルは，非常に安定した粘性があり，流動食の安定化などの多くの用途があるという特性がある．海藻からの抽出物をベースとするハイドロゲルは，肉，魚，乳製品，焼き菓子などの食品産業において広く使用されている．褐藻類から抽出されるアルギン酸塩および紅藻類から抽出される寒天とカラギーナンは，容易にハイドロゲルを形成する．

バインディング
脳による異なる感覚印象を結びつける感覚心理学的表現で，過去の体験と結果の記憶に依存する方法．

パコジェット
文字通り凍った食べ物の塊を削る，急速回転する非常に鋭い刃からなるキッチン用品．たとえば，口腔が個々の氷の粒子を検出することができる閾値以下の約 5 μm の小さな欠片にする．

歯ごたえ
歯に対する食物の抵抗性を示す表現．

発酵
微生物（酵母あるいは細菌）が生産する生化学的プロセス．ブドウジュース中の糖をアルコール（または酢）に変換する酵母の作用はその一例である．

パパイン
パパイヤの酵素．ゼラチンなどのタンパク質を分解することができる．ゼラチンは肉の結合組織の一部であるため，パパインは肉の軟化に適している．

パルミチン酸
炭素数 16 の飽和脂肪酸．

パン粉
乾燥したパンの粉．パン粉は非常に軽くて多孔質であるため，揚げ物に使用するとわずかな油しか吸収せず，油っこさを軽減したカリッとした衣になる．このタイプのパン粉は，加熱せずにパンを焼くことでエネルギーを節約するために，第二次世界大戦中に発明された．その答えは生地に電流を流すことだった．

pH
0 ～ 14 の値で示される，相対的な酸度の尺度．7 未満の pH 値は酸性環境を，7 は中性環境を，7 以上は塩基性またはアルカリ性環境を示す．

非極性
分子の電荷を帯びた末端に結合することができない物質の性質．極性物質とは対照的に，たとえば水と水素結合を形成することができない．油脂は非極性物質であるため，水にほとんど混和しない．

非晶質
結晶構造を欠く固体．カラメルやサクサクしたパンの耳のようなガラス状態の食品は非晶質である．

美食家
おいしい食べ物と飲み物を愛するが，しばしば行きすぎてしまう人物のこと．

ビスケット
「二度焼いたもの」を意味する，古いフランス語から来ており，当初は，小麦粉，水，塩から作られたシンプルでとても乾燥したラスクであった．長い航海の主食として用いられた．

備長炭グリル
日本発の特殊焼成グリル．備長炭は，たった約 760℃ と，あまり熱くならない独特の木炭だが，グリルは強力な赤外線を放出するので非常に効果的である．その結果，素早く均一に肉を焼成し，パリッとした外部とジューシーな内部が得られる．グリルにしっかりと詰め込まれた，大変硬い備長炭と一緒に燃やされる．ファイヤーピット（焚き火台）への酸素の流れは遅く，グリルの側面のダンパーによって制御される．

ピペリン
黒コショウのピリピリした辛味に関与する有機物質．

表面張力
界面張力を参照のこと．

ファッジ
牛乳や油，そしてカカオまたはチョコレートが加えられたカラメル．フォンダンとは対照的に，ファッジには脂肪滴も含まれている．

フィトヘマグルチニン
生のインゲン豆などにある，植物中の有毒物質．

フィブリル
線維の集まり．結合組織中のコラーゲンなど．

ブイヤベース
肉厚な魚のストックをベースとしたプロバンス地方の魚介類のスープ．ストックは，さまざまなタイプの魚介類を，異なる食感のタマネギ，トマト，ニンニク，ハーブと一緒に，多量のオリーブ油と白ワインを加えて料理することで作られている．魚の骨の中のゼラチンはスープにとろみをつけるのに役立つ．最終的には沸騰により油が液滴に分裂し，タンパク質とゼラチンの助けを借りて乳化することで，よりクリーミーな味わいになる．

ブイヨン
魚，肉，骨，または野菜から作られた，漉されて透明な液体状のストック．骨や肉をベースにしたブイヨンも，グラスとして知られている．ブイヨンは，たとえば卵白を用いて清澄化されており，コンソメと呼ばれている．「ストック」という

言葉は，煮詰まってしばしばハーブやスパイスで味付けされているブイヨンに関して使用される．これらのすべてのスープのテクスチャーは，ゼラチンをいくらか増粘させるのに充分な量が放出されない限り，水に似ている．

フェラン・アドリア
現在は閉店しているレストラン「エル・ブリ」の料理長として知られるスペイン人シェフ．分子ガストロノミーの発展に貢献した．

フォアグラ
アヒルやガチョウの肥大した肝臓．

フォールディング
タンパク質分子が固有の立体構造に折りたたまれることを表すのに使用される用語．たとえば，加熱調理した卵のようにタンパク質が変性した場合，折りたたみのパターンは変化する．

フォンダン
ファッジ（砂糖，バター，牛乳，チョコレートなどで作った軟らかい西洋のキャンディの一種）に硬さが似た特殊なグレーズ．ケーキの糖衣や砂糖菓子の詰め物として使用される．フォンダンは，砂糖またはシロップを加熱することによって作られる．場合によってはグルコースを加え，粘土に似たテクスチャーをもつまで練り上げる．

複合流体
個々の分子のサイズと，肉眼で見ることのできる大きさの間にある規模で構造化された流体．多くの高分子液体は複合流体である．ソフトマターも参照のこと．

付着性
感覚用語の一つ．たとえば口腔内において，食物が表面に付着する程度．

不凍剤
液体の凝固点を下げることができる物質．料理の世界では，塩，砂糖，タンパク質，多糖類のすべてがこの効果をもっている．

ブドウ糖
グルコースを参照のこと．

フノリ
繊細に枝分かれした日本の海藻の一つ．

フラン
物質がカラメル化されたときに形成される芳香族有機化合物．ナッツの味をもつ．

フルクトース
果糖ともいう単糖類．

フルーツレザー
大量の砂糖を使用して作られる，硬くて可塑性のある果物の生地．

フレーバー
味と香りを含む，食物に由来するすべての感覚印象の総称として使用される言葉．この言葉によって，食物中の香気物質ならびに食感や化学感覚が具体化される．

プロテアーゼ
タンパク質分解酵素．

プロトペクチン
ペクチンを参照のこと．

ブロメライン
パイナップルに含まれる酵素．たとえば，コラーゲンとゼラチンのようなタンパク質を分解することができるので，肉の熟成に使用するのに適している．

分散
たとえば，液体中の固体のように，微粒子やある物質の小液滴が別の状態にある他の物質に埋め込むか溶解すること．

噴霧乾燥
脱水手法の一つ．液体は，場合によっては減圧下で温かい空気の塊に吹き込まれる．液体の水分は蒸発し，粒子は粉雪のように落下し乾燥される．粉末中の個々の粒子は，一般的に100〜300マイクロメートルの大きさである．この方法はしばしば市販の乳化剤を製造するために使用される．

ベアルネーズソース
オランデーズソースの伝統的なフレンチバリエーションで，香辛料やハーブ，しばしばタラゴンやチャービルで味付けしている．一般的に，牛肉料理に供される．

ベーキングパウダー
加熱すると二酸化炭素を放出する物質の混合物．通常のベーキングパウダーは，炭酸水素ナトリウムと酸，たとえば酒石酸カリウム（酒石の粉末）で構成されている．ベーキングパウダーが水と接触すると，二酸化炭素が放出され，膨張剤として作用する．

ペクチナーゼ
ペクチンを分解する酵素．

ペクチン
ジャム，ゼリー，マーマレードで増粘剤として使用される植物性多糖類．未熟果実で発見された（たとえばリンゴなど）．リンゴが熟すにつれて，プロトペクチンは酵素作用によって加水分解されて水溶性ペクチンを形成する．

ベシャメルソース
牛乳，生クリーム，またはブイヨンが加わったホワイトルーから作られた古典的なフランス料理のソース．

ペスト
「突く」または「粉砕する」を意味するイタリア語の pestare からきている．油を含むエマルションであるピューレまたはソース．

ペプチド
ペプチド結合によって鎖中に一緒に保持されたアミノ酸からなる化学結合．長いペプチドは，ポリペプチドまたはタンパク質と呼ばれる．二つまたは三つのアミノ酸をもつペプチドは，それぞれジペプチドおよびトリペプチドと呼ばれる．

ヘミセルロース
植物の細胞に結合する水溶性多糖類．

ヘモグロビン
酸素に結合することができ，血液が体内に酸素を輸送する手段である鉄を含んでいる．赤味がかったタンパク質．

辺縁系
記憶，感情および直感的な反応を制御する脳の領域．

弁蓋
島とともに，味覚印象を記録する場所である脳の部分．

変性
たとえば，加熱することによって起こるタンパク質の自然形態および機能形態の分解や変化を表す言葉．

泡沫（エスプーマ）
液体中の気体の泡の分散．

ボッタルゴ（ボタバル）
マグロ，タラ，ボラといった魚の卵巣を乾燥させたもの．地中海料理の珍味．日本でいう「からすみ」．

ボトムアップ
どのように小さな物質から大きな物質が構築されるかを説明する物理原理．たとえば，分子は自発的に結合して，より大きな階層構造を構築する．

ホムンクルス
「小さな人」を表すラテン語からきている．片側の身体の感覚部と，これらの部分が脳に登録されている場所と範囲を特徴づけているマップ．

ポリフェノール
いくつかのフェノール基を有する化合物．タンニンも参照のこと．

ポリマー
多数の同一または異種の物質（モノマー）からなる，より大きな，鎖状または分枝状の分子．たとえば，タンパク質はアミノ酸からなるポリマー，いわゆるポリアミドであり，多糖類は多くの糖類からなるポリマーである．ポリマーは，個々のモノマーが化学反応で一緒に結合される重合プロセスによって生成することができる．

ボルドレーズソース
オランデーズソースを基本とした古典的なフランス料理のソース．赤ワイン，エシャロット，グラス（肉汁），ときにはバターや牛の骨髄を加えて作られる．

マーガリン
フランス語の *márgaron* から来ており，室温において水中で真珠のような球になる牛脂の性質を表している．油中水滴型エマルションであるマーガリンは，1869年にフランスの化学者イポリット・メージュ＝ムーリエによって発明された．元の製品は牛脂，脱脂粉乳，水の混合物だったが，植物油はすぐにより高価な動物性脂肪に置き換えられはじめた．これらの初期バージョンは質が悪く安定しなかった．適切な乳化システムを制定した場合のみ，食感が良好なマーガリンを製造することができ，食品の調理に適していた．現在，マーガリンは20％の水と80％の油脂で構成されている．後者は圧倒的に不飽和の植物油であり，レシチンの形態の少量の乳化剤や，牛乳のような天然由来のタンパク質，または市販の乳化剤が添加される．

マシュマロ
砂糖またはシロップ，ときには卵白と一緒にした粘性のゼラチン溶液を泡立てた大量の気泡を含む，弾力性のある発泡体．ゼラチンは気泡を安定させる役割をもち，マシュマロに特徴的な弾性のあるテクスチャーを作り上げる．

マヨネーズ
油とワインビネガーで作られ，卵黄のレシチンの助けを借りて乳化された水中油滴型エマルションの食品．

マリー＝アントナン・カレーム
1784～1833年．オート・キュイジーヌ（高級フランス料理）の主唱者の一人だったフランスのシェフであり作家．

マリネする
漬物液，酢水，砂糖，油，アルコール，レモン汁，香辛料などに浸して原材料を保存すること．このプロセスは食物のテクスチャーと味を変え，品質を維持することができる．

マルガリン酸
パルミチン酸とステアリン酸の中間体である飽和脂肪酸．

マルクス・ガビウス・アピシウス
西暦紀元前1世紀から伝説に残るほど有名なローマの食通．包括的な古代の料理本 "*De re coquinaria libri decem*" に寄与しているとされる人物である．レシピは約400年後までも編纂されていなかったかもしれない．

マルチモーダル知覚
脳におけるいくつかの感覚的印象の平行知覚（多感覚統合）．たとえば，味覚，香り，食感，外観などの，食品によってもたらされる統合された知覚．

マルトース
麦芽糖ともいう．二つのグルコース分子からなる二糖類．

マルトデキストリン
たとえばキャッサバから，デンプンの加水分解によって生成される多糖類．ほとんど無味でかすかな甘さしかなく，一般に浮遊できる微粉末状態で入手可能である．増粘剤として機能し，アイスクリームやシャーベットの氷結晶の形成を防止する．

マルトール
呈味増強剤として使用される，カラメル味の有機物質．

ミオグロビン
筋肉中に見出される赤色のタンパク質で，鉄を含む血液から酸素を筋線維に輸送する．

ミオシン
アクチン線維に沿って滑る筋肉組織の分子モーターとしてはたらくタンパク質．

味覚
舌の味蕾にある特定の味覚受容体に結合できる味物質によって，生理的に左右される知覚．一般的に，酸味，塩味，甘味，苦味，うま味の五つの基本味があり，それ以外の味はすべて組み合わせることができる．フレーバーも参照のこと．

味覚閾値
それ以下では物質を検出することができない味物質の濃度.

味覚中枢
脳の前頭葉の島皮質前部にある.

ミシェル＝ウジェーヌ・シュヴルール
1786 ～ 1889 年．動物性脂肪を研究するフランスの化学者．1813 年に飽和脂肪酸であるマルガリン酸を発見したが，これは後に単なるパルミチン酸とステアリン酸の混合物であることが判明した．それが「マーガリン」という言葉の由来である．

ミセル
たとえば牛乳中のカゼインミセルのように，水中の両親媒性分子（脂質やタンパク質）の凝集体である小粒子．

ミートグルー（肉の接着剤）
トランスグルタミナーゼを参照のこと．

ミョウバン
硫酸アルミニウムとアルカリ金属，カリウム，アンモニウムなどのような一価金属の硫酸塩とがつくる複塩．

味蕾
ニンニクの球根の個々の小鱗茎に似た形をしており，舌の乳頭突起のいくつかの構造に密に詰め込まれた，50 から 150 個の味細胞の集まり．味蕾の上部に，味細胞は気孔の開口部に似ている小さな嚢（微絨毛）をもつ．味物質は，味細胞の膜中の味覚受容体によって同定されるために，これらの嚢を通過しなければならない．

みりん
モチ米とコウジ，焼酎またはアルコールを糖化熟成させて作られる．アルコール含有量が約 14％の日本の調味料．

ミルフィーユ
「1,000 枚の葉」を意味するフランス語が由来．古典的なフランスの薄片状に積層したパイ．

ムース
厚い壁によって隔てられて孤立した気泡を有する泡．たとえば，チョコレートムースでは，強く混ぜられた卵黄および砂糖は，融解したチョコレートからのココア粒子とともに，気泡の間の厚い壁を形成する．冷却によって壁が強くなり，ムースが硬く安定するようになる．ムースを口に入れると，泡の崩壊とともにチョコレート中のココアバターが溶けて，独特の口当たりになる．

メイラード反応
焙煎，焼成，直火焼きのように，酵素を含まない褐変に関連する化学反応の類．多段階の反応のプロセスで，炭水化物はタンパク質由来のアミノ酸と結合し，メラノイドと呼ばれる一連の大まかに定義された，褐色で芳香性のある着色剤をもたらす．これらの物質は，花の香りや葉のような香りから，肉の香りや土臭い香りまで，広範囲の味と香りの印象を立ち上がらせる．

メチルセルロース
ゲル化剤は化学反応によってセルロースから製造される．増粘剤と安定剤の両方として使用される．

メトキシル
メチルエステルを含む有機分子の一部．

メレンゲ
気泡間の液相が固まった泡．卵白に砂糖を強くかき混ぜ，ほとんど水状態にし，その混合物を加熱して水を蒸発させ，泡をより硬くする．

モノグリセリド
脂肪酸に結合したグリセロール分子からなる脂質．

ヤーン・ダイアーバーグ
健康に対する不飽和脂肪酸の影響に関する基礎研究を行った，デンマークの医師であり研究者．

軟らかさ
舌，歯，口蓋の作用によって食べ物が変形しやすいという特徴がある．食感の表現．

ラクトース
乳糖ともいう．グルコースとガラクトースからなる二糖類．

リグニン
植物の木質部を構成する高分子化合物．

離漿
たとえばヨーグルトやソースから，液体がゲルから漏れて，その上にのるプロセス．

リダクション
液体の量を減らすために煮詰めること．たとえばソースでは，リダクションによってその味を強める．

リノール酸
18 個の炭素原子および二つの二重結合をもつ ω6 系多価不飽和脂肪酸．アラキドン酸のような，さらに長鎖の ω6 系多価不飽和脂肪酸形成のための前駆体となる．

リノレン酸
18 個の炭素原子および三つの二重結合をもつ ω3 系多価不飽和脂肪酸．DHA（ドコサヘキサエン酸）および EPA（エイコサペンタエン酸）のような，さらに長鎖の ω3 系多価不飽和脂肪酸形成のための前駆体となる．

リポタンパク質
脂質とタンパク質の複合体．

両親媒性物質
水に混ざり合っている物質または分子．この用語は，一般的に，親水性と疎水性の二つの部分から構成された脂肪およびタンパク質などの分子の特性を示すために使用される．

料理の変換
原材料を高品質の食品に変える物理的，化学的，または物理化学的プロセス．料理法は，一連の料理の変換と見ることができる．

リン脂質
リン酸極性頭部をもつ脂質．細胞膜および生物学的組織の主要成分である．たとえば，卵のリン脂質は，乳化剤として機能することができる．

ルイユ
パン粉や古いパンの皮で濃厚にできるソース．オリーブ油にチリペッパーやカイエン，潰しニンニク，サフランを混ぜて，パン粉を加えて軟らかくする．多くの場合，魚介類のブイヤベースを添えて味を加え，スープを濃くする．

ルー
ソース用の最も一般的な増粘剤．同じ量の小麦粉と溶けた脂肪で構成されている．脂肪を低温で融解し，小麦粉をかき混ぜ，その混合物を使用するソースの種類に応じて，白色，淡黄色または茶色の3種があり，求める色を帯びるまで加熱する．

レオロジー
液体の流動性に関する学問．

レシチン
多数のリン脂質のうちの一種．脂肪は細胞膜に存在し，動物や植物（例：卵黄，大豆）が原料となる．マヨネーズのようなエマルションで，油と水を結合できる乳化剤として作用する．

レトロネーザル（後鼻腔性）
口の中に広がって，鼻腔の中に入るにおいやアロマ物質の知覚を表す用語．

レムラードソース
細かく切り刻んださまざまなハーブと，すっぱいピクルスを和えたマヨネーズの種類．

レモンス
バター，砂糖，バニラ，ときにマジパンが詰められた，あるいはトッピングされた，デンマークの菓子パン．

レンネット
プロテアーゼ，すなわち酵素を含む液体．レンネットは，乳タンパク質であるカゼインを，より小さなペプチドと遊離アミノ酸に分解することができる．牛乳を凝固させるので，チーズ製造に使用される．

老化
元のデンプン粒の緻密さとは構造が著しく異なった，デンプンの結晶化．たとえば，デンプンを含む冷凍食品や腐敗したパンなどで観察することができる．

ローカストビーンガムパウダー
アカシア木の種子に由来する物質．冷水および温水の両方に可溶性の分枝多糖類を含む．増粘剤として使用される．

ロドルフ・リンツ
1855〜1909年．機械化されたきめ細かな濃度のチョコレートの生産を可能にする，コンチングマシンを発明した．スイスのチョコレート製造業者．

ワイルダー・グレイヴス・ペンフィールド
1891〜1976年．カナダの神経外科医．身体の感覚部と感覚的知覚が，脳に記録されている領域の場所と範囲との間の関係を最初に示した．彼はホムンクルスと呼ばれる小さな人に似た絵でこれを示した．

ワカメ
ワカメ属の褐色大型藻類．美しい緑色と，甘味や典型的なうま味をもっており，味噌汁の具材として最もよく知られている．冷やしワカメは，ゴマとディル（ハーブの一種）を添えた海藻サラダである．

参考文献

Barham, P. *The Science oj Cooking*. Berlin: Springer, 2001.

Barham, P., L. H. Skibsted, W. L. P. Bredie, M. B. Frøst, P. Møller, J.Risbo, P. Snitkjaer, and L. M. Mortensen. Molecular gastronomy: A new emerging scientific discipline. *Chemical Reviews* 110 (2010): 2313-65.

Beckett, S. T. *The Science of Chocolate*. 2nd ed. Cambridge: Royal Society of Chemistry, 2008.

Blumenthal, H. *The Fat Duck Cookbook*. New York: Bloomsbury, 2009.

Bourne, M. *Food Texture and Viscosity: Concept and Measurement*. 2nd ed. San Diego, Calif.: Academic Press, 2002.

Brady, J. W. *Introductory Food Chemistry*. Ithaca, N.Y.: Cornell University Press, 2013.

Brillat-Savarin, J. A. *The Physiology of Taste, or Meditations on Transcendental Gastronomy*. Translated by M. F. K. Fisher. New York: Everyrman's Libraly, 2009.〔邦訳『美味礼賛』, 関根秀雄訳, 白水社 (1963)〕.

Bushdid, C., M. O. Magnasco, L. B. Vosshall, and A. Keller. Humans can discriminate more than 1 trillion olfactory stimuli. *Science* 343 (2014): 1370-1372.

Cazor, A., and C. Liénard. *Molecular Cuisine: Twenty Techniques, Forty Recipes*. Boca Raton, Fla.:CRC Press, 2012.

Chandrashekar, J., D. Yarmolinsky, L. von Buchholtz, Y. Oka, W. Sly, N. J. P. Ryba, and C. S. Zuker.The taste of carbonation. *Science* 326 (2009): 443-445.

Chaudhari, N., and S. D. Roper. The cell biology of taste. *Journal of Cell Biology* 190 (2010): 285-96.

Chen, J., and L. Engelen, eds. *Food Oral Processing: Fundamentals of Eating and Sensory Perception*. Oxford: Wiley-Blackwell, 2012.

Clarke, C. *The Science of Ice Cream*. 2nd. Cambridge: Royal Society of Chemistry, 2012.

Coultate, T. P. *Food: The Chemistry of Its Components*. 6th ed. Cambridge: Royal Society of Chemistry, 2015.

de Wijk, R. A., M. E. J. Terpstra, A. M. Janssen, and J. F. Prinz. Perceived creaminess of semi-solid foods. *Trends in Food Science and Technology* 17 (2006): 412-422.

Drake, B. Sensory textural/rheological properties: A polyglot list. *Journal of Texture Studies* 20 (1989): 1-27.

Fennema, O. R. *Food Chemistry*. 2nd ed. New York: Dekker, 1985.

Frøst, M. B., and T. Janhøj. Understanding creaminess. *International Dairy Journal* 17 (2007): 1298-1311.

Fu, H., Y. Liu, F. Adrià, X. Shao, W. Cai, and C. Chipot. From material science to avantgarde cuisine: The art of shaping liquids into spheres. *Journal of Physical Chemistry B* 118 (2014): 11747-11756.

Green, B. G., and D. Nachtigal. Somatosensory factors in taste perception: Effects of active tasting and solution temperature. *Physiology & Behavior* 107 (2012): 488-495.

Hachisu, N. S. *Japanese Farm Food*. Kansas City, Mo.: Andrews McMeel, 2012.

——. *Preserving the Japanese Way: Traditions of Salting, Fermenting, and Pickling for the Modern Kitchen*. Kansas City, Mo.: Andrews McMeel, 2015.

Hisamatsu, I. *Quick and Easy Tsukemono: Japanese Pickling Recipes*. Tokyo: Japan Publications Trading, 2005.

Hsieh, Y.-H. P., F.-M. Leong, and J. Rudloe. Jellyfish as food. *Hydrobiologica* 451 (2001): 11-17.

Joachim, D., and A. Schloss. *The Science of Good Food:The Ultimate Reference on How Cooking Works*. Toronto: Rose, 2008.

Johnson, A., K. Kirshenbaum, and A. E. McBride. Konjac dondurma: Designing a sustainable and stretchable "fox testicle" ice cream. In *The Kitchen as Laboratory: Reflections on the Science of Food and Cooking*, edited by C. Vega, J. Ubbink, and E. van der Linden, 33-40. NewYork: Columbia University Press, 2012.

Jurafsky, D. *The Language of Food: A Linguist Reads the Menu*. New York: Norton, 2014.〔邦訳『ペルシア王は「天ぷら」がお好き？：味と語源でたどる食の人類史』, 小野木明恵訳, 早川書房 (2015)〕.

Kasabian, A., and D. Kasabian. *The Fifth Taste: Cooking with Umami*. New York: Universe, 2005.

Kurti, N., and G. Kurti, eds. *But the Crackling Is Superb: An Anthology on Food and Drink by Fellows and Foreign Members of the Royal Society*. 2nd ed. Boca Raton, Fla.: CRC Press, 1997.

Lévi-Strauss, C. *The Raw and the Cooked*. Vol. 1 of *Mythologiques*. Translated by John Weightman and Doreen Weightman. Chicago: University of Chicago Press, 1983.

Lieberman, D. E. *The Evolution of the Human Head*. Cambridge, Mass.: Harvard University Press, 2011.

———. *The Story of the Human Body: Evolution, Health, and Disease*. New York: Pantheon, 2013.〔邦訳『人体600万年史:科学が明かす進化・健康・疾病』(上・下),塩原通緒訳,早川書房 (2015)〕.

Lucas, P. W., K. Y. Ang, Z. Sui, K. R. Agrawal, J. F. Prinz, and N. J. Dominy. A brief review of the recent evolution of the human mouth in physiological and nutritional contexts. *Physiology & Behavior* 89 (2006): 36-38.

Maruyama, Y., R. Yasuda, M. Kuroda, and Y. Eto. *Kokumi* substances, enhancers of basic tastes, induce responses in calcium-sensing receptor expressing taste cells. *PLoS ONE* 7 (2012): e34489.

McGee, H. *On Food and Cooking: The Science and Lore of the Kitchen*. New York: Scribner, 2004.〔邦訳『マギー キッチンサイエンス:食材から食卓まで』,香西みどり監訳,共立出版 (2008)〕.

McQuaid, J. *Taste: The Art and Science of What We Eat*. New York: Scribner, 2015.

Mielby, L. H., and M. B. Frøst. Eating is believing. In *The Kitchen as Laboratory: Reflections on the Science of Food and Cooking*, edited by C. Vega, J. Ubbink, and E. van der Linden, 233-241. New York: Columbia University Press, 2012.〔邦訳『The Kitchen at Laboratory:新しい「料理と科学」の世界』,阿久津さゆりほか訳,講談社 (2017)〕.

Mouritsen, O. G. Gastrophysics of the oral cavity. *Current Pharmaceutical Design* 22 (2016): 2195-2203.

———. *Seaweeds: Edible, Available, and Sustainable*. Translated by Mariela Johansen. Chicago: University of Chicago Press, 2013.

———. *Sushi: Food for the Eye, the Body, and the Soul*. Translated by Mariela Johansen. New York: Springer, 2009.

———. Umami flavour as a means to regulate food intake and to improve nutrition and health. *Nutrition and Health* 21 (2012): 56-75.

Mouritsen, O. G., and K. Styrbæk. *Umami: Unlocking the Secrets of the Fifth Taste*. Translated by Mariela Johansen. New York: Columbia University Press, 2014.

Müller, H. G. Mechanical properties, rheology, and haptaesthesis of food. *Journal of Texture Studies* 1 (1969): 38-42.

Myhrvold, N., with C. Young and M. Bilet. *Modernist Cuisine: The Art and Science of Cooking*. Bellevue, Wash.: Cooking Lab, 2010.

Norn, V., ed. *Emulsifiers in Food Technology*. 2nd ed. Oxford: Wiley-Blackwell, 2015.

Perram, C. A., C. Nicolau, and J. W. Perram. Interparticle forces in multiphase colloid systems: The resurrection of coagulated sauce béarnaise. *Nature* 270 (1977): 572-573.

Pollan, M. *The Omnivore's Dilemma: A Natural History of Four Meals*. New York: Penguin Press, 2006.〔邦訳『雑食動物のジレンマ:ある4つの食事の自然史』(上下),ラッセル秀子訳,東洋経済新報社 (2009)〕.

Prescott, J. *Taste Matters: Why We Like the Food We Do*. London: Reaktion Books, 2012.

Roos, Y. H. Glass transition temperature and its relevance in food processing. *Annual Review of Food Science and Technology* 1 (2010): 469-496

Rowat, A. C., K. Hollar, D. Rosenberg, and H. A. Stone. The science of chocolate: Phase transitions, emulsification, and nucleation. *Journal of Chemical Education* 88 (2011): 29-33.

Rowat, A. C., and D. A. Weitz. On the origins of material properties of foods: Cooking and the science of soft matter. In *L'Espai Laboratori d'Arts Santa Mònica*, 115-120. Barcelona: Actar, 2010.

Shaw, J. Head to toe. *Harvard Magazine*, January-February 2011.

Shepherd, G. M. *Neuroenology: How the Brain Creates the Taste of Wine*. New York: Columbia University Press, 2017.

———. *Neurogastronomy: How the Brain Creates Flavor and Why It Matters*. New York: Columbia University Press, 2011.〔邦訳『美味しさの脳科学:においが味わいを決めている』,小松淳子訳,インターシフト (2014)〕.

———. Smell images and the flavour system in the human brain. *Nature* 444 (2006): 316-321

Shimizu, K. *Tsukemono: Japanese Pickled Vegetables*. Tokyo: Shufunotomo, 1993.

Small, D. Flavor is in the brain. *Physiology & Behavior* 107（2012）: 540-552.

Spence, C., and B. Piqueras-Fiszman. *The Perfect Meal: The Multisensory Science of Food and Dining*. Oxford: Wiley-Blackwell, 2014.

Stedman, H. H., B. W. Kozyak, A. Nelson, D. M.Thesier, L. T. Su, D. W. Low, C. R. Bridges, J. B. Shrager, N. Minugh-Purvis, and M. A. Mitchell. Myosin gene mutation correlates with anatomical changes in the human lineage. *Nature* 428（2004）: 415-418.

Stender, S., A. Astrup, and J. Dyerberg. Ruminant and industrially produced trans fatty acids: Health aspects. *Food & Nutrition Reseach* 52（2008）: 1-8.

——.What went in when trans went out? *New England Journal of Medicine* 361（2009）: 314-316.

Stevenson, R. J. *The Psychology of Flavour*. Oxford: Oxford Univerlsty Prees, 2009.

Stuckey, B. *Taste What You're Missing: The Passionate Eater's Guide to Why Good Food Tastes Good*. New York: Atria Books, 2012.

Szczesniak, A. S. Texture is a sensory property. *Food Quality and Preference* 13（2002）: 215-225.

This, H. *Kitchen Mysteries: Revealing the Science of Cooking*. Translated by Jody Gladding. New York: Columbia University Press, 2007.

——. Modeling dishes and exploring culinary "precisions":The two issues of molecular gastronomy. *British Journal of Nutrition* 93（2005）: S139-S146.

——. *Molecular Gastronomy: Exploring the Science of Flavor*. Translated by M. DeBevoise. New York: Columbia University Press, 2002.

——. Molecular gastronomy is a scientific discipline, and note-by-note cuisine is the next culinary trend. *Flavour* 2（2013）: 1-8.

——.*Note-by-Note Cooking: The Future of Food*. Translated by M. DeBevoise. New York: Columbia University Press, 2014.

Tsuji, S. *Japanese Cooking: A Simple Art*. Tokyo: Kodansha, 1980.

Ulijaszek, S., N. Mann, and S. Elton. *Evolving Human Nutrition: Implications for Public Health*. Cambridge: Cambridge University Press, 2011.

Vega, C., and R. Mercadé-Prieto. Culinary biophysics: On the nature of the 6X ℃ egg. *Food Biophysics* 6（2011）: 152-159.

Vega, C., J. Ubbink, and E. van der Linden, eds. *The Kitchen as Labomtory: Refrections on the Science of Food and Cooking*. New York: Columbia University Press, 2012.〔邦訳『 The Kitchen at Laboratory：新しい「料理と科学」の世界』、前掲〕.

Verhagen, J. V., and L.Engelen. The neurocognitive bases of human multimodal food perception: Sensory integration. *Neuroscience & Biobehavioral Reviews* 30（2006）: 613-650.

Vilgis, T. *Das Molekül-Menü: Molekulares Wissen für kreative Köche*. Stuttgart: Hirzel, 2011.

——・Texture, taste and aroma: Multi-scale materials and the gastrophysics of food. *Flavour* 2（2013）.

Virot, E., and A. Ponomarenko. Popcorn: Critical temperature, jump and sound. *Journal of the Royal Society Interface* 12（2015）: 2014. 1247.

Walstra, P. *Phisical Chemistry of Foods*. Boca Raton, Fla.: CRC Press, 2002.

Wilson, B. *First Bite: How We Learn to Eat*. New York: Baslc Books, 2015.

Wobber, V., B. Hare, and R. Wrangham. Great apes prefer cooked food. *Journal of Human Evolution* 55（2008）: 340-348.

Wrangham, R. *Catching Fire: How Cooking Made Us Human*. New York: Basic Books, 2009.〔邦訳『火の賜物：ヒトは料理で進化した』、依田卓巳訳、NTT 出版（2010）〕.

Wrangham, R., and N. Conklin-Brittain. Cooking as a biological trait. *Comparative BioChemistry and Physiology A* 136（2003）: 35-46.

Youssef, J. *Molecular Gastronomy at Home: Taking Culinary Physics out of the Lab and into Your Kitchen*. London: Quarto Books, 2013.

Zink, K. D., and D. E. Lleberman. Impact of meat and Lower Palaeolithlc food processing techniques on chewing in humans. *Nature* 531（2016）: 500-503.

図版クレジット

Jonas Drotner Mouritsen: i, xii, 7, 22, 28, 33, 31, 34, 37, 38, 39, 41（下）, 42, 43, 44, 53, 62, 67, 71（上）, 74, 78, 79（上）, 79（下）, 80, 81, 82, 82（下）, 84, 86, 87, 91, 93, 97, 104, 110, 112, 114, 115（下）, 126, 128, 130, 140, 143, 145, 149, 150（右）, 151, 152, 155, 160, 162, 163, 167, 171, 172, 173, 182, 183（右）, 196, 199, 200, 201, 203, 205, 207, 208, 211, 212, 213, 215, 220, 222, 226, 229, 230, 232, 235, 236, 244, 245, 246, 247, 248, 250, 251, 252, 255, 260, 263, 264, 265, 266, 267, 268, 270, 271, 273, 277, 278; Mikael Schneider: 3; Joaquim Marquès Nielsen: 4, 15, 23, 40, 41（上）, 50; Mathias Porsmose Clausen: 9, 56, 68, 150（左）, 183（左）; Daniel Lieberman: 24; Jinsoo Yi: 32; Peter Bondo Christensen: 35; Ole G. Mouritsen: 43, 44, 163, 174, 187, 189, 191, 207, 239, 241, 261, 280, 281, 282; Nordic Food Lab: 47, 48; Palsgaard A/S: 58, 71（下）, 73, 120, 122, 134, 187; Édition Koji Shimomura: 100; Jin-Hui Yang, Jiu-Gao Yu, and Xiao-Fei Ma, Preparation and properties of ethylenebisformamide plasticized potato starch (EPTPS), Carbohydrate Polymers 56 (2006): 218-33: 115（上左）; Krystyna Cieśla, Bożena Sartowska, and Edward Kr.lak, SEM studies of the structure of the gels prepared from untreated and radiation modified potato starch, Radiation Physics and Chemistry 104 (2015): 289-302: 115（上右）; Morten Christensen: 137, 140; Kristoff Styrbæk: 146, 259, 286; Anita Dietz: 174; Jeppe Ejvind Nielsen: 179; Morihiro Onodera: 216; Alexandre Ponomarenko and Emmanuel Virot: 218; Tori Shin (Atsushi Kono): 243; Jens Møller Products (Cavi-art): 274, 275; Borja Glez: 279; 10pm.dk (Smag for Livet): 289.

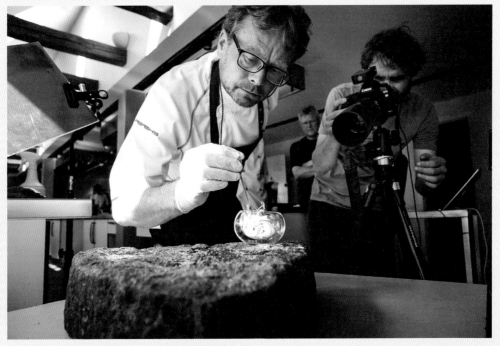

The photographer in the kitchen. (Kristoff Styrbæk)

索引

【ア】

MSG　グルタミン酸ナトリウムを参照	
アイオリ	224
アイスクリーム	181
噛む	269, 271, 272
クリーミーな	172, 173, 180, 268-269
材料	268-269
サレップ・ドンドゥルマ	269, 271, 272
アガロース	129
アガロペクチン	129
アクチン	36
亜酸化窒素	182, 183
味わい	1, 4, 293
合わさった	5-6
化学的な	17
感覚	8, 13
強度	5-6
後鼻腔性嗅覚と	16
ジェリービーンテスト	3
脂肪酸	256
適応	5-6
――における口と鼻	1-6
脳神経と	2
弾ける	274
冒険心	288-289
味覚筋肉	85-87
メカニズム	8
収斂性, 苦味, 酸味, 甘味, うま味も参照	
小豆	201, 217
アスパルテーム	21
アスピック	77, 78, 127
アドリア, アルバート	131
アドリア, フェラン	131
アピシウス, マルクス・ガビウス	21
油	51-52, 74, *140-141*
アベール, ニコラ	118
アミノ酸	49, 61, 137, 148, 157, 164
タンパク質と	256
――の熱分解	109
必須	197
遊離	22, 45
アミラーゼ	25, 51
アミロース	51, 113-116, *114*, 214
アミロペクチン	51, 113-114, *116*, 214
アラビアガム	77, 120, 124, 133, 134
荒節	190-191
アリハ, ホセアン	278-279, 284
アルカリ性	205, 231
アルギン酸	276
アルギン酸塩	
海藻抽出物	77-79, 262, 275
ゲル化剤	123-124, *126*, 128, 135, 274-276
融点	130
料理用	130-133
アルギン酸ナトリウムも参照	
アルギン酸ナトリウム	124, 130, 133, 274, 276
アルブミン	50
泡	131
厚い壁をもつ	181-184
安定化した	180-181
酸味と刺激のある	185-186
シャンパンとギネスビール	185
食品における	180-188
食品の物理的性質	66, *80*, 80-82
弾性の	184
二酸化炭素の	185-186
ふわふわのパン菓子	186
ボトルの中	182
メレンゲ	*68, 82*, 184
アンチョビ	283
安定剤	71, *71*, 113
イオンチャネル	20
イカ	45, 257, 258, *259*
活け締め	176
池田菊苗	191
イソチオシアネート	4, 5, 14
一過性受容器電位 (TRP)	14
イノシン酸塩	190, 192, 256
入口の食べ物	290
イルリサット（グリーンランド）	175-177
インジェレン, リーナ	17
ヴェーガ, シーザー	158
ウナギ	249, 250, 292
ウニ	260
うま味	209
甘酢っぱい	193
維管束植物	30
強度	19
ケチャップと	171
不飽和脂肪酸	52
運動感覚	4, 15
栄養(学)	10, 25, 46, 60-61, 205
エヴァンズ, ジョシュ	47
液晶	66
液体	
食品	*96*, 98, 105
食品の物理的特性	68-69
テクスチャー, 食感	*96*, 98
デンプンの変化	116

エクストルーダー	58-59
エスコフィエ，オーギュスト	219
エビ	46, 175, 283
スカンピも参照	
エマルション	105
油と水を結合する	74, *74*
食品の調理	117
食物の物性	72-74
複雑な──（マーガリン）	118-120
分散	70
例としてのホモ牛乳	73
──を作る	72-73
エリスリトール	5
塩化マグネシウム	72, 199
塩化カルシウム	66, 123, 198, 206, 276, 278
塩化ナトリウム	68
煙点	109
横紋筋	41, *41*, 43, *43*
応力歪み曲線	*86*
小野寺盛浩	216
おぼろ昆布	193-195
温度	7, 9
香りと	19
感覚神経末端	13
食品の調理	107, 109
真空調理	109-111
伝導，対流，放射	107
メイラード反応	16

【カ】

海藻	30, *32*, *35*, 35-36
オゴノリ，フノリ，トサカノリ	*268*
甘草（リコリス）	267
抽出としてのアルギン酸塩	77-79, 262
テクスチャー	262, 264, 268
ハイドロゲル	128-130
由来のカラギーナン	70, 77-78, 129-130, 262
香り	
甘い	16
英語表現の違い	3
温度と	18
化学的感覚	90
危険信号	6
受容器	9
スパイスの	19
知覚	13
物質	1-3, 6-7, 9, 21, 106, 120, 135, 138-139, 140, 156-157, 181, 221
分子	22
放出	2, 85
化学感覚	2, 3-5, 14, 17
牡蠣	45, 99, *100*
家禽	29
皮	233, 236-244
クリスピーな皮	238-241, *241*
熟成	253, 256-257
フォアグラ	109, 181, 283
北京ダック	236
核酸	29, 49, 50, 256
加工食品	29, *31*, 59-60
加水分解	93, 139
ガストロノミー	
超越的──をめぐる瞑想録	13
──の父	8, 10
分子	110, 131, 133, 291
ベースとなるニューロ──	20-21
ガストロフィジックス	10, 20, 291
数の子	273, *273*
カゼイン	39-40, *42*, 57, 81, *137*
可塑化	161
硬さ	92, 94, 126, 201, 214
硬い食品	188-192
堅パン	231-233
カツオ節	188-192
ガナッシュ	143
カフェイン	17
カプサイシン	4-5, 14, 17-20
かまぼこ	138
ガム	120, 124
キサンタンガム	71, 76, 77, 134-135
グアーガム	124, 125, 134, 186
ゲランガム	135
食品調理	133-135
ローカストビーンガム	71, 133-134
カラギーナン	35, 71, *71*
海藻由来	70, 77-78, 262
組み合わせて	133
ゲル化剤	124-125, 129
消化と	133
性質	128-130
ガラクトース	51
ガラス状の食品	161-166
カラメル	162
クリームブリュレ	164
グレーズ	165-166
食品の調理	161-166
ハードキャンディ	164
ファッジ	166
カラメル化	164
カレーム，マリー＝アントナン	219
枯れ節	191-192
カロテン	150
川崎寛也	99
皮状の（レザーのような）	95, 227
皮と骨	
家禽	233, 236-237
カリカリの	233, 237, 243
魚の皮	244-245, 249
魚の骨	250
テクスチャー	233, 236-237, 240-249

川野作織	242	クエン酸カルシウム	126, 206
感覚科学	287, 291-292	クエン酸ナトリウム	276
感覚的混乱	15-17	口	1-6, *4*, 7, 8, 9
寒天（アガー）	35, 76-79, 123-125, 129-135, *130*, 262	口当たり	90
カントゥチーニ	232	クッキング	
甘味	18, 21	甲殻類と軟体動物	44-46
日本のスイーツ	201	脂質	52
デザートも参照		タンパク質と	25
ギー	141, 156	肉	36-37
キサンタンガム	71, 76, 77, 134-135	ヒトの頭部の進化と	24-27
キシリトール	5	マメ科	198
気体	65-66	クラゲ	*261*
キチン	29, 33	コラーゲン	262
キニーネ	17-18	テクスチャー	*261-262*
基本味	4, 13, 17, 191, 251	グラス	219, 221
キムチ	208	グラニタ	243, 268
キモシン	137	クリーミーさ	98-102
キャッサバ	32, 114, 139	クリーム状の	1, 39, 64, 198, 202
キャビア	131, 273, 274	アイスクリーム	171, 179, 268-269
キャビ・アート	274, 275, *275*	楽しみ	100
嗅覚	2-3	チーズ	157
嗅球	3	テクスチャー	88-90
球状化	*274*, 274, 276-277	デザート	92, 139
牛肉	*37*	評価の一致	98
腱	284	ヨーグルト	101
熟成肉	256	グリコーゲン	41
生の心臓	*37*	グリセロール	52
牛乳		クリーム・アングレーズ	159
カゼインタンパク質	39-40, 57, 81, *137*	クリームブリュレ	164
クリーム	149, 181, 183, *183*	クリューズリー	178-179
ケフィア	156	グルコース	41, 50, 114, 139, 162-166, 268
脂質	39, 42, *42*	グルコン酸カルシウム	276
食品としての	39-40, 42	グルタチオン	14
食品の調理	145, 148	グルタミン	137
テクスチャー	148, 149, 150, 152, 156-157	グルタミン酸	12, 191-192, 256
──の炭水化物	39	グルタミン酸塩	256
バターと食感	150, 152, 156	グルタミン酸ナトリウム（MSG）	17
発酵させた乳製品	156, 157	グルテン	133, 147, 214, 227, 272
ホエータンパク質	39, 40	クルトン	232
ホモ	73, 149	──のレシピ	236, *236*
チーズ，ヨーグルトも参照		グレーズ	165-166
共感覚	16	クレームフレーシュ	95, 152, 156
凝固（剤）	60, 72, 199	クロレラ	35
凝固点降下	54	燻製	190
凝集	108	ケチャップ	
凝集性	*92*, 95	うま味と	170-171
強度	5, 19	ケチャップ効果	75, 76
魚卵	*44*	粘度	170
塩漬けのニシンの	273	ピューレ状にした	170-171
食感	44	血球凝集因子	32
テクスチャー	272-274	結合組織	
トビコ	273	コラーゲン	36-37, 102, 112, 233
キャビアも参照		結晶	42, 52, 56, 67-68, 116, 269
グアーガム	124, 125, 134, 186	ケフィア	156
クエン酸	17, 18, 79	ゲフィルテフィッシュ	138

ゲランガム	135
ゲル	
泡	75-76
ゲル化	75-79, 115-116, 120, 123, 124, 125-128, 133, 272, 276
食品の調理	117, 120, 123, 125
食品の物理的状態	66, 75-79
ゼラチンによる	127-128, *128*
粘り気のある	125, 129
ハイドロゲル	76
分散	70
融点	77-78
ゲル化剤	
アルギン酸塩	123-125, *126*, 128, 275-276
カラギーナン	124-125, 129
添加物	77
懸濁液	70, 71
甲殻類	44-46, *45, 46*
抗酸化物質	150
コウジ菌	208
合成食品	29, 60-61
酵素	72
キモシン	137
炭水化物と	136, 138
トランスグルタミナーゼ	137
——に影響されたテクスチャー	136-138
後鼻腔性	15
コーエン，ベン	173
コーティング	98
こく味	13-14, 16
穀物と種子	
小麦	*203*, 210, *211*, 214
米	214, 216, *216*, 217
サクサク弾ける	217, 218, *218*
テクスチャー	209-211, 214, 217
ポップコーンも参照	
ココアバター	52, 66, 70, 98, 142-144, 183
固体（固形）の食品	65, *92*, 94
ゴハン・ソサエティ	238, 239
小麦	*203*, 210, *211*, 214
米	214, 216, *216*, 217
固有受容体	15
コラーゲン	127, 250
挙動	32
クラゲ	262
結合組織	36-37, 102, 112, 233
構造	36-37, *40*
魚	43, 245, 250
タコ	45
由来のゼラチン	77, 127, 237
トロポコラーゲンも参照	
コレステロール	38, 118-120
コロイド	40, 70
コンソメ	225
昆虫　食物として	46-49, *48*
昆布	191-195, *266, 267*
コンフィ	141

【サ】

再結晶化	143
細胞膜	4, 15, 53, 74
堺	192-195
魚	*31, 282*
油	141
横紋筋	43, *43*
オヒョウ	175
皮	244-249, *246, 246*
ゲフィルテフィッシュ	138
コラーゲン	43, 245, 250
サケ	249
卵	44, *44*
タンパク質	43-44
——の熟成	253-256
フィッシュアンドチップス	217-219
骨	250, *250*
タラ，ウナギも参照	
サクサク感	89-90
カリカリの皮と焼き菓子	166, 168
コーティング	168
実験	7
パリッとしたパン	227-233, *232*
ホットドッグの	17
野菜	206
リンゴの	93, *93*
酢酸	164
酢酸エチル	164
殺菌	149, 156
砂糖	
食品の調理	138-140
ショ糖結晶	68
炭水化物	51, 138-139
転化糖	139
粘着性のある	139
融点	139
ラクトース，マルトデキストリン，マルトース，スクロースも参照	
サラダ	199, 211, 264
サレップ・ドンドゥルマ	269, 272
酸化ナトリウム	231
三叉神経	2, 5, 60
酸性度	76-78, 135, 156, 205
酸味	14, 17-20, 185, 193-195
シアン化合物	32
Gタンパク質共役受容体	19
シェファード，ゴードン	14, 22, 291
塩	69
味	18, 19
塩漬けにしたニシン	273, *273*
シカバジ	218
ジグリセリド	73

刺激	17-19
刺激物	4
自己組織化	53
脂質	37, 38-40, 74, 149, 181
視床	4, *4*
シソ	243, 284
舌	6-7, 8, 9
舌触り	90
脂肪酸	52, 74
おいしい	249
トランス――	119-120, 140
不飽和	142
飽和	117
脂肪，脂質	*31*, 52
油	52-53
油の多い食品	21
牛乳	39-42, *42*
筋肉に含まれる	36
クリーミー性と	99-101
魚	141
食品	51-53
食品の調理	140
植物性――による料理	140-141, *140*
食感と	144-145
チョコレート	142-144
動物性――による料理	141
トランス脂肪酸	119-120
粘着性の	145
不飽和	52
飽和	52, 120
融点	*51*, 109, 140
ラード	140-141, 144
バター，マーガリン，油も参照	
脂肪膜	40, *150*
下村浩司	99
ジャガイモ	
イモデンプン	113-116
ポテトチップス	7
シャンパン	*185*, 186
シャンピニオン	33
ジューシー	30, 32-33, 90, 98, 111-112
シュヴルール，ミシェル=ウジェーヌ	118
収斂性	13
食事を楽しむ	21, 98, 287-288
食品	29-30
入り口	290
液状の	*96*, 98, 105
過程	29, *32*, 59-60
牛乳	39-40, 42
筋肉や臓器の肉	36-37, *37*
菌類	33
合成	29, 60-61
脂質	*51*, 52-53
自然の	29-30, 32
植物起源の	30, 32-33

新奇性恐怖症	288-290
スクールガーデンプロジェクト	289, *289*
摂取量の調整	12
選択とテクスチャーの許容	290-291
藻類	35-36
楽しみ	22, 99, 287-293
炭水化物	51
タンパク質	49-50
テクスチャーの変化と理由	*108*
添加物	29, 121
――としての昆虫	46-49, *48*
――と味覚の冒険	288-290
軟体動物と甲殻類	44-46, *45*, *46*
――に関する不満	90
の記憶と経験	7, 12
発見，識別，選択	10
ピューレ状にした	91
水と	54-59
源	29
食品　ファストフード，ガラス状の食品，加工食品，半固形食品，固体の食品も参照	
食品科学者ツェスニアク	88, *92*
食品調整	63, 105-106
エマルションと乳化剤	117
温度と	106, 107, 109
海藻から作られるハイドロゲル	128-133
ガム	133-135
ガラス状の食品	161-166
牛乳	148-152, 156-157
ゲル	120, 123-125
酵素とテクスチャー	136-138
サクサクした食感の焼き菓子	166-167, *167*
脂質	140
脂質と食感	144-148
食品中の気泡	180-188
食品中の粒子	168, 170-173, 180
植物性油脂	*140*, 140-141
シロップ	139
真空調理法	107, 109-111
ゼラチン	127-128, *128*
卵	38-39, 157-160
チョコレート	142-144
転化糖	139
デンプン	113-116
動物性油脂	141
糖類	138-140
生の食材の変化	106-107
熱と	107-109
瓶詰と缶詰のテクスチャー	113
ペクチン	*124*, 125-127, *126*
マルトデキストリン	139-140
メチルセルロース	135
軟らかい食品，硬い食品	188-195
軟らかい肉	111-112
食品の調理	6, 24, 56, 63-65, 140

食品の物理的特性	63
泡	180-182
安定剤	71, *71*
エマルション	72-75, *74*
ゲル	66, 75-78, *79*
構造とテクスチャー	63-65
固体	65, 92, 94
食品の形や構造やテクスチャーが変わるとき	82-83
増粘剤，凝固剤，酵素	72
弾力的で硬い	*67*
乳化剤	72-75, *73*
半固体	66, 92, 94, 105
複合液体	75
複雑な状態	66
分散	70
溶液と混合物	68-69
粒子，粉，抽出成型の物質	69-70
植物	
維管束	30
細胞の構造	30, 32-33
炭水化物	114
由来の食品	30, 32-33
由来の油脂	140-141
料理における——油脂	140-141
食物繊維	35, 61, 133
食欲	12, 99, 287
食塊	85
触覚	4, 6, 13, 93, 101
食感	
18品のランチコース	279-284, *281*
味→刺激	18
味→触覚	17
温度→味	18
温度→香り	18
温度→刺激	19
温度→触覚	19
香り→温度	18
香り→刺激	19
香り→触覚	18
魚卵	44
刺激→味	18
刺激→温度	19
刺激→香り	19
脂質と	144-145
触覚→味	18
触覚→温度	19
触覚→香り	18
触覚→収斂性	19
生体物質の	30
全体的に見た香りの経験	6-7, 9, 12-13
体性感覚	4-5, 13, 14 15
他の感覚との相互作用	17-20
単音料理法	60-61
テクスチャーと	63-65
——についての用語	89
粘度と	17
——の知覚	13
——の役割	1-2
バターと	150, 152, 156
物理学者のアプローチ	147-148
マーガリンと	121-123
融点と	52
テクスチャーを参照	
シロップ	139
侵害受容器	14
新規恐怖症	288-290
真空調理	107, 109-110
肉の——	109-110
浸透	59
水素結合	54, 57
水素添加	117
水分活性	57-59
水和	58
スープ	
濃くする	227
増粘した	227
テクスチャーの追加	226-227
ブイヤベース	226-227
ブイヨン	223-225, 280
コンソメ，ストックも参照	
スカンピ	46, *46*
スクールガーデンプロジェクト	289, *289*
スクロース（ショ糖）	17-18, 51, 138-139, 161
スコウ，アイナー・ビゴ	*121*, 121-123
ステアリン酸	118
スティーブンソン，リチャード	10, 13
ステンダー，スティーン	119
ストック	189, 222, 225
ストルベク，カスペル	278, 280
スナップエンドウ	198, 204
スプラウト	197, 202, *203*
スフレ	65, 82, 90, *160*, 183-184, 290
スペンス，チャールズ	291-292
澄ましバター	51, 141, 156　ギーも参照
すり身	138
制御された分解	253
セイタン（グルテンミート）	60, 214
石灰化	277
トマトの	277
——のテクスチャー	277
セビチェ	50, 217-218
セモリナ	227
ゼラチン	37, 50, 77
コラーゲン由来	77, 127, 236-237
食品の調理	127-128, *128*
由来のゲル	127-128, *128*
ゼリー	91, *91*
ゼリービーンテスト	3
セルロース	51
強化	30, 32, 35

ヘミセルロース，メチルセルロースも参照		痛覚の神経終末	14
せんべい	217	鼻における	13
ソイレント	61	マッピング	23
相	65, 69-70, 80-82, 144-145	大福	217
掃除運動	8	対流	107
増粘剤	72, 113-114	唾液	9, 290
スープの濃縮	225-226	タコ	45, 257
――としての卵	159	だし	194
濃厚なソース	*222*, 222-223	脱水状態	58-59, 188, 191, 263
藻類	35-36, *35*, 262, 264	多糖類	32, 58, 77, 114
ソース		直鎖の	51
アイオリ	224	複雑な	129, 226
ヴィネグレット	222	分枝構造をもつ	133-135
エスパニョール	223	無害な	267
オランデーズ	224	束	36
機能	219	タピオカ	114, 170, 174, 226
種類	219, 221-225	タヒニ	202
調味料	221	卵	
テクスチャー	219-225	増粘剤と乳化剤	159
デミグラス	223	タンパク質	38
乳化した	223-224	粘度	159
粘性	221	料理	39, 157-159, *160*
濃厚な	222-223	タラ	249, 284
複雑な	222	ダルス	32, 152, 268, 270, *270*
ブルーテ	219	単音料理法	60-61
ベアルネーズ	224, *254*, *255*	炭酸	18, 181, 182
ベシャメル	219, 223	炭酸カルシウム	231
ボルドレーズ	219	ダン，ジュラフスキー	92, 217
マヨネーズ	224	炭水化物	25, 29, *31*, 49, 51
ルイユ	224-225	酵素と	136, 138
レムラード	224	食品	51
ソーダ	186	植物	77, 114
咀嚼	6, 9	つながり	51
応力―歪み曲線	*86*, 87	デンプン中の	50, 214
噛むアイスクリーム	269, 271	糖類	51, 138
――のメカニズム	*87*	発酵	253
ヒトの頭部と	24-27	分子	49, 53, 58
味覚筋肉と	85-86	水に溶ける	32, 35, 56, 57, 58, 225
疎水性の処理	39, 49, 106	ミルク中の	39
疎水性物質	106	野菜	197
ソフトマター	*53*, 53-54, 96	弾性	87, 90, 92, 184, 216, 276　粘弾性も参照
ゾル	142	単糖類	51
ソルビトール	138	タンニン	13, 19
		タンパク質	*31*, *50*
【タ】		アミノ酸と	256
ダール	202	カゼイン	39-40, *42*, 57, 81, *117*, *137*
ダイアーバーグ，ヤーン	119	魚	42-44
大根	204, 208-209	Gタンパク質共役受容体	19
漬物にした	199, 208-209	食品	49-50
大豆	61, 197, 199-201	卵の――	38
体性感覚系	14	デンプンと	113
圧覚の神経終末	15	糖タンパク質	245
温覚の神経終末	14	肉の含有量	36
触覚の神経終末	15	分子	36, 39
食感	*4*, 4, 11, 14-15	ホエー	39-40, *42*, 149

リポタンパク質	39, 117
料理と	25
タンパク質分解酵素	138
弾力性	92, 95, *108*
チーズ	137, *149*
クリーミーさ	156-157
知覚	
食感の──	12, 13
冷たさの──	5
マルチモーダル	20
チキンオイスター	240
張力	87
チョコレート	
安定剤	*71*
懸濁液	*71*
ココアバター	52-53, 66, 70, 98, 144, 183
融点	144
油脂	142-144
チロシン	157
漬物	208-209, 243
TRP　一過性受容器電位を参照	
ティス，エルヴェ	60
適応	5-6, 21
テクスチャー	
味の弾ける	272
イルリサット（グリーンランド）	175-179, *176*
ウニ	260-261
海藻	262, 264, 268
カリカリのパン	227, 231-233
皮と骨	233, 236-237, 238-250
球状化による	274, *274*
魚卵	272-274
クラゲ	257, 261-262, *261*
クリーミーな	88, 98
原材料（生の食材）	99, 204-205
酵素と	136-138
穀物と種子	209-211, 214, 217
固体の食品の特性	*92*, 94
作成のための添加物	113-114
食品に変化をもたらす	*108*
食品の選択と許容	290-291
食品の物理的特性	63-65
食品の変化	82-83
スープ	225-227
スプラウト	197, 202
聖書の中の	89
石灰化による	277
ソース	221, 223-227
大豆	197
タコ，イカ，コウイカ	257
定義	63-65
テクスチャーの要素	88-89
乳製品	148-150, 152, 156-157
粘着性のある	33
ヒトデ	257, 260, *260*

瓶詰と缶詰の	113
腐敗，熟成	250-251, 253, 256-257
フローズンデザート	270-271, 274
豆	197-201
野菜	202-209
レオロジーにおきかえる	89
テクスチャー，食感と	64-65, 85
液体の食品	*108*
硬さ	94
凝集性	95
クリーミーさ	98-101
コーティング	98, 168
固体または半固体の食品	*92*, 94
サクッとした	90
ジューシーさ	98
食品についての不満	90
咀嚼と味覚筋肉	85-87
弾性，塑性，粘弾性	87
弾力性	96
テクスチャーの役割	88
テクスチャーを記述する	88-102
テクスチャーを定義する	88-102
粘稠性	98
粘度	95-96
デザート	
ガトー	284
クリーミーな	92, 139
パリパリと凍った	172-173
ハードキャンディ，アイスクリームも参照	
デミグラス	223
転化糖	139
添加物	63, 69, 72
加工食品における	29
ゲル化剤	77
食品	29
呈味	191
テクスチャーをつくり出す	113
伝導	107-109
天ぷら	217-219
デンプン	
液体に戻る	116
ゲル化	115-116
コーンスターチ	113-116, 134
小麦	214
ジャガイモ	113, 114, *115*
食品の調理	113-116, *114*, *115*
炭水化物	50-51, 217
タンパク質と	113
──中のアミロース	113-116, *114*, 214
モチ種の	114
老化	116
テンペ	201
デンマーク王立科学文学アカデミー	291
島（脳）	4
糖アルコール	5

糖タンパク質	57, 245
豆腐	72, 199, 201
毒物	2, 11, 261
心太	78
トサカノリ	*268*
トマト	
石灰化した	277, *277*
トランスグルタミナーゼ	137, 138
トランス脂肪酸	119-120
トリグリセリド（中性脂肪）	38, 52, 142
トリペプチド	14
ドレイク，バーガー	89
トロポコラーゲン	36, *40*, 127

【ナ】

納豆	201
ナポレオンIII世	118
生の食品	
変える	107-108
生食志向	204
疎水性または両親媒性の扱い	50, 106
テクスチャー	90, 204-205
——における変化	63
野菜	204-205
軟体動物	44-45, *45*
ニールセン，イェッペ・アイヴァン	175-177
におい	18-19
英語表現の違い	3
香気成分と	2-3
レトロネーザル嗅覚	2, 16
苦味	18-20, 30, 191
にがり	72
肉	
横紋筋	41, *41*
皮と骨	233
筋肉や臓器の	36-37, *37*
脂質とタンパク質の含量	36
食品の調理	110-112
真空調理法	111-112
——におけるメイラード反応	111
——の熟成	253, 256-257
軟らかく切り刻む	42
料理	36-37
それぞれの肉も参照	
肉汁の多い	111
二酸化炭素	184-186
日本の菓子	201
二糖類	51, 139
二枚貝	44, *45*
乳化剤	57, 72-75, *73*, 117
食品の調理	117
天然の	*117*
——としての卵	159
乳化したソース	223-224
乳酸	29, 156-157, 208, 228

乳酸カルシウム	123, 276
乳清タンパク質	39-40, 42, 149-150, *149*
ニューロガストロノミー	20, 21, 22-23, 291-292
ガストロノミーの基礎	20
調査	21
人間の頭	
頭蓋骨	*22*
咀嚼と	22-25
調理と進化	24-27
特徴	24
ニンジン	91, 150, 169, 204, 206-207, *207*
ヌガー	185
ぬか漬	208
ヌクレオチド	256
加熱	107, 109　沸点，融点，温度も参照
熱分解	107
ネルア（ビルバオにあるレストラン）	278, 279-284
粘弾性	87, 101-102, 105, 272
粘着性がある	90, *90*, 96, 124
ゲル	126, 128
米	214, 217
砂糖	138
脂質	144
デンプン	113-114
粘度	
テクスチャーと食感	*95*, 95-96
粘稠性	98
粘度（硬さ），粘稠性	
泡	80
ケチャップ	172
ソース	219
卵	157-159
導入する	137
ペストリー	187
脳神経	2-5
海苔	*100*, 262, 264, 267, 268

【ハ】

ハイドロゲル	50, 51, 58, 76, 138
海藻から作られる	128-130
形成	272
力と	101
ハードキャンディ	
ガラス状の食品	164
冷却水テスト	164
バーハゲン，ジャスタス・V	17
バーンズ，ダニエル	177
バカラオ・アル・ピルピル（タラのオイル煮）	283
パコジェット	269
歯ごたえ	90
バター	9, *140*, 140-141
構造	150-152
食感と	150-153
澄まし	156
発酵	16, 32

うまみと	251-253
発酵乳製品	156-157
バテス，エリック	238, 240
鼻	1-6, *4*
パパイン	138, 256
ハプスキー	89
ハプティック（触覚）	89
ハリスン，ハリイ	61
パリパリする，クラックリング	233, 237, 243-244, *244*
パルミチン酸	118
パン	
サクサクの	227-232, *232*
パン粉	168
ビスケット，ビスコッティ	87, 231-232
ベーグル	231, 232
ラスク，乾パン，ビスコッティ	231-232, *232*
クルトン，プレッツェルも参照	
パン粉	168
半固形食品	66, 92, 94, 105, 113
ハンセン，ペル・リングス	278
pH	15, 126, 153, 276
ビーガン食	204
鼻腔	9, 11
ピザの焦げ	9
皮質	3-4
非晶質	65
ビスケット	87, 232
ビスコッティ	231, 232
ひと味違うミューズリー	212
ヒトデ	258, 259, 260
卵	*260*
テクスチャー	260
ピペリン	17
ピューレ	
ケチャップ	170-172
ピューレ状にした食品の特定	91
フムス	170, 171
ペースト	173
ヒヨコ豆	197-198, 202, 283
ファストフード	119-120
ファッジ	79, 166
フィブリル	36, 127
ブイヤベース	226-227
ブイヨン	214, 223-226, 280
風味	1
印象	2, 6
香りと	2-3
口と鼻からの	1-6
五感すべてによる	1
総合的な経験としての食感	6-15
脳神経と	2-4
フォアグラ	109, 181, 283
フォールディング（折りたたみ）	50
フォンダン	165-166
複合流体	54, 75
豚肉	
イベリアハム	257
熟成	256
すね肉とテンダーロイン	41
付着性	96
沸点	54, 109, 130, 158, 164
不凍剤	56
フノリ	268
腐敗	250-251, 253, 256-257
フムス	170, *171*, 198, 202
フライドポテト	
完璧に作る	82-83
食べる	22
プラム（梅）	*205*, 283
フランク，ゲーリー	279
ブリア＝サヴァラン，ジャン アンテルム	8, 10, 13
フリーズドライ	35
フルーツレザー	86
ブルーテ	219, 223
フルクトース	51, 126, 138-139, 161, 164
フレーバー理論	10-12
プレスコット，ジョン	287
プレッツェル	
パンの	230, 231
レシピ	230
フロー，ロベルト	47
ブロメライン	256
分散	18, 69, 70
分子	
高分子	49, 53, 159
食べ物の	49, *50*
炭水化物	49, 51
タンパク質	36, *42*
におい	22
分子ガストロノミー	110, 131, 291
噴霧乾燥	58
ベアルネーズソース	224, 254, *255*
ベーキングパウダー	231
ベーグル	231, *232*
ペースト	173
ペクチナーゼ	51, 93
ペクチン	32, 93
アガロペクチン	129
アミロペクチン	51, 113-114, *114*, 116, 214
食品の調理	124, 125-127, *126*
野菜の	205-206
ベジタリアン	204
ベシャメルソース	219, 223
ペスカド・フリト	218-219
ペストリー	186-188, *187*
ペプチド	49
ヘミセルロース	32, 205
ヘモグロビン	41
辺縁系	3
弁蓋	4

変性	*39*
ペンフィールド、ワイルダー・グレイヴス	23
ホイップクリーム	181, 183, *183*
放射	107, 110
飽和脂肪酸	52, 83, 117, 141
ボーン、マルコム C.	88
ボキューズ、ポール	279
ボッタルガ	274
ホットドッグ	17
ポップコーン	47, 217, 218, *218*
セビチェ、チリペッパー、ニュートリショナルイーストを振りかけた	220
ボトムアップアプローチ	53
骨　皮と骨も参照	
ボム・フロスト、マイケル	292
ホムンクルス	23, *23*
ポリマー	49
ボルドレーズソース	221
ポン酢	119

【マ】

マーガリン	
食感と	121-123
成功物語	121-123
調製	140-141
——の種類	120
反対運動	119
複雑なエマルション	118-120
歴史	118
マーケード・プリートー、ループ	158
マギー、ハロルド	49
マシュマロ	184
（笠が開いていない）マッシュルーム	*33*, 33
マメ科植物	
小豆	201, 217
炭水化物	197
調理	198
テクスチャー	197-201
生と乾物	197-198
ヒヨコ豆とレンズ豆	197-199, 201, 283
マヨネーズ	*56*, 57, 224
マリネする	208, 220
マルガリン酸	118
マルチモーダル知覚	20
マルトース	51
マルトール	164
マルトデキストリン	139-140
ミールビー、リネ・ホラー	292
ミオグロビン	41
ミオシン	25, 36
味覚閾値	5-6, 18
味覚中核	4
味細胞	4
ミシュランの星	177, 216, 242, 279, 291
水	
油と結合	74, *74*
アルコールと	68
食品の含有量	55
水溶性炭水化物	32, 35, 56, 57
性質	54, 56
脱水	58-59
——の働き	57-58, 63
ハードキャンディにおける冷却水テスト	164
ほかのものと結合	56-58
ほかのものに含まれる	57-58
食品と	54-59
ミセル	39-40, 50, 137, *137*, 149
味噌	208
ミドリムシ	35
ミョウバン	262
味蕾	1-4, 9, 22
みりん	240, 267
ミルフィーユ	186-188, *187*
ミルボルド、ネーサン	237
ムース	183
ムォラー、イェンス	275
メイラード反応	
焼成時	148
促進する	231
低温	16
呈味化合物	109, 164, 227
肉の	166
野菜と	206
ゆっくりした	111
メインディッシュ	
18品のランチコースを読み解く	279-284
メージュ＝ムーリエ、イポリット	118
メチルセルロース	77, 124, 131, 135
メトキシル	125-126
メレンゲ	68, 82, *82*, 183-184
モダン・キュイジーヌ	78, 140, 237, 291
餅	217
モノグリセリド	73
森本正治	238, 240-243
モンスティド、オット	121-122

【ヤ】

焼き鳥	238, *239*, 240-243
野菜	30, 32
仕込み	205-206, 208
シャキシャキ感	205
酢漬	208
漬物	208-209, *208*, *209*, 243
テクスチャー	202-209
生	204-205
根、茎、葉、花	202, 204
ペクチン	205-206
マリネ	208
メイラード反応と	206
柔らかさ	29

軟らかい食品	188, 189-192
ヤング，クリス	237
融点	
アルギン酸塩	130
ゲル	77-78
脂質	52, 109, 140-141
食感と	52
チーズ	153
チョコレート	142
糖	139
ユズ	199, 220
湯葉	200
羊羹	201, *201*
ヨーグルト	29, 34, 35
カルシウム入り	123
クリーミーな	101
調製	156-157
半固体状態	66

【ラ・ワ】

ラード	140, 141, 144
ラクトース	39, 51, 153, 156
ラスク	231-232
ランガム，リチャード	24-25
リーバーマン，ダニエル	24-27
リグニン	108
離漿	77, *108*, 116
リノール酸	122
リノレン酸	122
リポタンパク質	39
両親媒性物質の処置	49, 52, 57, 106
料理の変換	63
リンゴ	*55*, 64
甘い香り	16
──のサクサク感	93, *93*
リン脂質	159
リンツ，ロドルフ	143
ルー	223
ルイユソース	224
レイデーン，フローレント	177
冷凍デザート	
サクサクする	172-173, 180
ソルベ	284
テクスチャー	268-269, 272
アイスクリームも参照	
レヴィ＝ストロース，クロード	253
レオロジー	89, 105
レシチン	52, 57, 66, 73, 74, 117, 181
レムラードソース	224
レンズ豆	197-199, 201-202
レンネット	137, *137*
老化	108, 116
ローカストビーンガム	71, 133-134
ロワット，エイミー	146-148
ワカメ	268
ワサビ	4

訳者紹介

石川　伸一	宮城大学食産業学群フードマネジメント学類教授 （編集，まえがき，6章，エピローグ）	
萱島　知子	佐賀大学教育学部学校教育課程准教授（3章，4章）	
島田　良子	兵庫県立大学環境人間学部食環境栄養課程助教（謝辞，1章，2章）	
冨永美穂子	広島大学大学院教育学研究科人間生活教育学講座准教授（レシピ）	
山下　絵美	東大阪大学短期大学部実践食物学科准教授（7章，用語解説）	
湯浅　正洋	長崎県立大学看護栄養学部栄養健康学科助教（5章）	

(50音順)

食感をめぐるサイエンス
味や香りだけではない、もう一つのおいしさを探る

2019年8月20日　第1刷発行	著　者	オーレ・G・モウリットセン クラフス・ストルベク
	訳　者	石川　伸一 萱島　知子 島田　良子 冨永美穂子 山下　絵美 湯浅　正洋
	発行者	曽根良介
	発行所	株式会社化学同人 〒600-8074　京都市下京区仏光寺通柳馬場西入ル 編集部　TEL:075-352-3711　FAX:075-352-0371 営業部　TEL:075-352-3373　FAX:075-351-8301 振　替　01010-7-5702 https://www.kagakudojin.co.jp　webmaster@kagakudojin.co.jp
	本文・DTP	株式会社ケイエスティープロダクション
	装　丁	時岡伸行
	印刷・製本	株式会社シナノパブリッシングプレス

JCOPY〈出版者著作権管理機構 委託出版物〉

本書の無断複写は著作権法上での例外を除き禁じられています。複写される場合は、そのつど事前に、出版者著作権管理機構（電話 03-5244-5088, FAX 03-5244-5089, e-mail:info@jcopy.or.jp）の許諾を得てください。

本書のコピー、スキャン、デジタル化などの無断複製は著作権法上での例外を除き禁じられています。本書を代行業者などの第三者に依頼してスキャンやデジタル化することは、たとえ個人や家庭内の利用でも著作権法違反です。

Printed in Japan © Shinichi Ishikawa et al. 2019　無断転載・複製を禁ず　　　　ISBN 978-4-7598-2006-5
乱丁・落丁本は送料小社負担にてお取りかえいたします。